中医历代名家学术研究丛书

主编 潘桂娟

Academic Research Series of Famous
Doctors of Traditional Chinese
Medicine through the Ages

"十三五"国家重点图书出版规划项目

马淑然 肖延龄 编著

张锡纯

全国百佳图书出版单位
中国中医药出版社
·北京·

图书在版编目（CIP）数据

中医历代名家学术研究丛书 . 张锡纯 / 潘桂娟主编；
马淑然，肖延龄编著 . —北京：中国中医药出版社，
2021.12
ISBN 978-7-5132-6721-2

Ⅰ . ①中… Ⅱ . ①潘… ②马… ③肖… Ⅲ . ①中医临
床—经验—中国—清代 Ⅳ . ① R249.1

中国版本图书馆 CIP 数据核字（2021）第 007634 号

中国中医药出版社出版

北京经济技术开发区科创十三街 31 号院二区 8 号楼
邮政编码 100176
传真 010-64405721
河北品睿印刷有限公司印刷
各地新华书店经销

开本 880×1230 1/32 印张 9.5 字数 242 千字
2021 年 12 月第 1 版 2021 年 12 月第 1 次印刷
书号 ISBN 978-7-5132-6721-2

定价 66.00 元
网址 www.cptcm.com

服 务 热 线 010-64405510
购 书 热 线 010-89535836
维 权 打 假 010-64405753

微信服务号 zgzyycbs
微商城网址 https://kdt.im/LIdUGr
官 方 微 博 http://e.weibo.com/cptcm
天猫旗舰店网址 https://zgzyycbs.tmall.com

如有印装质量问题请与本社出版部联系（010-64405510）

2005 年国家重点基础研究发展计划（973 计划）课题"中医学理论体系框架结构与内涵研究"（编号：2005CB532503）

2009 年科技部基础性工作专项重点项目"中医药古籍与方志的文献整理"（编号：2009FY120300）子课题"古代医家学术思想与诊疗经验研究"

2013 年国家重点基础研究发展计划（973 计划）项目"中医理论体系框架结构研究"（编号：2013CB532000）

国家中医药管理局重点研究室"中医理论体系结构与内涵研究室"建设规划

"十三五"国家重点图书、音像、电子出版物出版规划（医药卫生）

2021 年度国家出版基金资助项目

项目来源及国家重点图书出版计划

《中医历代名家学术研究丛书》编委会

前言

中医理论肇始于《黄帝内经》《难经》，本草学探源于《神农本草经》，辨证论治及方剂学发轫于《伤寒杂病论》。在此基础上，历代医家结合自身的思考与实践，提出独具特色的真知灼见，不断革故鼎新，充实完善，使得中医药学具有系统的知识体系结构、丰富的原创理论内涵、显著的临床诊治疗效、深邃的中国哲学背景和特有的话语表达方式。历代医家本身就是"活"的学术载体，他们刻意研精，探微索隐，华叶递荣，日新其用。因此，中医药学发展的历史进程，始终呈现出一派继承不泥古、发扬不离宗的繁荣景象。

中国中医科学院中医基础理论研究所，自 2008 年起相继依托 2005 年国家重点基础研究发展计划（973 计划）课题"中医学理论体系框架结构与内涵研究"、2009 年科技部基础性工作专项重点项目"中医药古籍与方志的文献整理"子课题"古代医家学术思想与诊疗经验研究"、2013 年国家重点基础研究发展计划（973 计划）项目"中医理论体系框架结构研究"，以及国家中医药管理局重点研究室（中医理论体系结构与内涵研究室）建设规划，联合北京中医药大学等 16 所高等院校及科研和医疗机构的专家、学者，选取历代具有代表性或学术特色突出的医家，系统地阐释与解析其学术思想和诊疗经验，旨在发掘与传承、丰富与完善中医理论，为提升中医师临床实践能力和水平提供参考和借鉴。本套丛书即是由此系列研究阶段性成果总结而成。

综观历史，凡能称之为"大医"者，大都博览群书，学问淹博赅洽，集百家之言，成一家之长。因此，我们以每位医家的内容独立成书，尽可能尊重原著，进行总结、提炼和阐发。本丛书的另一个特点是，将医家特色学术观点与临床实践相印证，尽可能选择一些典型医案，用以说明理论的实践价值，便于临床施用。本丛书列选"'十三五'国家重点图书、音像、电子出版物出版规划""医药卫生"类项目，收载民国及以前共102名医家。第一批61个分册，已于2017年出版。第二批41个分册，申报2021年国家出版基金项目已获批准，出版在即。

丛书各分册作者，有中医基础和临床学科的资深专家、国家及行业重点学科带头人，也有中青年骨干教师、科研人员和临床医师中的学术骨干，来自全国高等中医药院校、科研机构和临床单位。从学科分布来看，涉及中医基础理论、中医各家学说、中医医史文献、中医经典及中医临床基础、中医临床各学科。全体作者以对中医药事业的拳拳之心，共同努力和无私奉献，历经数年完成了这份艰巨的工作，以实际行动切实履行了"继承好、发展好、利用好"中医药的重大使命。

在完成上述科研项目及丛书撰写、统稿与审订的过程中，研究团队暨编委会和审订委员会全体成员精益求精之心始终如一。在上述科研项目负责人、丛书总主编、中国中医科学院中医基础理论研究所潘桂娟研究员主持下，由常务副主编陈曦副研究员、张宇鹏副研究员及各分题负责人——翟双庆教授、钱会南教授、刘桂荣教授、郑洪新教授、邢玉瑞教授、马淑然教授、文颖娟教授、陆翔教授、杨卫彬研究员、崔为教授、江泳教授、柳亚平副教授、王静波副教授等，以及医史文献专家张效霞教授，分别承担或参与了团队的组织和协调，课题任务书和丛书编写体例的起草、修订和具体组织实施，各单位课题研究任务的落实和分册文稿编写、审订等工作。编委会多次组织工作会议和继续教育项目培训，推进编撰工作进度，确保书稿撰写规范，并组织有关专家对初稿进行审订；最终，由总主编与常务副主编对丛书各分册进行复审、修订和统稿，并与全体作者充分交流，对各分册内容加以补充完善，而始得告成。

2016 年 2 月，国家中医药管理局颁布《关于加强中医理论传承创新的若干意见》，指出要"加强对传承脉络清晰、理论特色鲜明的古代医家的学术思想研究"。2016 年 2 月，国务院颁布《中医药发展战略规划纲要（2016—2030 年）》，强调"全面系统继承历代各家学术理论、流派及学说"。上述项目研究及丛书的编写，是研究团队对国家层面"遵循中医药发展规律，传承精华，守正创新"号召的积极响应，体现了当代中医人敢于担当的勇气和矢志不渝的追求！通过此项全国协作的系统工程，凝聚了中医医史、文献、理论、临床研究的专门人才，培育了一支专业化的学术队伍。

在此衷心感谢中国中医科学院及其所属中医基础理论研究所、中医药信息研究所、研究生院，以及北京中医药大学、陕西中医药大学、山东中医药大学、云南中医药大学、安徽中医药大学、辽宁中医药大学、浙江中医药大学、成都中医药大学、湖南中医药大学、长春中医药大学、黑龙江中医药大学、南京中医药大学、河北中医学院、贵州中医药大学、中日友好医院 16 家科研、教学和医疗单位对此项工作的大力支持！衷心感谢中国中医科学院余瀛鳌研究员、姚乃礼主任医师、曹洪欣教授与北京中医药大学严季澜教授在项目实施和本丛书出版过程中给予的悉心指导与支持！衷心感谢中国中医药出版社有关领导及华中健编辑、芮立新编辑、伊丽萦编辑、鄢洁编辑及丛书编校人员的辛勤付出！

在本丛书即将付梓之际，全体作者感慨万千！希望广大读者透过本丛书，能够概要纵览中医药学术发展之历史脉络，撷取中医理论之精华，承绪千载临床之经验，为中医药学术的振兴和人类卫生保健事业做出应有的贡献！

由于种种原因，书中难免有疏漏之处，敬请读者不吝批评指正，以促进本丛书的不断修订和完善，共同推进中医历代名家学术的继承与发扬！

《中医历代名家学术研究丛书》编委会

2021 年 3 月

凡
例

一、本套丛书选取的医家，为历代具有代表性或特色思想与临床经验者，包括汉代至晋唐医家 6 名，宋金元医家 19 名，明代医家 24 名，清代医家 46 名，民国医家 7 名，总计 102 名。每位医家独立成册，旨在对医家学术思想与诊疗经验等内容进行较为详尽的总结阐发，并进行精要论述。

二、丛书的编写，本着历史、文献、理论研究有机结合的原则，全面解读、系统梳理和深入研究医家原著，适当参考古今有关该医家的各类文献资料，对医家学术思想和诊疗经验加以发掘、梳理、提炼、升华、概括，将其中具有理论意义、实践价值的独特内容阐发出来。

三、丛书在总体框架上，要求结构合理、层次清晰；在内容阐述上，要求概念正确，表述规范，持论公允，论证充分，观点明确，言之有据；在分册体量上，鉴于每个医家的具体情况不同，总体要求控制在 10 万～ 20 万字。

四、丛书的每一分册的正文结构，分为"生平概述""著作简介""学术思想""临证经验"与"后世影响"五个独立的内容范畴。各分册将拟论述的内容按照逻辑与次序，分门别类地纳入以上五个内容范畴之中。

五、"生平概述"部分，主要包括医家姓名字号、生卒年代、籍贯等基本信息，时代背景、从医经历以及相关问题的考辨等。

六、"著作简介"部分，逐一介绍医家的著作名称（包括现存、已经亡佚又经后人辑复的著作）、卷数、成书年代、主要内容、学术价值等。

七、"学术思想"部分，分为"学术渊源"与"学术特色"两部分进行论述。前者重在阐述医家之家传、师承、私淑（中医经典或前代医家思想对其影响）关系，重点发掘医家学术思想的历史传承与学术渊源；后者主要从独特学术见解、学术成就、学术特点等方面，总结医家的主要学术思想特色。

八、"临证经验"部分，重点考察和论述医家学术著作中的医案、医论、医话，并有选择地收集历代杂文笔记、地方志等材料，从中提炼整理医家临床诊疗的思路与特色，发掘、总结其独到的诊治方法。此外，还根据医家不同情况，以适当方式选录部分反映医家学术思想与临证特色的医案。

九、"后世影响"部分，主要包括"学术影响与历代评价""学派传承（学术传承）""后世发挥"和"国外流传"等内容。其中，对医家的总体评价，重视和体现学术界共识和主流观点，在此基础上，有理有据地阐明新见解。

十、附以"参考文献"，标示引用著作名称及版本。同时，分册编写过程中涉及的期刊与学位论文，以及未经引用但能体现一定研究水准的期刊与学位论文也一并列出，以充分体现对该医家研究的整体状况。

十一、附以丛书全部医家名录，依照时间先后排列，以便查验。

十二、丛书正文标点符号使用，依据中华人民共和国国家标准《标点符号用法》（GB/T 15834—2011）。医家原书中出现的俗字、异体字等一律改为简化正体字，个别不能对应简化字的繁体字酌予保留。

《中医历代名家学术研究丛书》编委会

2021 年 3 月

内
容
提
要

张锡纯，字寿甫；生于清咸丰十年（1860），卒于民国二十二年（1933）；原籍为山东诸城，明初迁至河北盐山；近代中医名家，倡导"衷中参西"；代表作为《医学衷中参西录》。张锡纯在中医学术上的主要建树和特点是，提出大气下陷理论、冲气上逆理论；在多种常见病证的诊治上多有独到之处，积累了丰富的经验；创制了160余首方剂，190余种药对；善用生药、食疗、以毒攻毒的毒药，以及中西药合方等。张锡纯创办了我国第一家中医医院——立达医院，建立了"中西汇通医社"，行医授徒；创办"国医函授学校"，培养了不少中医人才，对于近代中医教育也有重要的贡献。本书内容包括张锡纯的生平概述、著作简介、学术思想、临证经验、后世影响。

张锡纯，字寿甫；生于清咸丰十年（1860），卒于民国二十二年（1933）；原籍为山东诸城，明初迁至河北盐山；近代中医名家，倡导"衷中参西"；代表作为《医学衷中参西录》。张锡纯在中医学术上的主要建树和特点是，提出大气下陷理论、冲气上逆理论；在多种常见病证的诊治上多有独到之处，积累了丰富的经验；创制了160余首方剂，190余种药对；善用生药、食疗、以毒攻毒的毒药，以及中西药合方等。张锡纯创办了我国第一家中医医院——立达医院，建立了"中西汇通医社"，行医授徒；创办"国医函授学校"，培养了不少中医人才，对于近代中医教育也有重要的贡献。

笔者以"张锡纯"为关键词，在中国知网（CNKI）上，检索1978～2020年相关论文。其中，有期刊论文1639篇，学位论文34篇。目前已出版的研究专著有10余部。从内容来看，其分为两类：其一，是对张锡纯的著作内容加以分类编纂，如《张锡纯医学全书》（5册，包括张锡纯经方讲习录、内科证治精华、医书拾遗、医论医案撮要、医方精粹）、《重订医学衷中参西录》（上、下册）、《张锡纯医学全书》（5册，包括伤寒论讲义、验案讲记、医论医话、中西药物讲义、奇效验方）、《张锡纯医学全书》（5册，包括履试履效方、中药亲试记、中医论说集、医案讲习录、伤寒论讲义）等。其二，张锡纯学术整理研究著作，如《张锡纯医方精要》《张锡纯医案》《张锡纯用药新解》《张锡纯师承学堂外科讲记》《张锡纯师承学堂内科讲记》《张锡纯学术思想研究辑要》《张锡纯经典医案赏析》《张锡纯临证精华丛书》《张锡纯方剂歌括》《张锡纯论伤寒（修订版）》等。上述论文论著的内容，涉及张锡纯的生平介绍、著作梳理、学术思想、临证经验、方剂解析、用药规律、后世影响等。纵观研究论文的数量，近5年呈上升趋势，研究方法也多样化；多数论文，是对某种疾病的诊疗思想和经验的探讨；或用数据挖掘方法阐明其用药规律，或介绍其医学教育思想等。本次整理研究，在充分调研、全面梳理既往相关研究进展的基础上，拟解决以下三个主要关键问题：一是张锡纯学术思想形成的外在环境、学术渊源及相关因素；二是张锡纯学术思想和临床经验的主要特色和独到之处；三是张锡纯的学术影响及传承脉络。

本次整理研究所依据的张锡纯著作版本：《医学衷中参西录》，张锡纯著，王云凯、杨医亚、李彬之点校，河北科学技术出版社1985年8月出版。其他主要参考文献均列于本书之后。尽管编写者在研究和编撰过程中不遗余力，但由于水平有限，错误和纰漏在所难免，敬请同道斧正，以期更臻完善。

参与文献搜集、书稿撰写相关工作者，还有谈博、李佩佩、王海舻、都国文硕士，在此对各位的辛勤努力表示衷心的感谢！

衷心感谢参考文献的作者及支持本项研究的各位同仁！

北京中医药大学　马淑然
2020年6月

张锡纯

生平概述

　　张锡纯，字寿甫；生于清咸丰十年（1860），卒于民国二十二年（1933）；原籍为山东诸城，明初迁至河北盐山；近代中医名家，倡导"衷中参西"；代表作为《医学衷中参西录》。张锡纯在中医学术上的主要建树和特点：提出大气下陷理论、冲气上逆理论；在多种常见病证的诊治上多有独到之处，积累了丰富的经验；创制了 160 余首方剂，190 余种药对；善用生药、食疗、以毒攻毒的毒药，以及中西药合方等。张锡纯创办了我国第一家中医医院——立达医院，建立了"中西汇通医社"，行医授徒；创办"国医函授学校"，培养了不少中医人才，对于近代中医教育也有重要的贡献。

一、时代背景

　　张锡纯出自书香门第，但生逢乱世——清末民初。此时正值中国史无前例的动荡时期，清政府腐败无能，西方列强瓜分中国，弱肉强食。伴随着鸦片战争、甲午战争、中法战争接踵而来，中国社会陷入危难关头，可谓灾难深重。无论在政治、经济，还是文化上，当时的中华民族都倍受摧残。辛亥革命之后，中国人民开始了全面的反帝反封建运动。中国各方能人志士开始寻求救国之路。太平天国运动、洋务运动、维新运动相继开展，但皆以失败告终。最终未能拯救水深火热之中国，但对中国传统文化产生了重大影响。西方文化传入中国，开启了一场"思想风暴"，即对传统思想体系进行革除，兴起新的科学文化体系。医学是科学兼文化的学科，随着西方文化传入东方，以实验为基础的基础医学逐渐在我国盛行。晚清政府崇洋媚外，建立西医诊所，成立西医院，派遣留学生，学习西方文化；但对中国传统文化和中医学术，则采取蔑视、打压的态度。特别是以余云岫为代表的一派势力，提出"废止旧医案"，一度使作为"国粹"的中医学术陷入困境。此时，中医界的有识之士，为存续中医奋起抗争。其中也有某些医家，如唐宗海、朱沛文、陈定泰、张锡纯等，倡导"中西汇通""衷中参西"，认为中西医学各有短长，如中医重气化，西医重解剖，故应取西医之长，以补中医之短，中西汇通发展。张锡纯则倡导"衷中参西"。

二、生平纪略

张锡纯受家世影响学习中医。其父张彤元（字丹亭），自小继承家学，医术精湛。张锡纯年稍长即习诗文，清光绪七年（1881）、光绪十九年（1893）两次科举不中，转而专心于医学。其精读《黄帝内经》（以下简称《内经》）、《难经》《神农本草经》（以下简称《本经》），以及张仲景所著《伤寒论》《金匮要略》等中医经典。同时，张锡纯受当时西方医学思潮的影响，主张"衷中参西"。1918 年，张锡纯在辽宁奉天开设近代中国第一家中医院——立达医院，并出任院长。

张锡纯临证善于化裁古方，活用经方，四处为人治病，并自创诸多方剂，著名的理痰汤、资生汤、十全育真汤、寿胎丸，皆出自张锡纯，且屡试不爽，得到当时诸医之好评。如当地名医李龙章，曾推断张锡纯日后必成一代名医。经过十余年边学习、边诊病，张锡纯的理论功底及临证经验日臻成熟，诊病多能药到病除，遂名声大振。对于临床屡试屡效之方，张锡纯用中医和西医知识加以注释，并撰文寄往各地期刊陆续发表。当时的主要医学期刊，如《医界春秋》《上海医学杂志》《中西医学杂志》《奉天医学杂志》《山西医学杂志》，还有新加坡的《医学杂志》等，均邀请张锡纯为特约撰稿人。

张锡纯毕生以济世救生，弘扬中华传统医学为己任；一生勤勤恳恳，献身于中医事业。其成名虽晚，但却桃李满天下，慕名求学者、私淑其学者不计其数。及门弟子，如隆昌周禹锡，如皋陈爱棠、李慰农，通县高砚樵，祁阳王攻醒，深县张方舆，天津孙玉泉、李宝和，辽宁仲晓秋等，均成为当时一方名医，造福广大百姓。张锡纯为培养更多的中医人才，不顾当时已 73 岁高龄，于 1932 年创办四年制"国医函授学校"，亲自编写《伤寒讲义》等教材，并亲自授课教书。不幸的是，刚完成《伤寒讲义》，还未着手编写温病学教材之时，张锡纯因积劳成疾，于 1933 年秋一病不起；当年 9 月 27 日，在河北省盐山县张边务故里逝世，享年 74 岁。张锡纯毕生治病救人、教书育人、著书立说，学术影响深远，且远播东南亚；被后世誉为"轩岐之功臣，医林之楷模""名医四大家之一""名医三张之一""华北第一捷手"等。其代表作为《医学衷中参西录》（30 卷，3 册，7 期）。在中国医学史著作中，记载张锡纯为"衷中参西"代表人物。

（一）外忧内患，以医报国

中国近代史是一部曲折的历史，那时的中国水深火热，社会动荡，前后跨越了晚清和民国两个时代，与以往任何时期迥然不同。民国五年（1916），余云岫发表《灵素商兑》，攻击中医，并要求废除中医，同时得到政府的支持。在国民政府召开的第一届中央卫生委员会上，通过了由余云岫等人提出的"废止旧医（中医）以扫除医药卫生之障碍"的议案。张锡纯对废除中医的议案极度愤慨，当即向当地政府提出："近闻京中会议，上峰偏重西医之说，欲废中医中药，不知中医之实际也。且中医创自农、轩，保我民族……是以我民族之生齿，实甲于他国之人也。今若将中医一旦废却，此于国计民生大有关系……欲求医学登峰造极，诚非沟通中西不可。"

中医学是中华传统文化的重要组成部分，为中华民族的繁荣昌盛做出了卓越贡献。但在民国时期却遭到严重摧残，几近废除。张锡纯在危急关头极力坚持捍卫中医，几经周折，历尽磨难；为存续、传承、发展中医，提出"衷中参西"。张锡纯不仅通晓中医，亦深谙西医；不但以高超精湛的医术闻名于世，还以高尚的医德为世人尽知。其在中医学术上的精深造诣、独到见解、诊治经验，以及"衷中参西"思想，对近现代中医学术发展产生了一定的影响。

（二）幼承家学，立志从医

张锡纯于清咸丰十年（1860）2月29日酉时，出生于河北省盐山县张边务村西头张氏故宅，祖籍为山东诸城，明初迁居河北盐山。张锡纯世家小康，书香门第，自曾祖开始累代业儒行医，父亲张丹亭为庠生。张锡纯天资聪慧，过目不忘，4岁开始识字诵《诗》，十三岁即有"月送满宫愁"之佳句；后曾两次参加乡试却落第，自此便再无心于功名利禄，遂专心于医学。张锡纯自幼就对医学有着浓厚的兴趣，稍长则严遵家训"后世子孙，读书之外，可以学医"而儒、医兼学；14岁开始正式学医，19岁便开始行医。张锡纯日夜攻读医书，上至《内经》《难经》《本经》《伤寒论》《金匮要略》，下及历代各家学说；弱冠之年，为人诊病疏方，每有效验。其在26岁时，曾治愈名医束手无策之危重症，名扬于时。由于张锡纯临证每能屡挽沉疴，故求医问药者络绎不绝，私淑其学者更不计其数。其与当时的著名中医泰兴杨如侯、汉口冉雪峰、嘉定张山雷、慈溪张生甫、奉天刘冕堂、香山刘蔚楚、绍兴何廉臣等，为志同道合的挚友，经常往来商讨学术。当时多有影响较大的中医杂志，聘请张锡纯为特约撰稿人。

张锡纯对中医学有着深厚的情感，其在《医学衷中参西录》自序中说："《本经》《内经》之包括医理至精至奥，神妙无穷，亦犹《易经》之包括万事万物之理也。自周末秦越人后，历代诸贤，虽皆各有发明，而较之三圣人之阐发《易经》，实有不及，故其中余蕴犹多。吾儒生古人之生，当竟古人未竟之业，而不能与古为新，俾吾中华医学大放光明于全球之上，是吾儒之罪也。"由此可以看出，张锡纯对传承和发扬中医有强烈的责任感，把不能发扬中医文化看成一种罪过，并极力寻找创新中医的新途径。张锡纯两次乡试落第之后，遂专心于医学，对中医经典要比常人有更深刻的体悟，尤其推崇《内经》《难经》和《伤寒论》《金匮要略》。他认为，要想学好中医，经典是重中之重，务必熟读，领会其奥旨；同时又认为，"知《本经》与《内经》，贻自开天辟地之圣神，为医学之鼻祖，实即为医学之渊海也……特是自晋唐迄今，诸家著述，非不美备，然皆斤斤以传旧为务，初未尝日新月异，俾吾中华医学渐有进步"。可见其当时不仅主张继承国医，还有使中医"日新月异"之理想。张锡纯在30岁时开始学习西方医学，且尝试将西医观点引入中医之中，用于解释中医学术，主张"衷中参西"。但其对中医学术具有真切的认识。其曰："吾中华医学贻自开天辟地之圣神，其精到之处原迥出西人之上，而欲以西人形迹之学以求吾中医至奥之理，庸可得乎。世之轻弃国粹而驾信西法者，尚其深思愚言哉。"

（三）结缘军旅，研习西学

张锡纯在35岁之前，除了具有高超精湛的医术，还满腹经纶，是一位文人雅士。届时，恰逢外国列强侵略，国人奋起反抗。1900年，爆发了义和团运动，张锡纯的家乡河北盐山也受到影响，他满腔热血地投入义和团运动。但义和团最终没能救中国，遭到清政府的镇压，为躲避追捕，张锡纯逃到天津大伯家。这场看似不起眼的波折，使其内心受到很大震动。1912年的一天，52岁的张锡纯受德州驻军统领之邀，来到军队成为一名军医，自此与军旅结缘。他渴望中医传承发展，渴望改变中医之现状，恰逢西医东渐，又激起了其对新知识的渴望。他学习西方文化，又学习西方医学，为其后主张"衷中参西"奠定了基础。

（四）经典为本，衷中参西

综观张锡纯之学术，其在医理上本于《内经》《难经》，其处方源于《伤寒论》《金匮要略》而变通之，其用药本于《本经》而每有创新。同时，汲取喻嘉言、徐灵胎、黄元御、唐容川、陈修园等各家之说。此外，其对道家的炼养之术也有探究。张锡纯对《内经》尤其注重，对当时有人指责《内经》深感遗憾。张锡纯曰："今之偏重西法者，不于《内经》可信之处，费心研究，但于其不信之处，极力指责，推其意见，直谓《内经》真本久失所传，于世者系伪托，有斯理乎？夫我四万万同胞黄帝子孙也，以祖宗嘉惠后人之典册，不知抱残守缺，倍加爱护，而转欲弁毛弃之，皆令人可发浩叹者也。"（《医学衷中参西录·例言》）

另一方面，1897年，张锡纯开始学习西医，产生了"衷中参西"的想法。除钻研中医学术，勤于临床实践之外，张锡纯广泛涉猎西医、数学、物理、化学、生物、天文等方面的知识，从而形成了独特的学术思想，并在临床上有所实践。例如：其在《医学衷中参西录》自序中说："今汇集十余年经验之方，其屡试屡效者，适得大衍之倍数，而后缀以诠解与紧要医案；又兼采西人之说与方中义理相发明，缉为八卷，名之曰《医学衷中参西录》。"还说道："斯编于西法，非仅采其医理，互有采其化学之理，运用于方药中者，斯乃合中西而融贯为一……夫医学以活人为宗旨，原不宜有中西医之界限存于胸中。在中医不妨取西医之所长，以补中医之所短。"张锡纯尝试将西医之理与中医之说互为发明，如其认为西医的"脑充血"，就是中医的"厥证"；还在临床上尝试将中药与西药同用，如把阿司匹林解释为寒凉药，将其与石膏同用，以求发挥泄热之功效。

（五）兴办学堂，培育人才

1. 注重医德修养，志在济世活人

张锡纯在《医学衷中参西录·自序》中，有赠给学医者的一句至理名

言，其曰："人生有大愿力，而后有大建树……医虽小道，实济世活人之一端。故学医者，为身家温饱计则愿力小，为济世活人计则愿力大。"这是他毕生躬亲实践而成为一代宗师的座右铭。张锡纯出身于书香门第，自幼习儒，怀有"济世活人"的大愿力，故在两试秋闱不第后，遂尽废举子业，而广求方书百余种，刻苦钻研，渐登堂入室。其临证之时，谨遵先慈教诲，"病家盼医，如溺水求援，汝果能治，宜急往救之；然临证时，须多加小心，慎勿鲁莽误人"，谨慎行医，以挽救苍生。

2. 传道授业解惑，培养优秀人才

张锡纯十分注重传道授业解惑，培育新人。1905 年，张锡纯在河北盐山地区清政府兴办的学堂开始授课。1926 年，他又悬壶津门，设立中西汇通医社、国医函授学校，开中国中医函授教育之先河。张锡纯白天应诊，晚间著书；在津期间招生 500 余人，培养了大批中医后继人才，遍及全国各省市。其培养的门人弟子中，比较著名者 30 余人。

3. 重视医魂铸造，强调尊崇经典

张锡纯学医伊始，非常尊崇《内经》《本经》。凡两书中重要之处，他都收录在《医学衷中参西录》中，并深刻阐发以启发教导学生。例如：张锡纯深研《内经》中"大气""宗气"之论，结合自己的实践和体会，明确提出宗气即胸中之大气，并深刻阐发大气下陷之病因病机、鉴别诊断与辨证论治，创制"升陷汤""回阳升陷汤""理郁升陷汤""醒脾升陷汤"等，升补胸中之大气。张锡纯还深研《本经》，结合自身临床实践，对某些药物加以阐释。如《本经》记载桂枝治"上气吐吸"，山茱萸治"往来寒热"，而后世本草著作不载。张锡纯不厌其烦地列举治疗验案，向学生讲述《本经》的记载真确可信。从另一方面而言，张锡纯又不拘泥于经典，尤其反对注家在解释经典时，盲目地"穿凿附会"。其在《医学衷中参西录·自序》中指出："注之者，必皆一一视为圣神语录，逐句细为诠解，此谬误穿

凿之所由来也。"

4. 强调学用结合，重视实践能力

张锡纯认为，教育必须学用结合，重视实践能力的培养。在选用教材上，张锡纯认为必须把握要点，便于领会，切合实用。他使用的教材，是《医学衷中参西录》。张锡纯阐述道："此非谓《内经》《难经》诸书可废也。因古籍紧要处，已粗搜罗于拙著之中而便于领会也。"在教学方法上，张锡纯认为必须学用结合，讲求实效。他主张医院当与学校同在，教师必须是医院的大夫；学生看见老师治病有效，才可能产生兴趣，建立治病的信心。不但如此，他还"以身试药"，为学生现身说法，强调学医者取得直接经验的重要性。张锡纯用这样的方法教导学生，大大缩短了由学到用的时间，"是以三年期满，皆能行道救人"。

（六）注重实践，验证方药

《医学衷中参西录》载有方剂 170 余首，其中 160 余首来自张锡纯自创和反复的临床实践。这些方剂多沿用至今，辨证应用，效如桴鼓。

张锡纯在从医过程中，曾多次遇到疑惑，为了验证古人的记载是否属实，经常在自己身上做实验，即尝药以验效。其曰："仆学医时，凡药皆自尝试，即毒若巴豆，甘遂亦曾少少尝之。犹记曾嚼服甘遂一钱，连泻十余次，后所下皆系痰水，由此悟为开顽痰之主药，唯服后主欲吐，遂与赭石并用，以开心下热痰，而癫狂可立愈。"（《医学衷中参西录·药解》）又据《医学衷中参西录·远志解》记载，为验证远志的作用及其副作用，张锡纯亲自尝服后，提出远志多用可引起呕吐。

张锡纯年谱

清咸丰十年庚申（1860） 2 月 29 日，张锡纯出生于河北省盐山县张边

务村村西头张氏故宅。张锡纯之祖籍，为山东省诸城市。其家族于明初迁居于河北省盐山县。父亲张彤元，字丹亭。张锡纯世家家道小康，自曾祖世代业儒，其父为庠生（秀才），以训蒙（教授幼童）终其生。张锡纯天资聪颖，年幼时诵读诗书之外游艺方书，还兼习医，后两次应试不第，遂专心学医。

清同治十三年甲戌（1874） 14 岁。开始学医。

清光绪元年乙亥（1875） 15 岁。年初入泮为诸生，精读诗书、天文、数学，无所不会。

清光绪五年己卯（1879） 19 岁。出师，开始行医。

清光绪七年辛巳（1881） 21 岁。一试秋闱（科举制度中乡试）不第，不久其父殁，为完成祖父及父亲之心愿，赴津门学习；后就学于乡间私塾，精研《内经》《难经》及《伤寒论》《金匮要略》，多有感悟；临证灵活化裁古方，学术思想及医术逐渐趋于成熟。

清光绪十一年乙酉（1885） 25 岁。遇邑中名医高鲁轩、毛仙阁对危重之证而束手无策，经张锡纯诊治后，使病情化险为夷，遂得二人大赞，自此之后，应诊者络绎不绝，求医问药者不计其数。

清光绪十六年庚寅（1890） 30 岁。首次接触西医之书，发现西医之书中所论不同于中医，观点颇为新异。

清光绪十九年癸巳（1893） 33 岁。二试秋闱不第，从此无意功名，始专攻医学，精研经典及各家著作；同时学习西方医学，萌生"衷中参西"思想。

清光绪二十一年乙未（1895） 35 岁。资产阶级改良派代表人物严复的《天演论》在中国发行，提出"物竞天择，适者生存"的"进化论"思想。这一思想得到了当时某些国人的认同，张锡纯即是其中之一。

清光绪二十三年丁酉（1897） 37 岁。开始刻苦学习数学、物理、化学、生物等西医课程，为"衷中参西"的思想奠定了基础。

清光绪二十四年戊戌（1898） 38岁。光绪皇帝发动"戊戌变法"运动，史称"百日维新"，张锡纯受其影响颇深。

清光绪二十六年己亥（1900） 40岁。义和团运动爆发，河北盐山受到影响，张锡纯也投入其中，后遭到清政府镇压；为躲避风波，逃亡到天津伯父家。

清光绪三十年癸卯（1904） 44岁。中国废除科举制度，开始兴办学堂。张锡纯是盐山县内唯一可以教授代数和几何两门学科的教师。

清光绪三十四年丁未（1908） 48岁。研读由丁福保翻译的日本医书《丁氏医学丛书》。

清宣统元年戊申（1909） 49岁。完成《医学衷中参西录》前三期初稿。

清宣统三年壬子暨民国元年辛亥（1912） 52岁。从军，任军医正。军队至武汉，后辗转于大名、广平、邯郸、邢台等地。张锡纯高超的医术，受到军队领导的称赞。其著作《医学衷中参西录》逐渐被人所知，传抄者也日渐增多。

民国二年壬子（1913） 53岁。恰逢黄河泛滥，张锡纯于大名遇见一孤儿，孤儿当时身染重病，危在旦夕。张锡纯将其救活，因不知孤儿家住哪乡，遂将其收为义子带在身边，取名为张俊升。张俊升长大后，使其成家立业，长期居住在天津。后张锡纯查其身世，得知其为河南滑县人，姓氏为卢，于是将其改为卢姓。这一事件被传为美谈。

民国七年丁巳（1918） 58岁。西医东渐之时，张锡纯倡导"衷中参西"；《医学衷中参西录》第一期出版；开设中国近代史上第一座中医院——立达医院，张锡纯任院长。

民国八年戊午（1919） 59岁。《医学衷中参西录》第一期再版，同时出版第二期。是年末之时，疫病霍乱流行于沈阳，沈阳防疫站总务急中生智，将张锡纯所发明的"急救回生"分发于各防疫所，收到极佳效果，并推行于山东诸城及河北等地。

民国十一年辛酉（**1922**） 62岁。直奉战争开始，张锡纯无奈之下，由奉天回到沧州，在沧州悬壶济世。

民国十三年癸亥（**1924**） 64岁。张锡纯自费刊行《医学衷中参西录》第三期、第四期，受到诸多好评，医界人士竞相购买。张锡纯在医界名声大振，国内外许多医学杂志社纷纷聘其为特约撰稿人。此后几年中，张锡纯学术和事业达到巅峰。

民国十五年乙丑（**1926**） 66岁。前清道尹胡氏邀张锡纯赴天津为专馆教员，即家庭教师。张锡纯接受邀请，携家眷至天津。

民国十六年丙寅（**1927**） 67岁。张锡纯正式开始行医，建立诊所——中西汇通医社，收弟子过百人。当时的中医界有识之士，如隆昌周禹锡，如皋陈爱棠、李慰农、通县高樵，祁阳王攻醒，深县张方舆，辽宁仲晓秋，天津孙玉泉、李宝和等，皆投师张锡纯门下，皆成为中医界的名家。

民国十七年丁卯（**1928**） 68岁。《医学衷中参西录》第五期出版。

民国十八年戊辰（**1929**） 69岁。第一届中央卫生委员会召开，会议提出"废止旧医（中医）以扫除医药卫生之障碍"议案。全国中医药界于同年3月17日，在上海组成联合会一致反对，后该议案被迫取消。张锡纯上书南京中央政府，极力反对废除中医。同年，《医学衷中参西录》重订，前三期合编再版。

民国十九年庚午（**1931**） 72岁。《医学衷中参西录》第六期一册（5卷）出版，印行两版。

民国二十一年辛未（**1932**） 73岁。张锡纯不顾73岁高龄，在天津设立"国医函授学校"，学期四年制，亲自编写讲义，并且兼及教务，共招收来自全国各省市的学生 500 多名。张锡纯因日间诊病，为病人除病痛；夜间编写教学用《伤寒讲义》，孜孜不倦，遂积劳成疾，于当年秋天一病不起；写就自咏诗："八旬已近又何求，意匠经营日不休，但愿同胞皆上寿，敢问身后有千秋。"

民国二十二年年壬申（1933）9 月 27 日 74 岁。张锡纯因病与世长辞，卒于盐山县张边务故里，遗憾的是《伤寒讲义》未能完成初稿。

民国二十三年癸酉（1934），长子张荫潮（春生）完成其心愿，汇集张锡纯遗稿《伤寒论讲义》，并选择温病遗方 11 首，编订为《医学衷中参西录》第七期一册（4 卷）出版。印行两版。民国二十八年戊寅（1939），张锡纯殁后六年，天津洪水没其居，除《医学衷中参西录》七期及《种菊轩诗草》一卷外，遗书荡尽。次孙张铭勋继承祖业，在河北盐山继续行医。1954 年，张锡纯次孙张铭勋承祖业，行医于原籍，1954 年将《医学衷中参西录》版权及遗稿献给国家，实现了祖先的宏愿。1957 年，张锡纯之孙献出《医学衷中参西录》第八期遗稿。1957 年 5 月，河北人民出版社出版《医学衷中参西录》第一册至第三册。1957~1985 年，河北人民出版社 4 次整理印行《医学衷中参西录》，总发行量近 50 万套。

张锡纯

著作简介

张锡纯总结毕生之学术思想与临证经验，编著《医学衷中参西录》（30卷）。此书内容生动翔实，辨证论治、辨药论方、辨寒论温、辨理论法、辨脉论舌等，均从临床实际出发，附有大量临床医案，自拟效方验方160余首。此书为广大中医从业人员所喜爱，先后出版10余次，畅销全国，远及海外。《医学衷中参西录》共8期30卷，其中第一、二、三期为"处方篇"，共8卷；第四期为"药物篇"，共5卷；第五期为"医论篇"，共8卷；第六期为"医案篇"，共4卷；第七期为"伤寒篇"，共4卷；第八期为医话和书评，共两部分。兹就各期之内容要点，简要介绍如下。

一、《医学衷中参西录》1~3 期

《医学衷中参西录》前三期为"处方篇"，总计8卷。其中，按传统之方书归类，分为治黄疸方、治消渴方、治淋浊方、治痢方、治燥结方等35类。每类随方附论，包括证治类法，所载各类方剂，皆简要适用；且上溯经典，下出心裁，拟大量经验之方，疗效卓绝，屡起沉疴危证。其中，玉液汤、固冲汤、镇肝熄风汤、消瘰丸等，皆沿用至今。初次出版时间，第一期在民国七年（1918）出版。前三期合编，分为上下两册出版，共8卷，是在民国十八年（1929）出版。

二、《医学衷中参西录》4~5 期

第四期为"药物篇"，总计5卷。其中，第一到四卷是中药解，列张锡纯常用中药 87 种，分为 79 解；诠释药性之后，附以临床医案，证明药性治病之处，颇多发明。例如：其用石膏治外感病实热证，重用可至数两。此外，以石膏之性清瘟疹之热、头面之热，治产后温热；用人参补气升气，治疗大气下陷之证。张锡纯的诸多用药经验，大大开阔了后世中医的临床思路。第五卷是西药，论西药 45 种，先解释药性，后介绍单独临床使用方法或与中药配合使用方法，最后在按中附有医案等加以说明。此为张锡纯临床用药上中西汇通之体现。第四期初次出版时间在民国十三年（1924）。

第五期为"医论篇"，总计 8 卷。其荟萃张锡纯发表之医药论文、论证之书函、报告验案之函件等。第五期阐述中西医理，在医案中延伸各类疾病之治则、用药等，为张锡纯学术思想和临证思维之集中体现。第五期初次出版时间在民国十七年（1928）。

三、《医学衷中参西录》6~8 期

第六期为"医案篇"，总计 4 卷，为张锡纯之"志诚堂医案"集结而成，收载临床常见病证医案 138 例，分为 18 门。医案内容分为病因、证候、诊断、处方、方解、复诊、效果、说明等项，精细详尽，治法亦为前人所未发，广为医界临证参考。第六期初次出版时间，在民国十九年（1931）。

第七期为"伤寒篇"，总计 4 卷，为张锡纯去世后，其长子张荫潮及门下弟子，将其在"国医函授学校"授课之伤寒讲义，以及温病验方 11首，编辑成书。此篇以伤寒六经为总论，分述伤寒各证，附以验方，为张锡纯最后之验方，以资后世研习。第七期初次出版时间，在民国二十三年（1934）。

第八期主要内容为医话和书评，医话 35 条，书评 36 条，共 71 条，是张氏之孙将张锡纯医话和书整理后奉献给国家，涉及张氏诊余随笔、答友人问、读书评价、临证随笔、治愈随笔等。第八期初次出版时间在 1957 年。

版本概况

《医学衷中参西录》共 8 期，历经增删修订，多次付梓印行。其中，前七期从 1918 年至 1934 年陆续刊行。第一期 1918 年出版，第二期 1919 年出版，第三期 1924 年出版，1929 年将前三期合编，分上下两册出版，共 8 卷，即现行之前三期合编，前后共印行 5 版；第四期一册（5 卷）1924 年出版，印行 4 版；第五期上下两册（8 卷），1928 年出版，印行 3 版；第六期一册（5 卷），1931 年出版，印行两版；第七期一册（4 卷），1934 年出版，印行两版；第八期为张氏之孙于 1957 年献出的遗稿。

现存较早的主要版本有清宣统元年（1909）天津新华印书局铅印本、1918 年天地新学社铅印本、1921 年天津中西汇通社铅印本、1957 年河北人民出版社铅印本等。全书共计 8 期，30 卷。

此外，张锡纯尚著有《代数鉴源》《易经图说》（未刊行）两书；另有诗作《种菊轩诗草》，曾附编于《医学衷中参西录》第六期。

张锡纯

学术思想

　　张锡纯学术思想的形成，与其学术渊源密切相关。其传承家学，以经典理论为本，继承张仲景学术，受金元四家学说启发，汲取温病之辨治理法，并受唐宗海与王清任等某些观点的影响，进而在理论探讨和临床实践的基础上，逐渐形成了自身的学术特色。张锡纯是既有理论创见，又有丰富经验的名医大家。

一、学术渊源

（一）以经典理论为本

　　《医学衷中参西录》的医论部分，大多以《内经》《难经》理论为宗旨，条条引证，融会贯通，阐发经典之蕴义，使立说有据，治法有源。例如：根据《灵枢·邪客》关于宗气的论述，提出大气下陷及相关证治，创立升陷汤、回阳升陷汤等多首有效方剂，并附验案佐证。依据《难经》中"脾有散膏半斤"的论述，结合西医解剖学知识，认为所谓"膵脏"即中医的"散膏"；提出脾脏所在的中焦，是消渴发病的主要病位，并创立玉液汤、滋膵饮等临床效验方剂。

　　张锡纯辨治外感病的寒温统一思想，源自《内经》和《难经》。在《内经》《难经》时代，尽管对外感热病，从病名、症状、病因、病机、演变到治疗、禁忌和预后等方面，已经有了一定认识，但仍处于寒温合论阶段。《内经》用"热病"泛指一切外感热病，而《难经》则以"伤寒"名之，并做广义与狭义之分。如《难经·五十八难》云："伤寒有五，有中风，有伤寒，有湿温，有热病，有温病，其所苦各不同。""伤寒"这一概念，《内经》主要指病因,《难经》则是指病名。张锡纯继承《内经》所论伤寒与热病皆由寒邪引起,以及《难经》论广义伤寒的思想,在外感热病的病因病机上,提出"以寒统温",认为"温病之治法已详于《伤寒论》"。其辨治温病,并不采用叶天士、吴鞠通卫气营血辨证,认为温病当按伤寒六经分治。因此,其临证时不拘于伤寒、温病,而根据具体病情,治疗时采用寒温统一之方法,或用温病方,或用伤寒方,又或同时运用,丰富了外感病的治疗体系。这是对《内经》《难经》学术思想的继承和发扬。

对于内伤病和某些疑难杂病的治疗,张锡纯常常从《内经》中寻找理论根源,据经引证,指导临床诊治。例如,《素问·热论》云:"大气皆去,病日已矣。"《素问·五运行大论》云:"地为人之下,太虚之中者也。帝曰:冯乎?岐伯曰:大气举之也。"因此,张锡纯认为,大气就是宗气,此气能支撑全身,振作精神。其对于大气病变的治疗,取法《素问·六微旨大论》"下者上之"的治疗原则,以补气升提药物为主,佐以补肺、疏肝、健脾之品,创立了以升陷汤为代表的治疗大气下陷证方剂。此外,张锡纯还根据《内经》有关"煎厥""薄厥"的理论,创立了治疗"脑充血"的镇肝熄风汤等。

张锡纯认为,"阐发医理之书,始于《黄帝内经》";而"读《内经》之法,但于其可信之处,精研有得,即能开无限法门;其不可信之处,或为后世伪托,付之不论可也"(《医学衷中参西录·例言》)。这是张锡纯深研《内经》的心得写照。其熟读《内经》,独立思考,师古创新,故而能够继承和发扬中医学术。

(二)继承张仲景学术

张锡纯有关伤寒学术的研究,是以张仲景的论述为本。其按照引申演绎、印证补充的思路,对《伤寒论》的学术思想多有发挥。例如,其指出伤寒六经为十二经,是以足概手的六经理论。"伤寒治法以六经分篇,手足各有六经，则十二经也"。还指出，"彼解《伤寒论》者，其所言之六经皆系足经，犹未明仲景著伤寒之深意也"。宋元时期某些医家，认为《伤寒论》三阴三阳指足六经。张锡纯的上述看法，否定了"伤寒传足不传手"的认识。同时，为其"温病之治法详于《伤寒论》"，以及"寒温六经分证"等理论的提出，奠定了思想基础。

辨证论治是《伤寒论》的核心内容，从其篇名"辨某病脉证并治"可知，张仲景辨证论治的主要内容，是病、脉、证、治。张锡纯临证时，系统地继承了《伤寒论》的辨证论治思想，并参考西医知识，亦即针对病因、病机及所谓病原，选用相应中药进行治疗。例如，张锡纯将痢疾分为热盛期、寒火交迫期、热郁肠腑期、久痢正损期，在各期基本治法之下，进行中医辨证论治。在辨证的基础上，考虑到鸦胆子具有消除"痢原虫"的作用，故治诸痢均用之。

张锡纯在经方应用上时常变通。例如，其治疗桂枝汤证，认为有简便方可以替代桂枝汤，即所谓"且较桂枝汤殊为省事"，此方即山药与阿司匹林同用。认为"桂枝汤证之出汗，不过间有出汗之时，非时时皆出汗也。故必用药再发其汗，始能将外感之风邪逐出。然风邪去后，又虑其自汗之病不愈，故方中山药与阿司匹林并用，一发汗、一止汗也"（《医学衷中参西录·太阳病桂枝汤证》）。张锡纯从所用上分析，指出阿司匹林作用迅速，发汗作用很快，而山药止汗之力则稍迟，"是以二药虽一时并用，而其药力之行则一先一后，分毫不相妨碍也"。张锡纯"衷中参西"，对经方的变通使用，并无神秘之处，不过是在遵循经方组方原则的前提下，选择相应西药与中药同用，以期发挥互补作用，达到起效迅速、简便易行、副作用少的目的。

（三）受金元四家学说启发

张锡纯除认真研读中医经典外，也善于汲取秦汉以后各家学术思想和实践经验，尤其对张从正、刘完素、李东垣、朱丹溪的著作深入研习，取其学术精华，但宗其意而不泥其方，在临床实践中逐渐探索，进而形成了自己独特的风格。

张锡纯借鉴张从正"攻邪即是扶正"的思路，在邪未去时并不滥补，多是祛邪与扶正兼顾。例如，治疗肿瘤、积聚时，张锡纯善用活血、破血之品，却少用理气药，认为此类药耗散气血，"若论耗散气血，香附尤甚于三棱、莪术；若论消磨癥瘤，十倍香附亦不及三棱、莪术也"，世俗医者"恒集若香附、木香、陈皮、砂仁、枳壳、厚朴、延胡、灵脂诸药，或十余味或数十味为一方，服之令人脏腑之气皆乱，常有病本可治，服此等药数十剂而竟不治者"（《医学衷中参西录·治女科方·理冲汤》）。其明确指出滥用理气药，耗伤脏腑气血，促使病情加重。此说具有重要启示意义。

刘完素主张"六气皆从火化"，尤其强调治外感热病必先明此理。张锡纯在治新感温病、风温时，常大剂量使用石膏清热养阴。如风温初起，"拂热郁结"，以其风火易于兼化同病，故采用辛凉辛寒或甘寒解表之法。外邪转入于里，多从热化；或表热未解，而复入里，肺卫同病时，多采用清法治里热诸证。其对白虎汤、白虎加人参汤等方中清热养阴药的灵活运用，多源于刘完素学术思想的启示。

李东垣认为，"内伤脾胃，百病由生"，临床注重从后天脾胃出发诊治疾病。张锡纯继承这一学术思想，认为"人之脾胃属土，即一身之坤也，故亦能资生一身；脾胃健壮，多能消化食物，则全身自然健壮"（《医学衷中参西录·治阴虚劳热方·资生汤》）。因此，其重用山药、白术、黄芪补脾土，以实后天之本；因考虑到脾胃病则诸脏皆可病，故将调理脾胃法用于多种慢性虚弱性疾病，如久泻、经闭、瘰疬等。

张锡纯对朱丹溪的"相火论"，也有深刻领悟，并有所发挥。其认为君火、相火指阳气，为人一身之根本，有先天、后天之分；阳气，先天在脐下（丹田寄生之火为君火，命门寄生之火为相火），后天在膈上（心中寄生之火为君火，胆中寄生之火为相火）。据此，张锡纯提出补养阳气的法则：先天之阳气不足致泄泻者，方用金匮肾气丸，加补骨脂、小茴香，以温助下焦真阳，补助气海，使督脉强，而令命门之火旺盛，由此先天之君、相二火均得补益。

（四）汲取温病学之辨治理法

伤寒与温病，都是中医外感病的重要范畴。张仲景的《伤寒论》，是辨治外感热病的专著。吴鞠通的《温病条辨》，论述 9 种温病及寒湿，也几乎囊括所有的外感病。伤寒与温病的争论焦点，主要在于伤寒六经之说是否能涵盖温病卫气营血辨证。伤寒学派基于《素问·热论》"今夫热病者，皆伤寒之类也"，以及《难经》"伤寒有五，有中风，有伤寒，有湿温，有热病，有温病"的理论，认为伤寒可概括所有的外感热病。因此，《伤寒论》六经辨证，可辨治所有的外感热病。而温病学派则认为，伤寒与温病不同，温病为热邪由口鼻而入，分三焦和卫气营血传变，治疗宜用辛凉之法，二者不能混为一谈。

张锡纯在对温病的辨证论治过程中，并不遵循卫气营血辨证、三焦辨证理论，而是主张按六经辨治，寒温统一。其治疗温病不仅善用白虎汤、麻杏甘石汤等经方，还根据自己的临床经验，在加减化裁经方的基础上，创制了大量治疗温病的新方。例如，《医学衷中参西录》中，除"治温病方""温病遗方""治瘟疫瘟疹方"外，尚有"治伤寒温病同用方"，突出反映了其主张"寒温统一"的观点。其在"治伤寒温病同用方"一节，自拟仙露汤、石膏粳米汤、镇逆白虎汤、白虎加人参以山药代粳米汤、宁嗽定喘饮、荡胸汤、一味莱菔子汤、镇逆承气汤 8 首方剂，以分别治疗寒温病证。这些方剂，多从《伤寒论》方剂化裁而来。

在"寒温统一"的治法上，张锡纯提出"伤寒、温病之治法始异而终同"的论断。所谓"始异",即伤寒初起宜用辛温治之,温病初起必用辛凉;谓其"终同",即病传阳明之后,不论伤寒、温病,皆宜治以寒凉,而大忌温热,并以《伤寒论》中方药为例,论述其运用。至温病传经已深,清燥热之白虎汤、白虎加人参汤,通腑之大承气汤、小承气汤,开胸结之大陷胸汤、小陷胸汤,治下利之白头翁汤、黄芩汤,治发黄之茵陈蒿汤、栀子柏皮汤等,以及一切凉润、清火、育阴、安神之剂,皆可使用。借以强调张仲景六经辨证不仅只为伤寒而设,温病治法方药也涵盖其中。伤寒、温病治法之别,在于"始异而终同"。

关于温病临床用药,张锡纯主张立足于清透,认为"大凡病温之人,多系内有蕴热,至春阳萌动之时,又薄受外感拘束,其热即陡发而成温"(《医学衷中参西录·论冬伤于寒春必病温及冬不藏精春必病温治法》)。临证虽有风温、春温、湿温之分,但其本质皆缘郁热。因此,治疗宜遵循"火郁发之"之旨,宣散郁结、疏通气机,透邪外达。其自拟清解汤、凉解汤、寒解汤三方,以石膏清其内热,又选用薄荷、连翘、蝉蜕发表,且"引胃中化而欲散之热,仍还太阳作汗而解"(《医学衷中参西录·温病方·寒解汤》)。其反对徒执寒凉,只清不透,使邪无由出。

(五)受唐宗海与王清任之影响

清末民初,西方科学伴随着殖民主义的全球扩张进入中国,对中国传统的思想文化带来迅猛的冲击。晚清政府统治集团的一批官僚,如曾国藩、李鸿章等发起了洋务运动,并提出"中学为体,西学为用",在社会各界掀起了学习西方的热潮。有些学者试图寻求西方文化与中国传统文化的某些相通之处。中西汇通思想及相应的各种举措,正是在这样的背景下产生和拓展的。

在上述背景下,张锡纯步入医学"衷中参西"之路。"岁在丁酉(1897年)遂自购代数、几何诸书,朝夕研究,渐能通晓"(《医学衷中参西录·治心病方·定心汤》）。其受当时"中体西用"思想的影响，认为应坚持"衷中参西"原则，即采西医学之长，补中医学之短，来传承和发展中医，并贯穿于其整个学术思想之中。此外，张锡纯"衷中参西"思想的形成，与唐宗海的思想影响有一定的关系。这从张锡纯对三焦的认识中，可窥见一斑。唐宗海在《中西汇通医经精义》中指出，三焦是一种在人体中膜（油）状的物体，是实体。其曰："三焦之根出于肾中，两肾之间有油膜一条，贯与脊骨，名曰命门，是为焦原。从此系发生板油，连胸前之膈，以上循胸中，入心包络，连肺系上咽，其外出为手背胸前之腠理，是为上焦；从板油连及鸡冠油，著于小肠，其外出为腰腹之腠理，是为中焦；从板油连及网油，后连大肠，前连膀胱，中为胞室，其外出为臀胫、少腹之腠理，是为下焦。"又曰："少阳者，水中之阳，是为相火，属肾者，属于肾中命门也。命门即肾系，由肾系下生连网油膜，是为下焦，中生板油是为中焦，上生膈膜，是为上焦。其根源实出于肾系，肾系即命门也，命门为相火之根，三焦根于命门，故司相火，而属于肾，夫肾具水火，合三焦者，是相火所合也。"亦曰："命门为三焦膜油发源之所，故命门相火布于三焦，焦即油膜也。"张锡纯引用《素问·胀论》所论"三焦胀者，气满于皮肤中，轻轻然而不坚"，来佐证唐宗海的三焦论。其曰："夫所谓皮肤中者，腠理之膜也。人身之膜，原内外纵横，互相通贯。网油为膜之最大者，故网油有胀病，可外达于腠理。此亦三焦即网油之明证也。"（《医学衷中参西录·三焦考》）可见，张锡纯的三焦理论，是在唐宗海观点的基础上，还有自己的一番理解和发挥。

除唐宗海之外，对张锡纯中西汇通思想有影响的医家，还有王清任。王清任（1768—1831）对中医学的气血理论有新的发挥，特别是在活血化瘀治则与方药方面有重要建树。其创立的活血化瘀方剂，有血府逐瘀汤、身痛逐瘀汤、少腹逐瘀汤、膈下逐瘀汤、补阳还五汤等。张锡纯认可并继承王清任的益气活血治法。其在《医学衷中参西录·治阴虚劳热方·十全育真汤》中说:"玉田王清任著《医林改错》一书,立血府逐瘀汤,按上中下部位,分消瘀血,统治百病,谓瘀血去而诸病自愈。其立言不无偏处,然其大旨则确有主见,是以用其方者,亦多效验。"同时,其在临床上也运用活血化瘀的法则,认为中风病"因气血虚者,其经络瘀滞,此与偏枯痿废亦颇有关系,加此通气活血之品,以化其经络之瘀滞,则偏枯痿废者自易愈也"(《医学衷中参西录·加味补血汤》)。因此,其治疗中风之方剂,常依据益气活血化瘀通络之法;在治疗中风的17首自制方中,有11首明显体现了这一组方特点,如熄风汤、加味补血汤、振颓汤、干颓汤、补脑振痿汤、起痿汤、养脑利肢汤等。这些自制方,可隐约体现王清任补阳还五汤之意。

二、学术特色

(一)遵循经典,阐发医理

张锡纯重视经典的学习与研究,尤其推崇《内经》和《本经》,在临证中常常引经据典,解释病因、病机,指导组方遣药。

1. 精研《内经》,学以致用

张锡纯精研《内经》,不是对经文的简单注释,而是结合临床实际阐发经文旨意,用以指导临床诊治疾病。在此过程中,张锡纯提出:"是以读《内经》之法,但于其可信之处,精研有得,即能开无限法门;其不可信之处,或为后世伪托,付之不论可也。此孟子所谓书难尽信之义也。"

例如,张锡纯就《素问·脏气法时论》中"肝苦急,急食甘以缓之"的治疗原则阐释说:"所谓苦急者,乃气血忽然相并于肝中,致肝脏有急迫难缓之势,因之失其常司。当其急迫之时,肝体亦或木硬,而过其时又能复常。故其治法，宜重用甘缓之药以缓其急，其病自愈。"(《医学衷中参西录·论肝病治法》)此即治疗肝病用"甘以缓之"的"缓肝法"。

又如，就《素问·阴阳别论》"二阳之病发心脾，有不得隐曲，女子不月；其传为风消，其传为息贲者，死不治"之论，张锡纯阐释说："夫病至于风消、息贲，痨瘵之病成矣。而名为二阳之病者，以其先不过阳明胃腑不能多纳食也，而原其饮食减少之故。曰发于心脾，原其发于心脾之故。曰有不得隐曲者何居？盖心为神明之府，有时心有隐曲，思想不得自遂，则心神怫郁，心血亦遂不能濡润脾土，以成过思伤脾之病。脾伤不能助胃消食，变化津液，以溉五脏，在男子已隐受其病，而尚无显征；在女子则显然有不月之病。此乃即女以征男也。至于传为风消，传为息贲，无论男女病证至此，人人共见，痨瘵已成，挽回实难，故曰不治。"(《医学衷中参西录·治阴虚劳热方·资生汤》)此从临床实践出发，阐释经文，进而指出："病证之危险……而其挽回之法，仍当遵二阳之病发心脾之旨。戒病者淡泊寡欲，以养其心，而复善于补助其脾胃，使饮食渐渐加多，其身体自渐渐复原。"还针对此病证，创制了资生汤，从心脾入手治疗痨瘵羸弱已甚，饮食减少，喘促咳嗽，身热脉虚数及女子血枯不月之病证。

此外，《素问·脉解》"肝气当治而未得，故善怒。善怒者，名曰煎厥"。《素问·调经论》"血之与气，并走于上，则为大厥，厥则暴死，气复反则生，不反则死"。《素问·生气通天论》"阳气者，大怒则形绝，而血菀于上，使人薄厥"。张锡纯根据上述理论，指出中风非仅因外感风邪，实际有因于内者，内中风即西医学所谓"脑充血"。其还根据《素问·至真要大论》"诸风掉眩，皆属于肝"的病机理论，提出"脑充血"是肝胆火盛，木火生风，加之肺气不降，肾气不摄，冲气胃气又复上逆，脏腑气化皆上升太过所致；进而指出，血上注于脑过多，而致充塞血管，甚至出血而累及神经，令其昏厥不省人事，并创立名方镇肝熄风汤。

据笔者统计，《医学衷中参西录》载方175首（不计复方），几乎对每个方剂的组方原理均有具体阐述，所论无不引经据典。方论中或多或少体现出以《内经》理论为基础。在175首方剂的方论当中，直接引述《内经》经典理论的就有25次。张锡纯在解释临床或组方的理论难点时，多从《内经》经文中寻求理论根据。根据自己多年的临床经验，融汇《内经》相关理论，深入浅出地阐释其奥旨，为后世学者研习《内经》并学以致用提供了示范。

2. 崇尚《本经》，推陈出新

张锡纯毕生推崇《神农本草经》，精研《本经》所论医理和药性；不仅对其中多种药物的药性重新论证，提出卓有建树的新观点，拓展其临床应用范围，而且结合临床自身领悟，创立相应的新方剂，对后世遣方用药影响至深。据笔者考证，在《医学衷中参西录》"药物"篇中，引用《本经》药论者26味，包括石膏、人参、黄芪、山茱萸、地黄、代赭石、龙骨、牡蛎、玄参、大黄、朴硝、厚朴、麻黄、柴胡、滑石、芍药、干姜、肉桂、天冬、茵陈、沙参、柏子仁、连翘、五味子、水蛭、大枣。其对《本经》药论的阐发，主要表现在以下几个方面。

一是阐发《本经》用药理论，切合临床实用。张锡纯对《本经》有关柴胡"主心腹肠胃中结气，饮食积聚"的论述，认为按照五行理论，木能疏土，而柴胡善达少阳木气，则少阳木气自能疏通胃土郁滞，因而结气饮食积聚自能消化；并结合柴胡通便、利小便等相关医案予以佐证。张锡纯对《本经》有关"石膏微寒"的论述予以肯定，而非后世医家所谓石膏"大寒"；指出其寒凉之力远逊于黄连、龙胆草、知母、黄柏等，而其退热之功效则远过于诸药，以其微寒清热，辛而能散，能清阳明胃腑实热，故张锡纯常使用生石膏多达数两。又如，对《本经》有关黄芪"主大风"的论述，张锡纯立足临床指出"以其与发表药同用，能祛外风，与养阴清热药同用，更能息内风也"，认为黄芪不唯对外感之风邪，即或阴亏阳亢之内风扰动者亦为必资，关键是配伍不同。《本经》记载芍药益气，张锡纯从配伍角度指出"必以炙草辅之，其功效益显"。其言之凿凿，可师为法。

二是详辨古今异同，指点迷津。张锡纯对《本经》用药理论之研讨，并非盲目崇信，而是释疑解惑，指点迷津。例如，其就《本经》中人参之名实提出己见。认为"古所用之人参，方书皆谓出于上党，即今之党参是也"，并从性味予以鉴别，指出"《神农本草经》记载人参味甘，未尝言苦；今党参味甘"，故"古之人参其为今之党参无疑也"（《医学衷中参西录·人参解》）。张锡纯治学，师古而不泥，堪为典范。

三是发掘近世遗漏，推广其用。自古迄今，对《神农本草经》用药理论与经验之继承，代有兴衰，多有湮没。而张锡纯发皇古义，对《神农本草经》记载有独到功用，而近人有所遗漏、忽视而少用者，多有探明幽微之论。例如，《神农本草经》记载石膏主治"产乳"，后世多理解为石膏可治产后无乳，而张锡纯则指出，"产乳"并非指产后无乳，而是指"产后外感发热"，《金匮要略》竹皮大丸，即是《本经》中石膏主"产乳"之义的最好证明。再如，张锡纯论桂枝定喘亦颇有见地。其言"小青龙汤原桂枝、麻黄并用，至喘者去麻黄加杏仁而不去桂枝，诚以《神农本草经》原谓桂枝主呼吸，去桂枝则不能定喘矣"。然医者"皆知麻黄泻肺定喘，而鲜知桂枝降气定喘"，究其缘由，"是不读《神农本草经》之过也"（《医学衷中参西录·桂枝解》）。张锡纯还认为，桂枝尚有理肝郁、和脾胃、宣通利尿之功。张锡纯就《神农本草经》所论山茱萸"主治心下邪气寒热，温中，逐寒湿痹"，指出山茱萸不仅有固涩之性，并且"得木气最浓，收涩之中兼具调畅之性，故又通利九窍，流通血脉；治肝虚自汗，肝虚胁疼腰疼，肝虚内风萌动，且敛正气而不敛邪气，与他酸敛之药不同，是以《神农本草经》

谓其逐寒湿痹"(《医学衷中参西录·山萸肉解》)。张锡纯还就《本经》所论肉桂为诸药之"先聘通使",指出"诸药不能透达之处,有肉桂引之,则莫不透达也"(《医学衷中参西录·肉桂解》)。

四是详析《本经》原文之奥旨,启迪临床思维。据《本经》记载,柴胡与山萸肉同主寒热之疾,临证当如何区别使用?张锡纯之论颇有见地。其指出"柴胡所主之寒热,为少阳外感之邪,若伤寒疟疾是也";而"山萸肉所主之寒热,为厥阴内伤之寒热,若肝脏虚极,忽寒忽热,汗出欲脱是也"(《医学衷中参西录·柴胡解》)。阐明此二药虽同主寒热,然一虚一实,病因迥异,当谨守病机,各司其属,方可中的。再如,张锡纯就《本经》所论龙骨主治"咳逆,泄利脓血,女子漏下,癥瘕坚结,小儿热气,惊痫;龙齿,主小儿、大人惊痫,癫疾,狂走,心下结气,不能喘息,诸痉",提出龙骨除可重镇降逆、收敛固脱之外,还可利痰、开通,治疗肺中痰饮咳嗽,与牡蛎同用,为治痰之神品。

由上可见,张锡纯对《本经》的用药理论多有阐发,其立足临床,参以己见,言之有据,在阐释和光大《本经》方面多有真知灼见。

(二)遵循法度,合理用药

1. 遵循法度,随病用药

临床治病过程中,张锡纯十分注重对药物合理运用的法度,力争做到胜病为主、重病重药、轻病轻药、随配伍不同加减用药。这种全方位的用药思路,主要体现在以下 3 个方面。

(1)用药原则以胜病为主

张锡纯提出"用药以胜病为主,不拘分量之多少"的用药原则。在确定用药剂量时,不拘泥于所治何病、所用何药等表面形式,而是将所患疾病的辨证结果、病变阶段、缓急状况,与药物寒热、偏性强弱、毒性大小、运用形式,以及患者本身的素体因素等进行综合权衡,以有效胜病为目的,决定药物的多寡和剂量。

（2）重病重药，轻病轻药

张锡纯用药，充分体现重病重药、轻病轻药的原则。有的药物在某个方剂中可能以两计，而在另一个方中则可能仅数钱而已，如生石膏、代赭石、熟地黄、山药、山茱萸等，常重用至三四两，但因病情不同也有轻用者。"用生石膏以治外感实热，轻证亦必至两许；若实热炽盛，又恒用至四至五，或七八两，或单用，或与他药同用"；在治疗温病初期的清解汤中，石膏仅用六钱；在温病表里俱热之凉解汤及治周身壮热烦渴之寒解汤中，均用至一两；在仙露汤、镇逆白虎汤等方中，更用至三两；在其记述的病案中，有用至五两者。这些都是张锡纯临床实践的经验总结，其调整药量的根据，是依病证的轻重来确定最佳有效剂量。

（3）治疗目的不同，用药剂量各异

药物在方剂中承担着体现和实现治疗目的的重要作用。药物之间的配伍及剂量变化，服从于方剂的整体功效，体现方剂的治疗目的。例如，张锡纯在治疗大气下陷所用"升陷汤"中，柴胡、升麻仅用一钱余而已，二者轻清上升，体现的是辅助补气之黄芪提升下陷之胸中大气；而治疗久疟不愈的加味小柴胡汤中，柴胡用至三钱，体现的是其疏散半表半里之疟邪的作用。

2. 合理用药，注重药物炮制，善用生药

（1）注重炮制，提高药效

张锡纯临床用药非常注重炮制，强调指出，药物的炮制使用当根据临床需要，灵活地选用药物之生熟。他精通炮制技术，对于许多药物的炮制，提出了独到见解。例如，"药有非制过不可服者，半夏、附子、杏仁诸有毒之药皆是也"（《医学衷中参西录·诊余随笔》）。半夏为燥湿化痰、降逆止呕之品，张锡纯认为市售半夏均用矾制，于胃家不利，故"每于仲春季秋之时，用半夏数斤，浸以热汤，日换一次；至旬日，将半夏剖为两瓣，再入锅中，多添凉水煮一沸，速连汤取出，盛盆中，候水凉，净晒干备用"，用治呕吐，"无论呕吐如何之剧，未有不止者"（《医学衷中参西录·半夏解》）。对于市售之半夏，其先用微温水淘尽矾味，再入煎剂，则无碍于胃。

张锡纯除重视药材的炮制质量之外，还就药材炮制的工艺，提出药材"入汤剂，生用即是熟用"的独特观点。例如，"黄芪入汤剂，生用即是熟用，不必先以蜜炙也"（《医学衷中参西录·黄芪解》）；生地黄"诚以地黄经水煎熬，则汁浆稠黏，性近熟地，其逐血痹之力必减"（《医学衷中参西录·十全育真汤》）。这种有别于传统炮制观念的独特学术思想，无疑是具有临床依据的，值得深入研究与探讨。

（2）善用生药，愈病疗疾

张锡纯除了精于药物炮制以外，临床上还善用生药，认为有些药物必须生用，生用则药力浑全，炙用或煅用则药力会减弱、无效，甚至出现相反作用。例如，"赭石生用性重坠凉镇，能降胃止血，能生血，毫不伤气分；若煅用即不能生血，且具有开破之性，多用令人泄泻"；"石膏生用直如金丹，煅用即同鸩毒"；"龙骨、牡蛎若用以滋阴、敛火，收敛兼开通者，皆不可煅"；"乳香、没药最宜生用，若炒用则流通之力顿减"；"山药宜生者煮汁饮之，不可炒用，否则服之无效"；"水蛭最宜生用，切忌火炙"；"桃仁生用取其生发之气"；等等。这些药物，均以生用为佳。

《医学衷中参西录》中，记载"鸡内金"176次，含鸡内金的方剂共有13首。其中，"益脾饼"将生鸡内金焙熟入药，"期颐饼"将生鸡内金入药为饼，烙至焦熟，"健脾化痰丸"将生鸡内金入药慢火焙熟。其余10首方剂（散剂1方、汤剂9方），均为生鸡内金入药，认为生鸡内金具有"化经络之瘀滞"的效用。综观张锡纯医案，其取生鸡内金化瘀之效，用于女子闭经、癥瘕、鼓胀、虚劳等病证；认为鸡内金生用善降，用于肝气遏郁，肝胃相牾之胁痛、胃疼等病证。

据穆超超、崔俊波统计，《医学衷中参西录》共计 34 类治病方剂，174 首方剂，用药 172 味，合计 973 频次。支持度 >20% 的四味中药中，100% 生用者为白芍、山药和黄芪，置信度最高的药对为龙骨 / 牡蛎，Euclidean 距离最小的药对为乳香 / 没药。通过数据支持度和置信度的挖掘，初步发现《医学衷中参西录》中生药最喜用白芍，最常配伍为生乳香和生没药。

（3）对症用药，药少而精

张锡纯主张治病时宜选对症之药，重用而取效。他说："恒择对症之药，重用一味，恒能挽回急重之病，且得以验药力之实际"（《医学衷中参西录·序言》）。在他的自制方中，很多方药不超过 8 味，而以五六味者为多见，少则一二味者。如一味药组成的有薯蓣粥，二味药组成的有化瘀理膈丹（三七、鸦胆子），二鲜饮（鲜茅根、鲜藕），三味药组成的有扶中汤（於术、生山药、龙眼肉），化血丹（花蕊石、三七、血余），秘红丹（大黄、肉桂、生代赭石），三鲜（茅根、藕、小蓟根）等。在药物的用量上常为 60 ～ 90g，如重用山茱萸治疗虚脱、虚汗、尿频、腹泻等，取得满意疗效。治疗疔毒用 30g 大黄。治癫狂、脉实者用生大黄 60g。张锡纯认为用药多而杂、分量轻不易于评价药效。他说："方恒至二十余味，其药得皆在二三钱之间，不甚差池即将病治愈，亦不知何药之力"（《医学衷中参西录·序言》）。其经验和评价值得后学深思。

（三）创大气论，制升陷方

"大气"一词，首见于《内经》。分析原文及历代医家所注，其义有三：一指大邪之气，即邪气。《素问·热论》云："大气皆去，病日已矣。"王冰注解此处"大气"指"大邪之气"。二指自然之气。《素问·五运行大论》

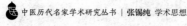

云："地为人之下，太虚之中者也。帝曰：冯乎？岐伯曰：大气举之也。"三指宗气。《灵枢·邪客》云："五谷入于胃，其糟粕、津液、宗气，分为三隧，故宗气积于胸中，出于喉咙，以贯心脉而行呼吸焉。"从生成和功能上来看，此处的宗气即后世所论之大气。首先提出此观点的是明代喻昌等。张锡纯在前人论述基础上，发挥《内经》"大气"即"宗气"理论，认为大气与宗气本质相同，并根据长期临床实践体会，从生理病理角度，对胸中大气理论进行了详尽阐发，还结合临床实践创制了4首治疗大气下陷的效方。

1. 大气的构成

张锡纯认为，"是大气者，原以元气为根本，以水谷之气为养料，以胸中之地为宅窟者也"（《医学衷中参西录·治大气下陷方·升陷汤》）。大气是以元气为根本，以水谷之气为养料，聚积于胸中之气。具体而言，其主要观点如下：其一，元气为大气之根本。"人之元气自肾达肝，自肝达于胸中，为大气之根本"（《医学衷中参西录·大气诠》）。其二，大气需要天地之精气充养。"所谓天地之精气，常出三入一者，盖谓肺吸入之气虽与胸中不相通，实能隔肺膜透过四分之一以养胸中大气，其余三分吐出，即换出脏腑中浑浊之气，此气化之妙用也"（《医学衷中参西录·治大气下陷方·升陷汤》）。其三，大气靠水谷之气滋养。"至谓半日不食而气衰，一日不食则气少者，申明胸中大气虽可藉天地之精气以养之，然出三入一所得者甚少，故又兼资谷气以补助之也"（《医学衷中参西录·大气诠》）。

2. 大气的功能

张锡纯认为，"大气"功能有三：其一，走息道以司呼吸。胸中大气"包举肺外，司呼吸之枢机"，实为"司呼吸之原动力也"。其二，贯心脉以行血气。《灵枢·邪客》云："五谷入胃，其糟粕、津液、宗气，分为三隧。宗气积于胸中，出于喉咙，以贯心脉而行呼吸焉"。张锡纯据此指出"且细审以贯心脉而行呼吸之语，是大气不但为后天诸气之纲领，并为全身血脉之纲领矣"（《医学衷中参西录·治大气下陷方·升陷汤》）。其三，撑持全身。关于大气撑持全身的功能，《内经》没有明言，喻昌首次指出主持人体全身活动的是胸中大气。人体的形成及一切生理活动都是靠气来支持的，都与人身大气密切相关。喻昌《医门法律·大气论》云："然则大气之关于病机若此，后人不一表章，非缺典乎，或谓大气即膻中之气……膻中即为臣使之官，有其职位矣，是未可言大气也。或谓大气即宗气之别名，宗者尊也主也，十二经脉，奉之为尊主也。"张锡纯则明言"夫均是气也，至胸中之气独名为大气者，诚以其能撑持全身，为诸气之纲领……故郑而重之曰大气"（《医学衷中参西录·治大气下陷方·升陷汤》）。

3. 大气与宗气、元气、卫气

张锡纯结合《灵枢·邪客》之"五谷入胃，其糟粕、津液、宗气，分为三隧"的论述，提出《内经》所谓"宗气"即为"大气"的观点，实现了两者的统一。《医学衷中参西录·治大气下陷方·升陷汤》云："至大气即宗气者，亦尝深考《黄帝内经》而得之……由是知宗气即大气，为其为生命之宗主，故又尊之曰宗气。"

那么，大气与元气孰重？ 张锡纯认为，元气禀受于先天，为胚胎之根基，故道书称之曰"祖气"。大气肇始于先天，而培养于后天，为身体之主干，故《内经》称之曰"宗气"。大气本于先天，赖后天水谷之气培养而成。大气伤损可以补益，是因其属后天之气，饮食、药物及自然界精气，皆可以补益宗气。

张锡纯指出大气与卫气的关系。"盖人之胸中大气，息息与卫气相关。大气充满于胸中，则饶有吸力，将卫气吸紧，以密护于周身，捍御外感，使不得着体，即或着体，亦止中于卫，而不中于营，此理固显然也。有时胸中大气虚损，不能吸摄卫气，卫气散漫，不能捍御外邪，则外邪之来直可透卫而入营矣"(《医学衷中参西录·治伤寒方·加味桂枝代粥汤》)。

4. 大气理论的临床运用

（1）大气下陷证的临床表现特征

张锡纯论述大气下陷证的临床表现特征，一是"觉喉中之气，自胸中近喉处如绳中断，其断之上半，觉出自口鼻，仍悬囟门之上；其下半，则觉渐缩而下，缩至心口"。二是"觉胸中气不上升，类巨石相压"；或"精神昏愦，肢体酸懒，一日忽然不能喘息，张口呼气外出，而气不上达"。

概括而言，大气下陷证的主要症状有气短不足以息；或呼吸之间，感觉气不上达；或努力呼吸，近似作喘；或气息将停，危在顷刻。其兼证有胸中满闷，或心中怔忡，或咽喉发闷，或失音，或肢体酸懒，或神昏健忘，或大汗淋漓，或寒热往来，或咽干作渴。

大气下陷证的脉象，多沉迟微弱，关前尤甚，以右部脉表现最为明显；也可能表现为两寸微弱。张锡纯指出"肺之脉诊在右部，故大气下陷，右部之脉微弱者，其常也"(《医学衷中参西录·大气诠》)；如"诊其脉，两寸微弱，毫无轩起之象，知其胸中大气下陷也"(《医学衷中参西录·治大气下陷方·升陷汤》)。有时也可见左部脉沉细欲无，左关参伍不调。这与人之"资禀"相关。"盖病因虽同，而病之情状，恒因人之资禀不同，而有变异。斯在临证者，细心体察耳"(《医学衷中参西录·治大气下陷方·升陷汤》)。

临床上，应注意将大气下陷之喘与肾不纳气之喘加以鉴别。肾不纳气之喘，其剧者必肩息；大气下陷之喘，纵呼吸有声，必不肩息。肾不纳气之喘，其脉多数，或尺弱寸强；大气下陷之喘，其脉多迟而无力，尺脉或略胜于寸脉。肾不纳气之喘多艰于吸；大气下陷之喘多艰于呼。

对于医者以开破之剂治疗满闷，由于误治致使大气下陷者，张锡纯明确指出，大气下陷之满闷非真满闷，而是由于呼吸不利所致。张锡纯之经验之谈，为后世医家正确地辨治大气下陷证提供了重要依据。

（2）大气下陷的病因病机与证候

张锡纯指出，大气积于胸中，为诸气之纲领。大气下陷，心肺、神明失其鼓动，呼吸不利，则心悸怔忡、神昏健忘诸症乃作。其结合临床体会，总结了导致大气下陷的主要因素及大气下陷的病机与证候，要点如下。

导致大气下陷的因素：①禀赋素弱，气分不足，复加劳力劳心过度。②禀赋素弱，惊恐过甚，或悲哀太过。③空腹劳力过度。④病后气力未复，勤于动作。⑤力小任重或劳苦过度。⑥气分虚极下陷。⑦泄泻日久。⑧服降气、破气药太过。⑨多言耗气，虚极下陷。⑩氧气匮乏，清气吸入不足。

大气下陷的病机和证候：①大气下陷，呼吸不利而作闷。②大气下陷，卫外之气无所统摄而自汗。③心神无所依附，故怔忡、心悸。④大气下陷，全身之气无所统摄，气血津液不能有效地输布于全身，肢体遂废而不举。⑤三焦之气化升降相因，不升则不降，上焦不能如雾，下焦不能如渎，故小便不利。⑥大气下陷，不能宣布营卫以温暖全身，故周身皆凉。⑦大气下陷后，不能上达于脑，故昏愦、昏迷。此外，应注意同为大气下陷也可能症状相反，如饮食方面，大气下陷之后饮食增多或减少；睡眠方面，大气下陷后不寐或嗜睡等。

（3）大气下陷证的治疗

关于大气下陷证的治疗，张锡纯根据《素问·至真要大论》"下者举之"的治疗原则，提出升阳举陷的治疗大法，以补气升提药物为主，佐以补肺、疏肝、健脾之品，创制名方升陷汤。

升陷汤主要由生黄芪、知母、柴胡、桔梗、升麻组成。其特点是重用黄芪为君，补益肺脾之气以举陷；配以少量柴胡、升麻，升发少阳、阳明之气；借桔梗之舟楫上行为向导，助黄芪升提陷下之大气，使诸药之力上达胸中；佐以知母之凉润，以济黄芪之温燥。临证可加人参之益气，山茱萸之酸敛，用于治疗大气下陷之证，效如桴鼓。

张锡纯针对大气下陷证的病机兼夹，以升陷汤为基础，加减衍化出回阳升陷汤（由生黄芪、干姜、当归身、桂枝、甘草组成）、理郁升陷汤（由生黄芪、知母、当归身、桂枝、柴胡、乳香、没药组成）、醒脾升陷汤（由生黄芪、白术、桑寄生、川续断、山萸肉、龙骨、牡蛎、川萆薢、炙甘草组成）三方，分别用于治疗心肺阳虚，大气下陷者；胸中大气下陷，兼气分郁结，经络湮瘀者；脾气虚极下陷，小便不禁者。此三方在张锡纯的病案中应用甚多，疗效显著。

张锡纯的大气理论，以及创制的益气升陷方剂，对后世影响深远。

（四）勤于实践，善于总结

张锡纯勤于实践，善于总结，一生积累了大量医案。这些医案除分别见于《医学衷中参西录》各卷之外，又有专案4卷，分为18门，收载124案，涉及伤寒、温病、内科、妇科等多种病证。在《医学衷中参西录》中，大体按照"病因、证候、诊断、处方、方解、效果"的格式，记载的病案有138个。其中，病情较轻之病案，记载上稍显简略；病重或久病之病案，叙述比较详尽，且在比较典型的病案最后，增加"说明"栏目。案中论病因要言不烦，所述证候主次分明，诊断及病机分析入微，解析方剂君、臣、佐、使，可谓秩序井然。尤为可贵的是，对患者从就诊开始，直至治疗结束，其间每次复诊时的病情变化及药物增减情况，张锡纯均予以详细记录，将整个治疗过程具体、完整、实事求是地记录下来。其病历记载详细而完备，已初步具备了现代病历模式之雏形。后人对其病案倍加赞赏，称其"堪为医案的范例，后学的津梁"（1957年版《医学衷中参西录》序言）。

张锡纯勤于实践，善于总结的学术特色还表现在以身试药来获得对药性的确切认识方面。张锡纯医术精湛，为人治病往往力排众议，独任其责，对群医束手无策之病证，常能力挽沉疴，远近医者咸服其胆识。其临床高超的诊疗技术和胆识，与其以身试药所获得的确切认识是分不开的。

在中医界有"医不治己"之说，而张锡纯却不仅以身试药进行研究和自治，同时还将自己体验到的药物功用推而广之，提高疗效。例如，张锡纯患有右腮肿痛，应用诸多方法及药物均不效，渐至疼痛彻骨，夜不能眠。其踌躇再三，恍悟三七外敷，善止金疮作疼，以其善化瘀血，若内服之，亦当使瘀血之聚速化而止疼；遂取三七细末二钱服之，其疼痛数分钟见轻，一小时即疼愈强半，又服两次，连服两日治愈。又如《医学衷中参西录·药解》云："犹记曾嚼服甘遂一钱，连泻十余次，后所下皆系痰水，由此悟为开顽痰之主药，唯服后主欲吐，遂与赭石并用，以开心下热痰，而癫狂可立愈。"由此可见，张锡纯以身试药，深谙药性，为其在遣方用药上的得心应手，积累了实践经验。这也是其勤于实践的例证。

（五）衷中参西，尝试汇通

1. 中学为体，西学为用

张锡纯最先接触西方的数学，其后随着兴趣的拓展，逐渐涉及化学、生物学、医学等领域。其受"中体西用"思想影响，自述"夫愚之著书以衷中参西为名，原欲采西人之所长，以补吾人之所短，岂复有中西之见横亘胸中，是以于西人之说可采者采之，其说之可沟通者尤喜沟通之，如此以精研医学，医学庶有振兴之一日"（《医学衷中参西录·致陆晋笙书》）。可见其思想原则为"衷中参西"。

2. 衷中参西，阐述新见

（1）中西医理互参

①论"心脑相通"：张锡纯总结历代医家与道家学说，提出神明之体与神明之用，认为神明有元神与识神之分。"元神藏于脑，无思无虑，自然虚灵；识神发于心，有思有虑，灵而不虚"（《医学衷中参西录·人身神明诠》）。元神为神之体，识神为神之用。"神明之体藏于脑，神明之用发于

心"。这是张锡纯根据中医理论，又参考西医知识，提出的神明之体在脑，而用发于心的"心脑相通""心脑共主神明"说。张锡纯认为，中西医之所以对"神明"认识不同，是因为各自的侧重点不同。中医重视神明之用，认为人之神明在心，故安神之药注重治心火；西医重视神明之体，认为人之神明在脑，故安神之药注重于脑。进而推论：既然神明之体在脑，而神明之用发于心，那么思维的过程就是神明由脑及心而发挥作用。《医学衷中参西录·论癫狂失心之原因及治法》指出"人之元神在脑，识神在心，无病之人识神与元神息息相通。是以能独照庶务，鉴别是非，而毫无错谬"。心与脑之间是相通的，这个通路就是神明运行的道路。在生理状态下，心脑之间"息息相通"，则神机通达，神明清灵；若"人欲用其神明，则自脑达心；不用其神明，则仍由心归脑"，心脑之间相通的道路畅通无碍，则是神志正常运转的重要保障。在病理状态下，"若其心脑之间有所隔阂，则欲用其神明，而其神明不能由脑达心，是以神明顿失其所司"，重则"颠倒是非，狂妄背戾，而汩没其原来之知觉"，即心脑相通的道路受阻，则神机阻滞，神明失用。而"究其隔阂者果为何物，则无非痰涎凝滞而矣"。因此，若痰浊内生或痰火上泛，将"心与脑相连之窍络，尽皆瘀塞，是以其神明淆乱也"，从而导致各种类型的神志疾病。

　　②论"肝气化于左"：关于中医学的脏腑解剖问题，历代存在颇多争议。特别是有关肝脏位置的争论，在王清任《医林改错》中对中医古代脏腑解剖提出质疑后变得更为激烈。王清任说："既云肝左右有两经，何得又云肝居于左，左胁属肝？论肝分左右，其错误又如是。"张锡纯在《医学衷中参西录·续申左肝右脾之研究》中，针对王清任的观点，指出"肝右脾左之说，《淮南子》早言之，扁鹊《难经》亦谓肝在右"。其认同"肝在右"的认识，同时在中医理论注重脏腑功能气化的理念影响下，认为"肝气化于左"是正确的，阐明"益知人身之气化皆左右相互为用也。由斯知肝居

右其气化先行于左，脾居左其气化先行于右，此人身气化自然之理"(《医学衷中参西录·续申左肝右脾之研究》)。对于人体气化左右相互为用，其借鉴天人相应理论阐释说："人禀天地之气化以生，人身之气化即天地之气化。如肝开窍于目，人左目之明胜右目，此肝之气化先行于左之明征也。脾主四肢，人右手足之力胜于左手足，此脾之气化先行于右之明征也。"(《医学衷中参西录·续申左肝右脾之研究》)

在临床上，张锡纯也根据"左关为肝，右关为脾"的理论，进行脉证合参的诊治。《医学衷中参西录·深研肝左脾右之理》云："肝体居于右，而其气化之用实先行于左，故肝脉见于左关。脾之体居左，而其气化之用实先行于右，故脾脉见于右关。"究其产生之原理，是"此阴阳互根，刚柔错综之妙也"(《医学衷中参西录·治气血郁滞肢体疼痛方·曲直汤》)。在用药上，其善用黄芪补肝升阳、升肝，同时用当归、山茱萸养肝之体，认为肝之体、用均得培补，则肝之左升有序，病自痊愈。

③论"脑充血"的中医病机："脑充血"是西医的概念。张锡纯引用《内经》厥证理论，论述"脑充血"的中医病机和治法。《素问·调经论》云："血之与气，并走于上，则为大厥；厥则暴死，气复反则生，不反则死。""厥"为"昏厥眩仆"，即气血并走于上，达到一定程度，使脑内充血所导致的眩晕。如果此时引气血下行，则病情可缓；反之，若气血继续上行，会冲破脑血管而出血不止，使人性命难保。从张锡纯的上述认识可以看出，中医诊病重在探究病源，而西医则更重视形质。这也是张锡纯认为中医学长于气化、西医学长于形迹的原因所在。

④论黄疸的发生与治法：关于黄疸的发生，中医认为与脾有关，而西医认为和胆有关，所论相异。而张锡纯认为，"黄疸之证，中说谓脾受湿热，西说谓胆汁溢行，究之二说原可沟通也"；指出"内伤黄疸……乃脾土伤湿而累及胆与小肠也……脾土受湿，升降不能自如以敷布其气化，而肝

胆之气化遂因之湮瘀，胆囊所藏之汁亦因之湮瘀而蓄极妄行，不注于小肠以化食，转溢于血中而周身发黄。是以仲景治内伤黄疸之方，均是胆脾兼顾"（《医学衷中参西录·论黄疸有内伤外感及内伤外感之兼证并详治法》）。这提示了中医重"功能关系"，从胆脾相关认识黄疸病因、病机及治法，与西医只重"形质"之胆有显著差异。

（2）中药与西药原理互参

①以西药药理解释中药功效：张锡纯用西药药理解释中药功效，有独到见解。例如，关于地黄功效的认识，张锡纯解释"地黄……西人谓其中含铁质，人之血中，又实有铁锈。地黄之善退热者，不但以其能凉血滋阴，实有以铁补铁之妙，使血液充足，而蒸热自退也"（《医学衷中参西录·治阴虚劳热方·资生汤》）。又如，张锡纯指出黄连"善治脑膜生炎，脑部充血，时作眩晕，口疾肿疼，胬肉遮睛，及半身以上赤游丹毒"（《医学衷中参西录·黄连解》），是因其有"消炎"作用。还有，张锡纯认为，"鸡子黄含有副肾髓质之分泌素，推以同气相求之理，更能直入肾中以益肾水"（《医学衷中参西录·少阴病黄连阿胶汤证》）。

②以中药性味解释西药作用：张锡纯以中药性味解释西药作用，也是前所未见。例如，他认为阿司匹林"其性凉而能散，善退外感之热。初得外感风热，服之出凉汗即愈；兼能退内伤之热，肺结核者，借之以消除其热，诚有奇效；又善治急性关节肿疼，发表痘毒、麻疹及肠胃炎、肋膜炎诸证，西药中之最适用者也"（《医学衷中参西录·治阴虚劳热方·参麦汤》）。再如，对西药金鸡纳霜的解释，张锡纯指出"其为树皮之液炼成，故能入三焦，外达腠理而发汗；为三焦手少阳之府，原与足少阳一脉贯通，故又能入胆、下板油之中，搜剔疟邪之根蒂也"（《医学衷中参西录·治疟疾方·加味小柴胡汤》）。

（六）治外感病，寒温统一

张锡纯善治外感病，临证时注重因证因时变通，灵活化裁运用经方。张氏于其著作《医学衷中参西录》中对伤寒与温病皆有论述，并针对"寒、温"理论之争采取余根初、陆九芝等医家的"寒温统一"思想，认为"伤寒与温病，始异而终同"（《医学衷中参西录·温病之治法详于伤寒论解》），提出当以伤寒六经分治温病，将伤寒与温病以六经为纲，以阳明为立足点，统而为一。

1. 外感寒温，皆可变温

外感寒温的论述最早记载于《素问·热论》。其曰："今夫热病者，皆伤寒之类也……人之伤于寒也，则为病热。"其后《难经》提出："伤寒有五，有中风，有伤寒，有湿温，有热病，有温病。"《素问·热论》提出的伤寒是病因概念，温则是病名；《难经》提到的伤寒，内涵亦有病因、病名的差别。此处寒温概念、范围的不同，为后世寒温之争的根源之一。清代叶桂《温热论·外感温热》云："温邪上受，首先犯肺，逆传心包。"吴鞠通《温病条辨》载："温病自口鼻而入，鼻气通于肺，口气通于胃，肺病逆传为心包。上焦病不治，则传中焦胃与脾也。中焦病不治，即传下焦肝与肾也。始上焦，终下焦。"可见，寒、温均源于外，一为寒邪，一为温邪，而寒邪在一定条件下，亦可转化为温邪。张锡纯对叶、吴观点提出质疑，认为"伤寒温病之治法，始异而终同，至其病所受，则皆在于足经，而兼及于手经……谓温病入手经不入足经者，尤属荒唐"。在此张氏驳斥了温病传变途径"温病入手经，不入足经，伤寒入足经，不入手经"的观点，认为不应只观察肺、心包，或只着眼于太阳、阳明，而应结合辨证，伤寒、温病皆可入手、足经。张氏认为"但微恶寒即可为太阳病，然恶寒须臾即变为热耳"（《医学衷中参西录·温病之治法详于伤寒论解》）。可知，寒邪在一定条件下由太阳传经至阳明，由寒化热。正因寒热二者传变过程中性质

的 "始异而终同"，张氏提出了 "有谓温病，当分上中下三焦施治者，皆非确当之论，斟酌再四，唯仍按伤寒论六经分治乃为近是"（《医学衷中参西录·附温病遗方》）的观点，认为在辨治温病时宜统于伤寒六经。

2．以六经法，辨治温病

张锡纯认为，《伤寒论》已涵盖了温病的治法，伤寒、温病感邪均入足经，并兼入手经。对于为何《伤寒论》未明言温病治法，张锡纯认为，仲景未在文中明言太阳病包括中风、伤寒、温病，实是文法所致，"《伤寒论》之开始也，其第一节……此太阳，实总括中风、伤寒、温病在内……此固无容置辩者也"（《医学衷中参西录·温病之治法详于伤寒论解》），后人亦未能理解仲景文法，故不解仲景之意。

《医学衷中参西录·附温病遗方》中仅见 "太阳经" 一病，通过分析医案，可知张锡纯常以白虎汤、白虎加人参汤为基础治疗温病。如热已入阳明，而犹有一分太阳表邪，张锡纯常重用石膏、知母，复用少量连翘、蝉蜕散热达表。如热入少阴兼有阴虚者，张锡纯常与生地黄、玄参、鸡子黄同用；热入厥阴，肝胆火炽者，用白头翁汤清肝解毒。以上体现了其颇具特色的以阳明为主的温病六经辨证论治方法。

3．自创寒温统一方剂

张锡纯认为，寒邪在一定条件下，或伏邪经由季节变化，邪气可由太阳传经至阳明，由寒化热，"其化热之后，病兼阳明，然亦必先入足阳明，迨至由胃及肠，大便燥结，而后传入手阳明"（《医学衷中参西录·温病之治法详于伤寒论解》）。因此，张锡纯尊古而不泥，活用经方的同时，根据临床需要创制新的有效方剂，如镇逆白虎汤、白虎加人参以山药代粳米汤、镇逆承气汤等治疗寒温的方剂，其特点均是以大量生石膏为君药。《神农本草经》载石膏 "味辛，微寒，主中风寒热……金创"。张锡纯曰："寒温为病中第一险证，而石膏为治寒温第一要药。" 他认为，生石膏不仅可用于阳明实热证，亦可治伏气温病、阴虚外感、体虚合并寒温之证，只要确诊其体内实热炽盛，则处方均可以石膏为君药。

可见，张锡纯由六经统治寒温，尤重阳明。因无论伤寒或温病，阳明是病邪由外传变入内初入的地方，也是传变的必经路径。正由于外感邪传变至阳明后，不论伤寒、中风，均可化热，张氏便提出"寒温"这一概念。张锡纯不但在理论上还是临证治疗寒温病，在遣方用药时亦以阳明为重。

但从传变角度分析，张氏仅论述阳明化热，而寒邪化热不止经由阳明，亦可经由少阳化热，甚至由太阳传变为少阴热化证；从卫气营血角度来看，张氏论述医理与遣方用药多从卫分、气分入手，善用石膏，对于营分、血分论述较少。此又为后学者提供深入研究和挖掘的空间。

（七）治内伤病，善调脾胃

张锡纯治疗内伤杂病，重视对脾胃的调理。他将李东垣善升补脾阳、用药多刚燥和叶天士善滋养胃阴、用药多柔润熔于一炉，创制了不少调补脾胃的有效方剂，如资生汤、扶中汤、资生通脉汤等。方中刚柔相济，燥润兼施，扶脾阳，滋胃阴，相辅相成，两擅其长，广泛地应用于多种疾病。尤其多种慢性内伤疾病如痨瘵、膈食、经闭、久泻等慢性虚弱性疾病，证候错综复杂，气、血、阴、阳均亏，单纯补气、补血、补阴、补阳等补偏救弊法难以奏效者，张锡纯认为，唯调补脾胃，重建中气，方能缓缓图治。他根据《灵枢·终始》"阴阳俱不足，补阳则阴竭，泻阴则阳脱，如是者可将以甘药，不可饮以至剂"，提倡扶脾阳与益胃阴同时并进者，盖因病至于斯，亦非单纯的脾阳虚或胃阴虚，而是或先损脾阳，阳损及阴；或先损胃阴，阴损及阳，呈现脾阳与胃阴俱虚的病状，故扶脾阳与益胃阴必须有机地结合起来，因"人之脾胃属土……故亦能资生一身，脾胃健壮，多能消化饮食，则全身自然健壮，何曾见有多饮多食，而病痨瘵者哉"（《医学衷中参西录·治阴虚劳热方·资生汤》）。这种方法不失为治疗慢性虚弱性疾病和某些急性病恢复期的有效方法，具体而言表现在以下几个方面。

1. 调理脾胃肝胆气机升降

一是升脾降胃。如治因肝气不疏，木郁克土，致脾胃之气不能升降，胸中满闷，常常短气之"培脾舒肝汤"，方中"白术、黄芪，为补脾胃之正药，同桂枝、柴胡，能助脾气之升，同陈皮、厚朴，能助胃气之降。清升浊降满闷自去，无事专理肝气，而肝气自理"。

二是升肝降胃。如治肝气郁兼胃气不降，"肝主左而宜升，胃主右而宜降……以生麦芽、茵陈以升肝，生赭石、半夏、竹茹以降胃，即以安冲；用续断者，因其能补肝，可助肝气上升也；用生山药、二冬者，取其能润胃补胃，可助胃气下降也"（《医学衷中参西录·肝气郁兼胃气不降》）。

三是胆胃同降。如治疗呕吐因于胃气上逆，胆火上冲的"镇逆汤"，用青黛、龙胆草、生杭芍以清降胆火，用代赭石、清半夏沉降胃气，同时仿左金丸之意，用吴茱萸 3g 以开达肝郁。张锡纯降胃气不但喜投开破气分之药，如半夏、苏子、瓜蒌仁、竹茹、厚朴、枳实等类，而且喜重用代赭石降胃镇冲，认为代赭石药性平和，降胃而不损胃，非重用不能治大病（《医学衷中参西录·赭石解》）。而若选药不当，往往无效，甚至愈开破则愈壅塞，且元气受戕，变证丛生。他喜用生鸡内金降胃、消食、磨积、活血，认为其为消导药之最佳者（《医学衷中参西录·肝气郁兼胃气不降》）。

四是肝脾同升。如"醒脾升陷汤"，治疗脾气虚极下陷，小便不禁。"方中用黄芪、白术、甘草以升补脾气，即用黄芪同寄生、续断以升补肝气，更用龙骨、牡蛎、萸肉、萆薢以固涩小肠也"（《医学衷中参西录·治大气下陷方·醒脾升陷汤》）。

2. 补肝气以实脾胃

张锡纯重视脾胃学术思想的一个重要方面是补肝气，即可以实脾胃。张氏提出"世俗医者，动曰平肝，故遇肝郁之证，多用开破肝气之药"，

"不知人之元气，根基于肾，而萌芽于肝。凡物之萌芽，皆嫩脆易于伤损，肝既为元气萌芽之脏，而开破之若是，独不虑损伤元气之萌芽乎"（《医学衷中参西录·治气血郁滞肢体疼痛方·升降汤》）。此既提出肝气易虚，又根据天人相应之理，指出肝虚治法用药，"肝属木而应春令，其气温而性喜条达，黄芪性温而升，以之补肝，原有同气相求之妙用。愚自临证以来，凡遇肝气虚弱，不能条达，一切补肝之药不效者，重用黄芪为主，而少佐理气之品，服之，复杯之顷，即见效验……是知谓肝虚无补法者，非见道之言也"（《医学衷中参西录·黄芪解》）。张锡纯认为补肝气，即可以实脾胃。"因五行之理，木能侮土，木亦能疏土也。曾治有饮食不能消化，服健脾暖胃之药百剂不效。诊其左关太弱，知系肝阳不振，投以黄芪一两，桂枝尖三钱，数剂而愈。又治黄疸，诊其左关特弱，重用黄芪煎汤，送服金匮黄疸门硝石矾石散而愈"（《医学衷中参西录·论肝病治法》）。以上说明补肝气以实脾胃这一学术思想在临床确有效验。

3. 重补养，补养开破兼施

张锡纯在调理脾胃上，注重动静结合，重补养，补养与开破兼施。

一是善于重用补养药，如重用山药、白术、黄芪等。其中山药不仅味甘归脾，且色白入肺，液浓入肾，能滋胃阴又能利湿，能滑润又能收涩，性和平，常用 30～180g，屡重用、多服、常服而建功，毫无流弊。张锡纯很多医方和药膳方均有山药，治热痢下重，亦用山药滋胃阴利湿。白术善健脾胃，消痰水，止泄泻，因其质重，须重用方显良效。黄芪补气升阳，重用之治疗脾气虚陷。

二是善攻补兼施，动静结合。张锡纯认为，调理脾胃，世医习用理气破气药，如香附、郁金、木香、青皮、陈皮等，尽管常规处方用量很轻，久久服之，亦必暗耗人身之元气，必须谨慎。而对于传统习惯认为比较猛峻的破气破血药物，如三棱、莪术、乳香、没药、䗪虫、水蛭等，张锡纯却认为药性平和，恒喜用之，但必须与补气药同用才无流弊。他提出补气药如人参、黄芪、白术与三棱、莪术并用，"大能开胃进食，又愚所屡试屡效者也"（《医学衷中参西录·治阴虚劳热方·十全育真汤》）。治脾胃虚弱，不能饮食而生痰之证，用生白术、生鸡内金各 60g，轧细焙熟蜜丸服。治痿废拟"振颓汤"，方中以人参、黄芪、白术补脾胃，当归、乳香、没药、威灵仙等流通气血，祛风消痰。关于补养药与开破药如何配合才能恰到好处，他认为"尝权衡黄芪之补力，与三棱、莪术之破力，等分用之原无轩轾。尝用三棱、莪术各三钱，治脏腑间一切癥瘕积聚，恐其伤气，而以黄芪六钱佐之，服至数十剂，病去而气分不伤，且有愈服而愈觉强壮者。若遇气分甚虚者，才服数剂，即觉气难支持，必须加黄芪，或减三棱、莪术，方可久服。盖虚弱之人，补药难为功，而破药易见过也。若其人气壮而更兼郁者，又必须多用三棱、莪术，或少用黄芪，而后服之不致满闷"（《医学衷中参西录·治阴虚劳热方·十全育真汤》）。此其经验之谈，实属难能可贵。

张锡纯

临证经验

一、外感热病 🦢

张锡纯崇尚仲景学说，临床治疗外感热病，继承仲景六经辨证学术思想，主张寒温统一。他认为"伤寒与温病，始异而终同。为其始异也，故伤寒发表，可用温热，温病发表必须辛凉。为其终同也，故病传阳明之后，无论寒温，皆宜治以寒凉，而大忌温热"（《医学衷中参西录·治伤寒方·麻黄加知母汤》）。伤寒可统辖温病，温病虽有别于伤寒，并非泾渭分明，而是羽翼伤寒。因此，他常用经方治疗温病，垂范后学。

（一）伤寒

张锡纯深研《伤寒论》，善用经方，是民初时代的一位经方大师。张氏辨治伤寒的学术思想主要有 4 个方面。

一是用气化理论阐释《伤寒论》之医理，并采用大气理论、气机升降理论解释病机及经方配伍规律，在理论与实践上充实了伤寒学术。

二是以六经为纲诠释方证。在阐释《伤寒论》内容时，张锡纯以六经病证为纲，重点方证为目，充分发挥其临床经验丰富的实践之长，理论联系临床，详为诠解，堪为效法。

三是联系临床验证经文。张锡纯在诠释六经病诸方证时，既有对病因病机、证候治法、方义药理的理论探讨，又列举大量本人或他人的实践案例或应用体会，通过临床实例来验证经文。此乃张氏研究《伤寒论》的一大特色。

四是变通运用经方。张氏倡导"师仲师之意，而为之变通"，"用古人之方，原宜因证、因时为之变通，非可胶柱鼓瑟也"。张氏临证详审病机变化，化裁运用诸多经方。

1. 用气化理论释伤寒

张锡纯治学以《内经》为本，对人体的气化深有研究，认为气化"其在天地为阴阳化合所生，其在人身为气血化合之所生"，"盖人享天地之气化以生，人身之气化即天地之气化"。因此，在对疾病的认识和临证用药方面，强调人体气化调节的作用。其主要内容可概括为以下几点：①重视气机的升降协调，脏腑气化。②注重收敛元气，调理肝肾。③自创大气理论，提倡升举大气。④治疗攻补兼施，补虚泻实。张氏对于治疗气化相关疾病颇多感悟，并将自己对于经方之用、方证对应等心得结合《伤寒论》经文予以阐发，颇多发明。

对经方的作用机理，张氏常用气化理论加以阐释。例如，关于桂枝汤的注解，张锡纯认为桂枝汤调和营卫治疗伤风有汗之证，和大气密切相关，"盖人之胸中大气，息息与卫气相关，大气充于胸中，则饶有吸力，将卫气吸紧，以密护于周身，捍御外感……胸中大气，不能吸摄卫气，卫气散漫，不能捍御外邪，则外来之邪，直可透卫而入营"。关于服桂枝汤药后啜热稀粥，以助汗源，张氏根据《内经》"谷入于胃，其精微者，先出于胃之两焦，以溉五脏，而其大气之抟而不行者，积于胸中，命曰气海"，认为邪气越卫而侵营的原理在于大气虚损，即啜热稀粥能补助胸中大气以胜邪。在临床上，张锡纯提出在桂枝汤中加入黄芪、防风、知母来代替桂枝汤药后啜热稀粥，其目的在于调补胸中大气。张氏认为，黄芪能升举大气，大气充足从而使得卫气得固，又恐黄芪温补之性太过，加知母预防，而防风能宣通营卫，以代粥发表之力。

2. 以六经为纲诠释方证

《伤寒杂病论》是一部以辨证论治为特点的论述外感疾病和内伤杂病的中医经典著作，具有很强的理论性和实践性。《伤寒论》六经辨证的本质，是后世医家争论的焦点。张锡纯认为，六经包括手足十二经所属的经络、脏腑及其营卫气血，构成了六经病证产生的生理病理基础，应在此基础上去理解《伤寒论》。

在阐释《伤寒论》的具体内容时，张氏一反前人逐章逐条释解法，而以六经病为纲，方证对应为目，联系临床实际，诠释《伤寒论》六经病证的基础方证。例如，《医学衷中参西录》记载，"一人亦年近四旬，初得外感，经医甫治愈，即出门作事，又重受外感，内外俱觉寒凉，头疼气息微喘，周身微形寒战，诊其脉六部皆无，重按亦不见，愚不禁骇然，问其心中除觉寒凉外别无所苦，知犹可治，不至有意外之虑，遂于麻黄汤原方中为加生黄芪一两，服药后六脉皆出，周身得微汗，病遂愈"。此病案因"脉六部皆无"而疑似少阴伤寒，但患者头疼、微喘、寒战，皆为太阳经之象，而无少阴证之蜷卧、但欲寐等症，故从太阳治，于麻黄汤中加生黄芪，助麻、桂发汗，此扶正以逐邪。又"治马朴臣案……致生内热；孟冬因受风，咳嗽有痰微喘，小便不利，周身漫肿。愚为治愈，旬日之外，又重受外感，得伤寒兼有伏热证。表里大热，烦躁不安，脑中胀疼，大便数日一行甚干燥，舌苔白浓，中心微黄，脉洪实，此乃阳明腑实之证。用白虎汤加连翘入心，引白虎汤之力达于心肝清热"。此案为典型的阳明病，表里大热。白虎汤为伤寒阳明腑热之正药，故用白虎汤加连翘。张氏从临床实际出发，对六经病基础方证的理解应用，以六经病为纲，而灵活化裁，为后人应用经方提供示范。

3. 联系临床验证经文

从古至今，注释《伤寒论》的医家颇多。对于《伤寒论》确立的六经辨证体系，有的随文注释，有的以经解经，更有甚者，随文演绎。张锡纯作为经方实验大家，曾言："愚于《伤寒论》一书，其可信者，尊之如《本经》《内经》，间有不敢信者，不得不存为疑案，以待质高明也。"对《伤寒论》采取"与古为新""批判继承"的态度，注重从临床实践和在应用中注解《伤寒论》，既晓之以理，又验之于用。例如，对于太阳病篇第四十五条"太阳病……表证仍在，此当发其汗，服药已微除，剧者必衄，衄乃解，所以然者，阳气重故也，麻黄汤主之"。张氏指出："此证麻黄汤主之，谓用麻黄汤于未衄之前，当发其汗时也。然服麻黄汤后，至于发烦目瞑，剧者且衄，则其先早有伏热可知。设用麻黄汤时，去桂枝勿使动其血分，再加知母以清其伏热，其人不发烦目瞑，血即可以不衄，纵衄时不亦轻乎？"并于此案后附有一案以佐证其言，"曾治一室女得温病，七八日间衄血甚多，衄后身益热，且怔忡，脉甚虚数。投以大剂白虎加人参汤，生石膏重用三两煎汤一大碗，分三次温饮下，热遂退"。可见，张锡纯临床中并非一味盲目相信《伤寒论》条文，而是以临床验经文，以发仲师之奥旨。

4. 变通运用经方

《伤寒杂病论》被誉为"医方之祖"，所载方剂，被后人称为"经方"。其法度严谨，后世医家奉为圭臬。张锡纯"师古不泥古"，对经方变通使用，着力于寒温并用、三因制宜、扶正祛邪、衷中参西4个方面。

一为经方寒温并用。例如，张锡纯于桂枝汤中加薄荷、连翘，认为"薄荷之性凉而能散，能发出人之凉汗，桂枝汤证原夹有外感之热，发出凉汗即愈矣"；强调桂枝汤治疗太阴病"若其脉之浮而有力者，宜将桂枝减半，加连翘三钱。盖凡脉有浮热之象者，过用桂枝恒有失血之虞，而连翘之性凉而宣散……故减桂枝之半而加之以发汗也"。

二为经方三因制宜，即因时、因地、因人制宜3个方面。例如，《医学衷中参西录》中提出"用药之道，贵因时、因地、因人，活泼斟酌，以胜病为主"的治疗思想，对疾病的诊治具有重要借鉴意义。

在经方因时制宜上，张锡纯提出辨别古今，活用经方；气化有别，同病异治。因为，"自汉季至今，上下相隔已一千六百余年，其天地之气化，人生禀赋，必有不同之处"；"《伤寒论》诸方用于今日，大抵多稍偏热"（《医学衷中参西录·温病门·温病兼喉痧痰喘》），故应变通使用经方。具体而言，"其药味或可不动，然必细审其药之分量或加或减"，在药量上进行加减；或"尝视《伤寒》之方……多有宜加凉药者"，如麻黄汤加知母、加味桂枝代粥汤等。另外，"天地之气化，恒数十年而一变"，人身之气化随天地之气化而出现变化，故治疗也应有别。如外感痰喘证在弱冠时，"但投以小青龙汤原方即可治愈。后数年……但投以小青龙汤不效，必加生石膏数钱方效。又迟数年必加生石膏两许，或至二两方效"（《医学衷中参西录·温病门·风温兼喘促》）。此皆为因时制宜思想的体现。

在因地制宜上，张锡纯强调需辨别南北，增减药量。《医学衷中参西录》指出：使用麻黄汤汗解之法，南北不同，药量不一。在籍（今河北省盐山县）"至多不过四钱"（《医学衷中参西录·论伤寒脉紧及用麻黄汤之变通法》），汉皋（今湖北汉口）用二两即可达到发汗解表的效果；而奉天（今沈阳）则需六钱始能发汗。

在因人制宜上，张锡纯注重禀赋强弱与寒热区别用药。对于同患冷积癥瘕之病，"其身形壮实者，可用炒熟牵牛头次所轧之末三钱下之"；"若其身形稍弱者，亦可用黄芪、人参诸补气之药煎汤，送服牵牛末。若畏服此峻攻之药者，亦可徐服丸药化之"（《医学衷中参西录·论女子癥瘕治法》）。另外，要依体质寒热而区别用药。"外感之著人，恒视人体之禀赋为转移，有如时气之流行，受病者或同室同时，而其病之偏凉偏热，或迥有不同。盖人之脏腑素有积热者，外感触动之则其热益甚；其素有积寒者，外感触动之则其寒亦益甚也"（《医学衷中参西录·阳明病四逆汤证》）。同一邪气外感后的寒热转化趋势与人体禀赋体质密切相关。对于妇女产后用药，张锡纯强调慎用寒凉，注意补虚，变通使用经方，做到因人制宜。

三为变通经方，扶正祛邪并用。临床上病情错综复杂，往往虚实夹杂，因此，治疗时不应单用一法。例如，用加味小柴胡汤（柴胡、黄芩、知母、人参、鳖甲、清半夏、常山、草果、甘草、酒曲、生姜、大枣）治疗疟疾，是对小柴胡汤的变通使用。方中柴胡以升散少阳之邪，草果、生姜以祛太阳之寒，黄芩、知母以清阳明之热；疟之成，多夹痰、夹食，故用半夏、常山以豁痰，酒曲以消食；用人参，因其疟久气虚，扶其正即所以逐邪外出；用鳖甲者，因疟久则胁下结有痞积，消其痞积，然后能断疟根株；用甘草、大枣者，所以化常山之猛烈而服之不至瞑眩。全方攻补兼施，共同发挥治疟之效。

四为变通经方，中西药并用。张锡纯是中西汇通学派的代表人物之一，其中西汇通的学术思想也在经方的变通中得到体现。对于外感中风的桂枝汤证，张氏根据多年实践经验，总结出桂枝汤能够用山药、阿司匹林代替。从山药和阿司匹林作用上来看，阿司匹林有发汗作用，且发汗迅速，而山药能止汗且止汗效果慢，两药同时使用，药效一前一后，不相妨碍，且相得益彰，协同为伍。

验案举隅

马朴臣，辽宁大西关人，年五十一岁，业商，得伤寒兼有伏热证。

病因　家本小康，因买卖俄国银币票赔钱数万元，家计顿窘，懊悔不已，致生内热；孟冬时因受风，咳嗽有痰微喘，小便不利，周身漫肿。愚为治愈，旬日之外，又重受外感，因得斯证。

证候　表里大热，烦躁不安，脑中胀疼，大便数日一行，甚干燥，舌苔白浓，中心微黄，脉极洪实，左右皆然。此乃阳明腑实之证。凡阳明腑实之脉，多偏见于右手，此脉左右皆洪实者，因其时常懊悔，心肝积有内热也。其脑中胀疼者，因心与肝胆之热夹阳明之热上攻也。当用大剂寒凉微带表散，清其阳明胃腑之热，兼以清其心肝之热。

处方　生石膏（四两，捣细），知母（一两），甘草（四钱），粳米（六钱），青连翘（三钱）。共作汤煎至米熟，取汤三盅，分三次温服下，病愈勿尽剂。

方解 此方即白虎汤加连翘也，白虎汤为伤寒病阳明腑热之正药，加连翘者取其色青入肝，气轻入心，又能引白虎汤之力达于心肝以清热也。

效果 将药三次服完，其热稍退，翌日病复还原，连服五剂，将生石膏加至八两，病仍如故，大便亦不滑泻，病家惧不可挽救，因晓之曰：石膏原为平和之药，唯服其细末则较有力，听吾用药勿阻，此次即愈矣。为疏方，方中生石膏仍用八两，将药煎服之后，又用生石膏细末二两，俾蘸梨片徐徐嚼服之，服至两半，其热全消，遂停服。从此病愈，不再反复。

（《医学衷中参西录·伤寒门·伤寒兼有伏热证》）

【编者按】患者病起情志郁结，化生内热，又复受外邪。心肝内热夹阳明邪热充斥表里，则表里俱热；扰乱心神，则烦躁不安；上犯清阳则脑中胀痛；邪热灼烁肠液，则大便数日一行，甚则干燥；右脉洪实乃阳明热盛，左脉洪实乃心肝积热，故方用白虎加连翘汤，以清阳明胃腑之热，去心肝之内热。

仲景用石膏，麻杏甘石汤用半斤，白虎汤用一斤，竹叶石膏汤用一斤，古今度量虽有异，但亦见仲景用石膏皆超常剂。张锡纯用生石膏八两，确为得仲景之旨意，又细末嚼服两半，真可谓辨证精准，经验丰富。《本草经疏》言石膏"解实热，祛暑气，散邪热，为消渴除烦之要药"。生石膏清邪热，尤其是阳明邪热，不可替代，但非重用不为功，故石膏初用四两，又至八两，后又送服石膏细末，方显有效，灼热全消。世人皆言生石膏为虎狼药，然张锡纯运用自如，出奇制胜矣。连翘，《本经》载"主寒热""结热"，后人皆谓连翘在清热解毒、消肿散结方面有显效，而张氏确传神农本旨，以其色、气论药物，阐明其发汗解表之意，发前人所未发，最当言道。

（二）温病

1. 温病隶属于伤寒，辨温病当分三端

（1）温病隶属于伤寒

至清代，温病学派形成。温病独立于伤寒之外，形成了卫气营血和三焦辨证体系。但张锡纯仍坚持温病隶属于伤寒的观点，在此观点指导下，他遵从《伤寒论》的理论与方法论治温病，认为"仲景著《伤寒论》，知温病初得之治法，原与中风、伤寒皆不同，故于太阳篇首即明分为三项"。至于《伤寒论》的温病提纲中只详细论述了风温，并未提及湿温及伏气化热温病，张氏认为"湿温及伏气化热之温，其病之起点亦恒为风所激发，故皆可以风温统之也"。因此，可师仲景之法论治温病。

（2）辨温病当分三端

张锡纯以《内经》及张仲景《伤寒杂病论》的学术理论为基础，在《医学衷中参西录·清解汤》中提出"知温病大纲，当分为三端"，即春温、风温、湿温 3 类。三者的病因分别为伏气、风温、湿热。

①伏气致温——春温：张氏遵从《内经》"冬伤于寒，春必病温"之旨，认为春温乃"冬月薄受外感，不至即病，所受之邪，伏于膜原之间，阻塞脉络，不能宣通，暗生内热，迨至春日阳生，内蕴之热原有萌动之机，而复薄受外感，与之相触，则陡然而发，表里俱热"。春温属伏邪温病的范畴，为冬季受邪内蕴化热，来春复感受外邪而引发。在治疗上，张锡纯制定了系列方药，"应治以拙拟凉解汤。热甚者，拙拟寒解汤。有汗者，宜仲景葛根黄芩黄连汤，或拙拟和解汤加石膏。若至发于暑月，又名为暑温，其热尤甚，初得即有脉洪长，渴嗜凉水者，宜投以大剂白虎汤，或拙拟仙露汤"。

②时温致温——风温：对于风温起病之缘由，张氏认为，"风温犹是外感之风寒也，其时令已温，外感之气已转而为温，故不名曰伤寒、伤风，

而名风温，即《伤寒论》中所谓风温之为病者是也"；在治疗上，应当依时令、脉症分而治之。"然其证有得之春初者，有得之春暮者，有得之夏秋者，当随时序之寒热，参以脉象，而分别治之。若当春初秋末，时令在寒温之间，初得时虽不恶寒，脉但浮而无热象者，宜用拙拟清解汤，加麻黄一二钱，或用仲景大青龙汤。若当暑热之日，其脉象浮而且洪者，用拙拟凉解汤，或寒解汤。若有汗者，用拙拟和解汤，或酌加生石膏"。

③湿热致温——湿温：关于湿温发病，张氏认为，长夏阴雨连绵是湿温高发的原因，"多得之溽暑。阴雨连旬，湿气随呼吸之气，传入上焦，窒塞胸中大气。因致营卫之气不相贯通，其肌表有似外感拘束，而非外感也"。因湿为阴邪，阻遏阳气，湿浊停积于舌面，故"其舌苔白而滑腻，微带灰色"。在治疗上，张锡纯认为"当用解肌利便之药，俾湿气由汗与小便而出，如拙拟宣解汤是也。仲景之猪苓汤，去阿胶，加连翘亦可用。至湿热蓄久，阳明腑实，有治以白虎汤，加苍术者，其方亦佳。而愚则用白虎汤，以滑石易知母，又或不用粳米，而以生薏米代之"。

2. 主用寒凉药清热，配以质润药滋阴

温病之邪属阳邪，具有"阳盛则热，阳盛则阴病"的特点。张锡纯遵循《内经》"热者寒之""阳病治阴"的原则，认为"温病不宜用温药"，应以寒凉药清热，配以质润药滋阴。

（1）治温主用寒凉清热

有学者对《医学衷中参西录》中所载231首方剂（包括复方）和121例治温医案中使用的97味中药进行统计，频次大于30次的治温病最常用的10味药，依次是石膏（134次）、甘草（131次）、山药（92次）、知母（67次）、党参（66次）、白芍（57次）、玄参（47次）、连翘（46次）、粳米（39次）、生地黄（30次），仅甘草、党参属性温之品，山药、粳米为性平之品，其余6味均为性凉或性寒之品。例如，张氏在太阳经证兼咳喘医

案中，用小青龙加石膏汤时重用石膏以制约方中温热之药，可见其多用寒凉之品。

（2）配伍质润药以滋阴

由于温病之邪属阳邪，具有易化燥伤阴的特点。因此，张锡纯在治疗温病时也常在清热药中配伍山药、知母、白芍、玄参、粳米、生地黄等质润之品以兼顾阴分之损伤。对于不同阶段的不同证型，张氏固护阴液之法也不尽相同。例如，治疗温病太阳欲解证时，重用熟地黄、山药、枸杞子、阿胶、玄参以滋补肾中真阴，原因在于太阳、少阴互为表里，太阳温病易于导致真阴亏虚。治疗阳明热证时，常以山药代白虎汤中粳米以滋补阴分，原因在于"以生山药代粳米，则其方愈稳妥，见效亦愈速。盖粳米不过调和胃气，而山药兼能固摄下焦元气，使元气素虚者，不至因服石膏、知母而作滑泻。且山药多含有蛋白之汁，最善滋阴"（《医学衷中参西录·白虎加人参以山药代粳米汤》）。治疗少阴证时，则效法仲景之黄连阿胶汤，以鸡子黄滋补肾阴。治疗阳明少阳合病证及阳明厥阴合病证时，多以归肝脾经之白芍清利肝胆之热，柔肝木敛肝阴，兼滋阴通便。

3. 治温病善用清透法

温病初起，邪在肺卫，治疗时凉散并用，给邪气以出路，可提高疗效。张锡纯对于温病初起的治疗，认为生石膏是退外感实热"有一无二之良药"，"外感有实热者，放胆用之直胜金丹"。因生石膏性凉气轻，凉而能散，清热之中兼具解肌透表之力，故张氏每每重用，以为治温之第一要药。同时，张锡纯也认识到，生石膏毕竟属于金石之品，其质重坠，与质轻之品相比，升散之力有限，故常于治温方中加入薄荷、连翘、蝉蜕等轻清宣散之品合石膏透达热邪。例如，治疗风温初起的清解汤或凉解汤，均以《伤寒论》麻杏甘石汤去麻、杏，加薄荷、蝉蜕（去足）、生石膏、甘草组成，唯在药物剂量上有所变化。取薄荷、蝉蜕气清质轻以发皮肤之汗，清透温热邪气，或宣解在太阳之邪，或解在表之邪，使内热有外散之路，或引热达表。再如，治温病少阴证之坎离互根汤，方中使用白茅根是因"其凉而能散，用之作引，能使深入下陷之邪热，上出外散以消解无余"；治温病阳明热证之仙露汤，方中使用连翘是因"欲其轻清之性，善走经络，以解阳明在经之热"。以上皆体现张锡纯治温善用清透方法。

4. 善用经方治温病

张锡纯在其寒温统一的思想指导下，临床治疗温病多使用经方，如麻杏甘石汤、大青龙汤、白虎汤、三承气汤、大小陷胸汤、黄芩汤、白头翁汤、茵陈蒿汤、茵陈栀子柏皮汤、黄连阿胶汤等，约36方，占《伤寒论》全书方剂约1/3。这些方剂，不但治温病新感，也可治伏邪在内。其中最具特点的是运用白虎汤、白虎加人参汤治疗温病。其治疗阳明实热病证，不论经病、腑病均用白虎汤化裁。例如，治天津俞某，患者新感温病，表里俱热，胸胁满闷似结胸，呼吸不利，夜不能寐，左右脉象弦滑有力，舌苔白厚，大便三日未行，处方为白虎汤去知母、粳米加瓜蒌、生莱菔子、天花粉、苏子、连翘、薄荷叶、茵陈、龙胆草。服药后1小时，遍身得汗，胸次全开，温热全消，亦能安睡，效如桴鼓。

5. 善于配入食物以防服药呕吐

张锡纯在治疗温病时，常常将食物与石膏末混合服用，避免患者闻药或服药时发生呕吐。《张锡纯医案·厥阴乌梅丸证》记载，患者得厥阴温病，内有实热，却入药即吐，张氏则嘱患者用冰糕掺入石膏末服之，翌日见好转，但仍觉发热，时有呕吐，张氏再嘱患者将西瓜渗入石膏末服之，呕吐遂愈，此后再以汤药治疗未愈之热证。此外，张氏对于呕吐不受药，还常用梨片蘸石膏末缓缓服之，以达治疗目的。

6. 讲究炮制以提高药效

张锡纯善用生药是一大特色，虽然治温医案所用药物以生用为主，所涉及的炮制药物也仅有十余种，但却非常重视药物的炮制加工。例如，对于当时半夏用白矾炮制，张锡纯认为"相制太过，毫无辛味，转多矾味，令人呕吐，即药房所鬻（yù）之清半夏中亦有矾，以之利湿痰犹可，若以止呕吐及吐血、衄血，殊为非宜"（《医学衷中参西录·半夏解》）。因此，在使用时"必用微温之水淘洗数次，然后用之，然屡次淘之则力减，故须将分量加重"（《医学衷中参西录·半夏解》）。他还亲自制备，"每于仲春季秋之时，用生半夏数斤，浸以热汤，日换一次，至旬日，将半夏剖为两瓣，再入锅中，多添凉水煮一沸，速连汤取出，盛盆中，候水凉，净晒干备用"（《医学衷中参西录·半夏解》）。其使用方法和效果为"每用一两，煎汤两茶盅，调入净蜂蜜二两，徐徐咽之。无论呕吐如何之剧，未有不止者。盖古人用半夏，原汤泡七次即用，初未有用白矾制之者也"（《医学衷中参西录·半夏解》）。由此可见，张氏对于半夏炮制研究之精细。

验案举隅

孙雨亭，武清县人，年三十三岁，小学教员，喜阅医书，尤喜阅拙著《医学衷中参西录》，于孟秋时得温病，在家治不愈，遂来津求为诊治。

病因　未病之前，心中常觉发热，继因饭后有汗，未暇休息，陡有急事冒风出门，致得温病。

证候　表里俱觉壮热，嗜饮凉水食凉物，舌苔白厚，中心已黄，大便干燥，小便短赤，脉象洪长有力，左右皆然，一分钟七十八至。

诊断　此因未病之先已有伏气化热，或有暑气之热内伏，略为外感所激，即表里陡发壮热，一两日间阳明腑热已实，其脉之洪长有力是明征也。拟投以大剂白虎汤，再少佐以宣散之品。

处方　生石膏（四两，捣细），知母（一两），鲜茅根（六钱），青连翘（三钱），甘草（三钱），粳米（三钱）。共煎汤三盅，分三次温服下。

复诊　将药分三次服完，表里之热分毫未减，脉象之洪长有力亦仍旧，大便亦未通下。此非药不对证，乃药轻病重，药不胜病也。夫石膏之性《本经》原谓其微寒，若遇阳明大热之证，当放胆用之。拟即原方去连翘加天花粉，再将石膏加重。

处方 生石膏（六两），知母（一两），天花粉（一两），鲜茅根（六钱），甘草（四钱），粳米（四钱）。共煎汤三大盅，分三次温服下。

复诊 将药分三次服完，下燥粪数枚，其表里之热仍然不退，脉象亦仍有力。余谓雨亭曰：余生平治寒温实热证，若屡次治以大剂白虎汤而其热不退者，恒将方中石膏研极细，将余药煎汤送服即可奏效，今此证正宜用此方，雨亭也以为然。

处方 生石膏（二两，研极细），生怀山药（二两），甘草（六钱）。将山药、甘草煎汤一大碗，分多次温服。每次送服石膏末二钱许，热退勿须尽剂，即其热未尽退，若其大便再通下一次者，亦宜将药停服。

效果 分六次将汤药饮完，将石膏送服强半，热犹未退，大便亦未通下，又煎渣取汤两盅，分数次送服石膏末，甫完，陡觉表里热势大增。时当夜深，不便延医。雨亭自持其脉弦硬异常，因常阅《医学衷中参西录》，知脉虽有力而无洪滑之致者，用白虎汤时皆宜加人参，遂急买高丽参五钱，煮汤顿饮下，其脉渐渐和缓，热亦渐退，至黎明其病霍然痊愈矣。

说明 按伤寒定例，凡用白虎汤若在汗吐下后及渴者，皆宜加人参。细询此证之经过始知曾发大汗一次，此次所服之药虽非白虎汤原方，实以山药代粳米，又以石膏如此服法，其力之大，可以不用知母。

是其方亦白虎汤也。若早加党参数钱，与山药、甘草同煎汤以送服石膏，当即安然病愈。乃因一时疏忽，并未见及，犹幸病者自知医理以挽回于末路。此虽白虎汤与人参前后分用之，仍不啻同时并用之也。

又按 此证加人参于白虎汤中其益有三：发汗之后人之正气多虚，人参大能补助正气，俾正气壮旺自能运化药力以胜邪，其为益一也；又发汗易伤津液，津液伤则人之阴分恒因之亏损。人参与石膏并用，能于邪热炽盛之时滋津液以复真阴，液滋阴复则邪热易退，其为益二也；又用药之法，恒热因凉用、凉因热用，《内经》所谓伏其所因也。此证用山药、甘草煎汤送服石膏之后，病则纯热，药则纯凉，势若冰炭不兼容，是以其热益激发而暴动。加人参之性温者以为之作引，此即凉因热用之义，为凉药中有热药引之以消热，而后热不格拒转与化合，热与凉药化合则热即消矣，此其为益三也。统此三益观之，可晓然于此病之所以愈，益叹仲圣制方之妙，即约略用之，亦可挽回至险之证也。

（《医学衷中参西录·温病门·温病》）

【编者按】此案患者未病之前，常觉心中发热，为先已有伏气化热，或有暑气之热内伏，继因汗后冒风，略为风热外感所激，表里俱病，陡发壮热，一两日间阳明腑热已实，非太阳阳明之依经传递，此为变也。

既是阳明之证，必用阳明之药，故投以大剂白虎汤，再少佐以清热宣散之青连翘、清热凉血之鲜茅根。连翘为清热解毒之佳品，无论气分热或血分热，皆可应用。连翘有青翘、老翘、连翘心之分。青翘，清热解毒力强；老翘，长于透热达表，而疏散风热；连翘心，长于清心泻火，用治邪入心包的高热烦躁、神昏谵语等。鲜茅根有清热凉血、养阴和胃之功。服药后患者表里之热分毫未减，脉象之洪长有力仍旧，大便未通下，何也？此乃药轻病重，药不胜病也。以石膏之微寒，遇阳明之大热，力不逮矣，当放胆加量用之，故原方去连翘加天花粉，再将石膏加重用之。天花粉有滋阴泻火、生津止渴之功。天花粉配知母，能治疗热病伤津之烦渴。再将药服完，下燥粪数枚，而表里之热仍然不退，脉象亦有力。遂将方中石膏研极细，将余药煎汤送服。甫完，陡觉表里热势大增，病势反加剧。患者遂自急买高丽参五钱，煮汤顿饮下，其脉渐渐和缓，热亦渐退，至黎明其病霍然痊愈。张锡纯对此案特加"说明""又按"，如实记载治疗全过程在案，体现其求实严谨的医疗作风。

二、内伤杂病

（一）消渴

1. 中西合参，认识消渴

中医古籍对消渴的相关称谓颇多，如《内经》中即有消渴、消瘅、脾瘅、膈消等名称。清末民初，中西医学开始产生碰撞和交流。张锡纯客观地认识到中西医学各自的优势和不足，主张中西汇通。在病名方面，张锡纯提出"消渴即西医所谓糖尿病"，为后世对本病的中西医互参认识奠定基础。在病变脏腑的认识上，张锡纯认为本病的病位在中焦之"膵脏"，指出"盖膵为脾之副脏……名为散膏"，"膵尾衔接于脾门，其全体之动脉又自脾脉分支而来"，"膵"与脾在生理上联系密切；首次提出"膵脏"对应西医学的胰脏，并结合长期临床经验，提出消渴病"起于中焦而极于上下"，认为脾所在的中焦是消渴发病的根本位置，脾气不能散精于肺而口渴，肺病则不能调节水道，故小便没有节制。在治疗上，张锡纯根据中医"以脏补脏"思想，取"血肉有情"之品猪胰子，创制了"滋膵饮"，用生猪胰子补人的胰脏以治疗消渴的经验，与西医学理论不谋而合。此外，张锡纯还十分重视饮食调摄在消渴防治中的重要性，在《医学衷中参西录·治消渴方·玉液汤》中提出"忌食甜物"的饮食禁忌，与国际糖尿病联盟列入糖尿病综合管理的"五驾马车"之一的饮食禁忌不谋而合。

2. 运用大气理论，指导消渴论治

大气又名宗气，张锡纯认为在诸气之中尤以大气最为重要，"大气者，诚以其能撑持全身，为诸气之纲领"，并以大气理论指导消渴论治。他认为"消渴之证，多由于元气不升，胸中大气下陷"。津液的运行，包括津液

的输布和排泄两方面。而这两方面的生理变化过程，都必须由气的推动才能完成。气能推动津液输布至全身，并通过气化作用使代谢废物排出体外。若大气不足，不能运行津液，可出现气不行水之水液输布或排泄异常，故有"气行则水行，气滞则水停"之说。张锡纯指出"气虚下陷，气不生津"是消渴发生的主要病理特点，在治疗消渴时提出"补大气以升津液"的治疗方法，创制了"升补举陷法"治疗因大气下陷所致的中消证，并自创治消渴之名方"玉液汤"和"滋膵饮"。

3. 采用"取象比类"阐述消渴成因

对于消渴病的发病机理，张锡纯形象地用"炉上用壶烧水"现象来说明消渴的病理本质。他"尝因化学悟出治消渴之理。今试以壶贮凉水置炉上，壶外即凝有水珠，恒至下滴。迨壶热，则其水珠即无。盖炉心必有氢气上升，与空气中之氧气合，即能化水，着于凉水壶上，即可成珠下滴。迨壶热则所着之水，旋即涸去，故又不见水。人腹中之气化壮旺，清阳之气息息上升，其中必夹有氢气上升，与自肺吸进之氧气相合，亦能化水。着于肺泡之上，而为津液，津液充足，自能不渴。若其肺体有热，有如炉上壶热，所着之水旋即涸去，此渴之所由来也。当治以清热润肺之品。若因心火热而烁肺者，更当用清心之药。若肺体非热，因腹中气化不升，氢气即不能上达于肺，与吸进之氧气相合而生水者，当用升补之药，补其气化，而导之上升，此即拙拟玉液汤之义也"。张锡纯通过"取象比类法"阐释肺热致消渴、心热烁肺致消渴、腹中气化不足致消渴的机理。

张锡纯亦将"取象比类法"运用到降糖药的选择之中，如玉液汤中的"鸡内金"，滋膵饮中的"生猪胰子"。他认为，鸡内金是"因此证尿中皆含有糖质，用之以助脾胃强健，化饮食中糖质为津液也"；生猪胰子"俗传治消渴方，单服生猪胰子可愈。盖猪胰子即猪之脾脏，是人之脾病，而可补以物之脾也。此亦犹鸡内金，诸家本草皆谓其能治消渴之理也。鸡内金与猪胰子，同为化食之物也"。这是以脏补脏，实际上也是"取象比类法"的运用。另外，山药"以其能补脾固肾"，"以止小便频数，而所含之蛋白质，又能滋补脾脏，使其'散膏'充足，且又色白入肺，能润肺生水，即以止渴也"，也是此理。

4. 创立新方，三消异治

张锡纯对于消渴病机把握精准，选用药物精当，认识药物独到，创立治疗消渴新方玉液汤和滋膵饮。玉液汤由 7 味药组成（生山药一两，生黄芪五钱，知母六钱，生鸡内金二钱，葛根钱半，五味子三钱，天花粉三钱），其中生黄芪补益脾肺之气，又可助气机升提，张锡纯言其"能补气，兼能升气，善治胸中大气下陷"；葛根亦可升举清阳；生山药、知母、天花粉滋阴润燥止渴，三药合用，共奏云行雨施之功；生鸡内金强健脾胃以助中焦运化；五味子味酸，收敛固肾。滋膵饮由 5 味药组成（生黄芪五钱，大生地一两，生怀山药一两，净萸肉五钱，生猪胰子三钱），用药简洁，紧扣病机。方中以黄芪为主药补气助升；生地黄滋肾阴兼以润肺；山茱萸固封肾关；生猪胰子以脏补脏。综观二方，生黄芪、生地黄、生山药用量最重，达五钱至一两，可见二方均体现了张锡纯以补气升举、滋阴润燥为主要治疗大法，辅以收敛固涩。尽管药味屈指可数，然而配伍严谨，主次分明，紧扣消渴病机。

在长期的临床实践中，张锡纯根据消渴具体病情，分三消辨证施治。例如，上消多用人参白虎汤，并指出上消应用白虎加人参汤时，"然必胃腑兼有实热者，用之方的"。若肺体有热，当加用清热润肺药。若因心火移肺，当加用清心药。如果肺体非热，因腹中气化不升，氢气不能上达于肺，不能在肺中与吸入的氧气相合生水，就当用升补的药，如玉液汤方中黄芪益脾补气，配葛根可升元气；山药、知母、天花粉补阴生津，鸡内金健脾强胃，用具有酸收之性的五味子固肾封关，诸药共取补阴化气，导元气上升以达止渴之功。中消多用调胃承气汤，但需在"右部脉滑且实"时方可用，书中更是立言"误用承气下之则危不旋踵"。若患者虽有多食易饥的表现，但一时不食便出现心中怔忡、脉象微弱，此时多因胸中大气下陷，导致中气下陷，故应多用升补气分的药，辅以收涩与健补脾胃之品。下消谓饮一斗溲亦一斗，系相火虚衰，肾关不固，宜用八味肾气丸，认为"然消渴之证，恒有因脾胃湿寒、真火衰微者，此肾气丸所以用桂、附"。下消使用肾气丸治疗，早在《金匮要略》中就有记载，即"男子消渴，小便反多，以饮一斗，小便一斗，肾气丸主之"。而张锡纯并未囿于陈规，指出八味肾气丸不仅适用于男子，亦可治疗女子消渴，同样奏效。由上可见其辨别三消治疗消渴之辨证用药思路。

5. 知常达变，因人制宜

消渴患者火热的临床表现尤为突出，历代医家认识其病机主以"阴虚燥热"立论。《素问·阴阳别论》云："二阳结，谓之消。"《临证指南医案·三消》曰："三消一证，虽有上、中、下之分，其实不越阴亏阳亢，津涸热淫而已。"因此，临床遣方用药多宗滋阴清热之法。张锡纯认为，临床中还存在"脾胃寒湿""真火衰微""中焦湿热"这些特殊情况，也是肾气丸中使用桂枝、附子的原因所在。《医学衷中参西录·治消渴方·玉液汤》记载："而后世治消渴，亦有用干姜、白术者。尝治一少年，咽喉常常发干，饮水连连，不能解渴。诊其脉微弱迟濡。投以四君子汤，加干姜、桂枝尖，一剂而渴止矣。又有湿热郁于中焦作渴者，苍柏二妙散、丹溪越鞠丸，皆可酌用。"针对前人治疗消渴的经验，张锡纯提倡不囿于陈法，应根据患者个人情况灵活变通，随证加减，"夫用药之道，贵因时、因地、因人，活泼斟酌以胜病为主，不可拘于成见也"（《医学衷中参西录·麻黄解》）。例如，治疗下消医案中记载两女子同患下消，以古方肾气丸治疗时，根据两患者病情各异而选择不同剂量的地黄和桂枝，并指出"此中有宜古宜今之不同者，因其证之凉热，与其资禀之虚实不同"，启迪后世因人制宜，不可拘泥。

验案举隅

邑人某，年二十余，贸易津门，得消渴证。求津门医者，调治三阅月，更医十余人不效，归家就医于愚。诊其脉甚微细，旋饮水旋即小便，须臾数次。投以此汤（编者按：玉液汤），加野台参四钱，数剂渴见止，而小便仍数，又加萸肉五钱，连服十剂而愈。

（《医学衷中参西录·治消渴方·玉液汤》）

【编者按】本案患者出现脉微细，旋饮水旋即小便，须臾数次，是典型的饮一溲一，病机为脾肾气阴亏虚，肾关不固，元气不升。治疗时注重升元气，助脾胃，固肾关，运用玉液汤加野台参、山茱萸，方中以黄芪、野台参为主，配葛根升举元气，佐山药、知母、天花粉以大滋真阴，使阳气升而阴应，有云行雨施之妙，鸡内金助脾胃，五味子、山茱萸酸收，封固肾关，不使水饮急于趋下。

（二）黄疸

1. 突破传统，中西汇通识黄疸

黄疸以目黄、肤黄、小便黄为特征。黄疸作为病名，首现于《素问·平人气象论》，其云："溺黄赤，安卧者，黄疸……目黄者，曰黄疸。"《素问·阴阳应象大论》云："中央生湿……其在天为湿，在地为土……在脏为脾，在色为黄。"又云："脾之脏色为黄，其气通于腑而行于周身。"因此，黄疸为脾之本病。张仲景《伤寒杂病论》认为，外感风寒、内伤湿热、瘀热、寒湿、饮食失宜、房劳不节、饮酒过度等，均会导致黄疸。在《金匮要略》中设"黄疸病"专篇，把黄疸病分为太阴中风发黄、谷疸、酒疸、女劳疸、虚劳发黄 5 种，载有相关黄疸论治。黄疸以脾胃为中心，指出"诸病黄家，但利其小便"，奠定了健脾利湿的核心治则，列出 7 首治方

（茵陈蒿汤、大黄硝石汤、茵陈五苓散、硝石矾石散、猪膏发煎、柴胡汤、桂枝加黄芪汤），有汗、吐、下、和、温、清、消、补8种治法。朱丹溪认为黄疸乃脾胃经有热，提出上下分消治其湿的治法，同时亦强调黄疸发病与正虚有关。《景岳全书》将黄疸分为阴黄、阳黄、表邪发黄、胆黄4种，并强调黄疸的治疗在于"清热祛湿"。

张锡纯在继承前人对黄疸中医认识的同时，接受西医思想，汇通中西，认为"黄疸之证，中说谓脾受湿热，西说谓胆汁滥行，究之二说原可沟通也"。其用胆汁溢于血中解释发黄，指出"此乃肝中先有蕴热，又为外感所束其热益甚，致胆管肿胀，不能输其胆汁于小肠，而溢于血中，随血运遍周身，是以周身无处不黄"。"或问黄疸之证，中法谓病发于脾，西法谓病发于胆。今此案全从病发于胆论治，将勿中法谓病发于脾者不可信欤？答曰：黄疸之证有发于脾者，有发于胆者，为黄胆之原因不同，是以仲圣治黄胆之方各异，即如硝石矾石散，原治病发于胆者也。其矾石若用皂矾，固为平肝胆要药，至硝石确系火硝，其味甚辛，辛者金味，与矾石并用更可相助为理也。且西人谓有因胆石成黄胆者，而硝石矾石散，又善消胆石。有因钩虫成黄疸者，而硝石矾石散，并善除钩虫，制方之妙诚不可令人思议也。不但此也，仲圣对于各种疸证多用茵陈，因最善入少阳之腑以清热、舒郁、消肿、透窍，原为少阳之主药。仲圣若不知黄疸之证兼发于胆，何以若斯喜用少阳之药乎……不已显然揭明黄疸有发于胆经者乎"。张氏对黄疸的认识采用汇通中西医学理论的方法，形成了脾胃、肝胆、血为中心的黄疸病机理论，为后世认识辨治黄疸奠定了重要基础。

2. 善用矿物药，中西药并施

张氏临床治疗黄疸善于使用矿物药，如硝石、皂矾，认为"皂矾退热燥湿之力不让白矾，故能去脾中湿热。而其色绿而且青（亦名绿矾，又名青矾），能兼入胆经，借其酸收之味，以敛胆汁之妄行"。

不仅在黄疸病理上主张中西汇通，张锡纯对于黄疸的治疗更强调中西药合用，以达最佳疗效。例如，治天津苏媪案，用生怀山药、生杭芍、连翘、滑石、栀子、茵陈、甘草，兼顾脾胃、肝胆、膀胱诸经，并服西药阿司匹林得汗以解外感。二诊入生麦芽、鲜茅根、龙胆草，去连翘、滑石、栀子，总拟方原则不变。张氏这种中西药联合使用的治疗方法，充分体现了"衷中参西"汇通学派的辨证论治特色，至今垂范后世。

3. 执简驭繁，辨外感内伤论治

黄疸的临床表现错综复杂，古人有多种分类方法。隋代《诸病源候论》将黄疸分为 28 类，宋代《圣济总录》将黄疸分为九疸、三十六黄，皆过于繁杂，不利于临床掌握应用。元代罗天益在《卫生宝鉴》中依据黄疸性质之不同，分为阳黄与阴黄两大类。

张锡纯秉承仲景对于黄疸的分类原则，在临床上执简驭繁，依据黄疸的病因及临床表现不同，分为外感及内伤两类。他认为，内伤黄疸多无发热症状，发病多缓慢，先小便黄，继而眼黄、周身皆黄，可伴有饮食减少、大便色白等临床表现；外感黄疸多有发热，起病较急，可伴有阳明热盛，或脾胃湿热，或少阳相火炽盛的表现。

例如，天津苏媪案，患者于仲春得黄疸证；病因为"事有拂意，怒动肝火，继又薄受外感，遂遍身发黄成疸证"；证候为"周身黄色如橘，目睛黄尤甚，小便黄可染衣，大便色白而干，心中发热作渴，不思饮食，其脉左部弦长有力且甚硬，右部脉亦有力而微浮，舌苔薄而白无津液"。张锡纯认为乃"肝中先有蕴热，又为外感所束，其热益甚，致胆管肿胀，不能输其胆汁于小肠，而溢于血中随血运遍周身，是以周身无处不黄"；治疗上提出"《金匮》有硝石矾石散，原为治女劳疸之专方，愚恒借之以概治疸证皆效，而煎汤送服之药须随证更改。其原方原用大麦粥送服，而此证肝胆之脉太盛，当用泻肝胆之药煎汤送之"。具体方法：①将硝石矾石散变散为丸：净火硝（一两研细），皂矾（一两，研细），大麦面（二两，焙热，如无可代以小麦面），水和为丸，桐子大，每服二钱，日两次。②汤药：生怀山药（一两），生杭芍（八钱），连翘（三钱），滑石（三钱），栀子（二钱），茵陈（二钱），甘草（二钱），共煎汤一大盅，送服丸药一次，至第二次服丸药时，仍煎此汤药之渣送之。再者，此证舌苔犹白，右脉犹浮，当于初次服药后迟一点钟，再服西药阿司匹林一瓦，俾周身得微汗以解其未罢之表证。如此加减治疗"阅两旬病遂痊愈"。可见，张氏临床上不但对黄疸的内外分治有深刻认识，而且在治疗上注重"标本兼治"，除根据多年经验简化临床辨别疾病步骤，还中西互参，深刻认识到黄疸的形成机理和发病部位，可谓研究深刻，匠心独具。

4. 立足中焦，调理气机升降

　　张锡纯善于从调整人体气机升降的角度治疗疾病，对于黄疸的治疗，主张从中焦入手，调理气机升降。中焦是人体气机升降之枢纽，对于调节和控制气机升降，血液、水液正常敷布至关重要。张氏认为，黄疸的主要根源在于中焦脾胃升降失常，进而影响肝胆之气化，临床上黄疸患者伴有恶心、呕吐、腹胀、纳差等症状也因中焦气机升降失常所致。因此，治疗上强调立足于中焦脾胃，调理气机升降。

　　例如，治疗范某黄疸医案。范某因饮酒过量，出现黄疸，纳差，呕吐，大便白而干涩，小便黄，脉象左部弦而有力，右部滑而有力，属于脾蕴湿热，胃气上逆，胆火因而上逆。治此证者，宜降胃气，除脾湿，兼清肝胆之热，则黄疸自愈。处方：生赭石（一两，轧细），生薏米（八钱，捣细），茵陈（三钱），栀子（三钱），生麦芽（三钱），竹茹（三钱），木通（二钱），槟榔（二钱），甘草（二钱），煎汤服。方中以生赭石、竹茹、槟榔降胃气；茵陈、栀子、木通清肝胆湿热，利尿；生麦芽、生薏苡仁健脾升清，故疗效显著。

5. 圆机活法，善用经方化裁

张锡纯治疗黄疸，常常根据不同的证候特点，灵活选用汗、下、温、清、消、补、和等方法。例如，脉象浮，提示有表证者，用麻黄、连翘等汗解；阳明腑实者，以承气汤泻下逐邪；中焦虚寒者，以干姜、附子温中；阳明经热盛者，以白虎汤清热；痰热互结者，以硝石等消痰；脾胃虚弱者，以黄芪、白术补脾；伴有少阳枢机不利者，以柴胡汤和解。

临床上，张锡纯善于运用经方硝石矾石散化裁，广泛应用于内伤黄疸的治疗，将该方的适用范围，从女劳疸扩展到多种内伤黄疸，甚至包括胆系结石导致的阻塞性黄疸，以及钩虫病所致的黄胖病，并取得较好的临床疗效。硝石矾石散全方虽然仅有 3 味药物，却攻补兼施，湿痰同治。硝石味苦咸辛，既能入血分而消痰血，又能"强金制木"，制约胆汁外溢；矾石入气分而化湿利尿；大麦甘、凉，归脾、肾经，健脾和胃，以防金石药碍胃。三药合用，共奏化瘀祛湿之效。该方组方严谨，疗效卓著。

验案举隅

王级三，奉天陆军连长，年三十二岁，于季秋得黄疸证。

病因 出外行军，夜宿帐中，勤苦兼受寒凉，如此月余，遂得黄疸证。

证候 周身黄色甚暗似兼灰色，饮食减少，肢体酸懒无力，大便一日恒两次，似完谷不化，脉象沉细，左部更沉细欲无。

诊断 此脾胃肝胆两伤之病也，为勤苦寒凉过度，以致伤其脾胃，是以饮食减少，完谷不化；伤其肝胆，是以胆汁凝结于胆管之中，不能输肠以化食，转由胆囊渗出，随血流行于周身而发黄。此宜用《金匮》硝石矾石散以化其胆管之凝结，而以健脾胃补肝胆之药煎汤送服。

处方 用硝石矾石散所制丸药，每服二钱，一日服两次，用后汤药送服。

生黄芪（六钱），白术（四钱，炒），桂枝尖（三钱），生鸡内金（二钱，黄色的捣），甘草（二钱）。共煎汤一大盅，送服丸药一次，至第二次服丸药时，仍煎此汤药之渣送之。

复诊 将药连服五剂，饮食增加，消化亦颇佳良，体力稍振，周身黄退弱半，脉象亦大有起色。俾仍服丸药，一次服一钱五分，日两次，所送服之汤药宜略有加减。

生黄芪（六钱），白术（三钱，炒），当归（三钱），生麦芽（三钱），生鸡内金（二钱，黄色的捣），甘草（二钱）。共煎汤一大盅，送服丸药一次，至第二次服丸药时，仍煎此汤药之渣送服。

效果 将药连服六剂，周身之黄已退十分之七，身形亦渐强壮，脉象已复其常。俾将丸药减去一次，将汤药中去白术加生怀山药五钱，再服数剂以善其后。

（《医学衷中参西录·黄疸门·黄疸》）

【编者按】本案患者由于勤苦兼受寒凉，脾胃肝胆两伤，遂得黄疸证，为脾胃寒湿导致肝胆疏泄失常，胆汁外溢，治疗用健脾益气、散风寒之汤药，送服化痰瘀、利胆退黄之硝石矾石散。汤药中生黄芪、白术健脾益气，杜绝生湿之源；桂枝尖与甘草辛甘化阳，去除风寒之邪，同时兼能温通血脉以复脉；生鸡内金消食健胃。矾石即皂矾，入气分而化湿利水，为平肝胆要药；硝石即火硝，味苦咸，既入血分而消痰瘀，且其味甚辛，辛者金味，与矾石并用可相助为理也，即借金能制木之义以制胆汁之妄行也；因两石有伤胃的弊端，故用大麦甘、凉，归脾、肾经，健脾和胃，或用小麦面护胃，以减轻其副作用。矾石、硝石、大麦合用，有消瘀化湿之功效，适用于各种黄疸。二诊由于"脉象亦大有起色"，故去掉桂枝加当归和麦芽，起到养血疏肝健胃之功，同时以防硝石矾石散消瘀化湿太过对阴血的损伤。

由上可知，张锡纯对黄疸的病因病机辨别精准，治疗经验丰富，其脾胃肝胆同治、外感内伤同调、丸汤并用、多管齐下之圆机活法，堪为后学示范。

（三）癃闭

癃闭是临床危重急症，因小便不通，水湿内淫，中碍脾胃，为胀、为呕，外侵肌肤为肿，泛及上焦则为喘，数日不通，必致危殆，故《内经》提出"小大不利治其标"，强调小便不通的临床选择治疗方法的重要性。张锡纯继承并发扬了《内经》学术思想，对癃闭的辨治颇具特色，可师可法。

1. 阴阳虚衰、气虚下陷、气郁湿热为病机关键

（1）阳虚寒凝。张氏认为，"人之水饮，非阳气不能宣通"，阳通气化，水饮才能经三焦而达膀胱，气化而出。因阳虚或气弱不能宣通，气化不利，升降停滞，可致小便不通。以三焦而言，如上焦阳虚，水停于膈，水不下达，或中焦阳虚，水停于脾胃，或下焦阳虚，膀胱气化不行等，皆可致小便不利。

（2）阴液不足。肾为封藏之本、主水液，精血同源，肾阴亏损，血亏不能濡润，膀胱气化不行，可致小便不利。

（3）湿热蕴滞。湿热蕴郁下焦，膀胱气化失司，小便亦见不利，严重时膀胱肿胀，或阴盛不能化阳，导致小便不利，湿积而水肿。

（4）气虚下陷。三焦乃水液之通路，三焦气化不升则不降，因为气虚下陷，郁于下焦，滞其升降，影响水液流行，故小便不利。

（5）脾虚气郁。张氏遵《内经》"诸湿肿满，皆属于脾"之旨，认为脾虚影响气机宣化，津液气化凝滞，水湿内停，小便不利而成癃闭。

阴虚、阳虚、气虚、气郁、湿热等都可致癃闭，其病位在膀胱，与三焦气化失司、肺脾肾功能失调有关。

2. 辨别寒热虚实，尤重脉诊

张锡纯认为，癃闭有寒热虚实之分，临证要仔细甄别。因湿热蕴结，浊瘀阻塞，肝郁气滞，肺热气壅所致者，多属热证、实证；因脾气不升，肾阳不足，命门火衰，气化不及州都者，多属寒证、虚证。

张氏认为，辨识寒热虚实，脉诊起着重要的作用。癃闭脉象，当有浮沉迟数之别，详察脉法，对辨别证候意义重大。有时但以脉测证，凭脉施方，效验异常。癃闭一证，水道不通，多见水肿。因此，在辨别水肿证候上，张氏特别强调"脉浮水肿与脉沉水肿迥异"，脉浮者，多系风水，腠理闭塞，小便不利，当以《金匮》越婢汤发之，通身得汗，小便自利；若脉浮而兼数者，当是阴虚火动，宜兼用凉润滋阴之药；脉沉水肿，多系虚、寒证，故"不可遽以凉断"，若沉而按之有力者，系下焦蕴热未化，"当用凉润之药"滋阴以化其阳，小便自利；若脉沉迟，微弱欲无，是真阳衰微；脉数有力，为热证或气郁；"脉数者阴分虚也，无力者阳分虚也，此脉证为阴阳俱虚，致气化伤损，不能运化水饮以达膀胱，所以小便滴沥全无也"。脉象大致平和，而微有滑数之象，张氏断为湿热为患。对六脉皆沉细，诊脉之际，张氏运用望、闻、问、切四诊合参，复诊时注意观察脉象的变化，而推测病情的进退。在诊脉的方法上，张氏谆谆告诫："肿之剧者，脉之部位皆肿，似难辨其沉浮与有力无力，必重按移时，使按处成凹始以细细辨认。"例如，治一老媪，年六十余，得水肿证，诊脉数而无力，遣用宣阳汤、济阴汤二方交替服用，小便直如泉涌，肿遂尽消。

此外，张氏认为癃闭需排除水肿、鼓胀，在论述癃闭症状时，除描述小便不利外，亦多描述水肿、鼓胀等表现。癃闭与水肿、鼓胀虽皆与水液代谢相关，但三者却有很大区别。癃闭系小便不通，病位主要在膀胱；水肿关系肺、脾、肾，主以风水为主，是全身性肿胀病；鼓胀则以腹部鼓胀为主，关系到气血水诸因，临床宜加辨别。但需分清因果，如果水肿、鼓胀系由小便不利引起，应抓主要矛盾从癃闭论治。

3. 选药平淡，制方简约

《医学衷中参西录》自制治癃闭方9首，使用的药物计26味，配伍或单味出现次数较多的有威灵仙、生杭白芍、於术共出现3次；人参、地肤子、白茅根、柴胡、鸡内金共出现2次。依其功效范围，所用26味药可分属补气药（人参、黄芪、於术、甘草），补血药（熟地黄、生杭白芍、当归），滋阴药（麦冬、龟甲），清热药（知母、黄柏），温里药（附子、干姜、小茴香），解表药（桂枝、生姜、升麻、柴胡），祛风湿药（威灵仙），利水渗湿药（茯苓、滑石、地肤子、椒目），理气药（陈皮），消食药（鸡内金），止血药（白茅根）。张氏组方药味少而精，有的放矢，所制9方中，药少者仅1味，多者亦不过8味。

从以上统计可以看出，张氏治疗癃闭的药物均为常用药，制方简约，看似平淡，但经过合理配伍，疗效显著。

4. 谙熟药性，用药巧妙

张氏治癃闭，用药常独辟蹊径，令人耳目一新。这和他谙熟药性，通达药理密不可分。例如，他常用地肤子为向导，用威灵仙温窜之力化膀胱之凝滞，以鸡内金健脾胃，化津液气化之凝滞，以白芍利小便，用单味鲜白茅根、蝼蛄治癃闭等。单味药具有调配简单，药力单一的特点，选用得当，往往能出奇制胜。

例如，癃闭证阳分虚损，气弱不能宣通，致小便不利，方用宣阳汤，药如野台参、威灵仙、麦冬、地肤子等。方中以人参为君以益气，助气之健运，辅以麦冬以济人参之热，少佐地肤子宣阳利水，尤妙在淫羊藿以宣中有通，使气化水行，而小便自利。由此可见，张氏根据癃闭患者病情，"急则治标，缓则治本"，因熟练掌握药物的性味、归经，使其在处理急症时游刃有余，立于不败之地。

5. 创新外治法，善内外兼治

癃闭亦可采用外治法，尤其内服药治疗无效时，急通小便，常可收效。张氏治疗癃闭除了药物治疗外，亦尝试应用外治法。在《医学衷中参西录》中记载多种治疗癃闭小便不利的外治法，如闻药方，用明雄黄、蟾酥、麝香，共研细，闻之，小便即通；外敷方，用蛤蚧和麝香捣，纳脐缚定，即通；热熨法，用葱白、干米醋炒至极热，熨脐上，治小便因寒不通，或因气滞不通者。此外，书中还介绍了金属导尿管导尿法，在当时中医群体中算是开明、先进之举。

验案举隅

石玉和，辽宁省公署护兵，年三十二岁，于仲冬得小便不通证。

病因　晚饭之后，食梨一颗，至夜站岗又受寒过甚，遂致小便不通。

证候　病初得时，先入西医院治疗。西医治以引溺管小便通出，有顷小便复存蓄若干，西医又纳以橡皮引溺管，使久在其中有尿即通出。乃初虽稍利，继则小便仍不出，遂来院中（立达医院）求为诊治。其脉弦细沉微，不足四至，自言下焦疼甚且凉甚，知其小便因受寒而凝滞也，斯当以温热之药通之。

处方　野党参（五钱），椒目（炒，捣，五钱），怀牛膝（五钱），乌附子（三钱），广肉桂（三钱），当归（三钱），干姜（二钱），小茴香（二钱），生明没药（二钱），威灵仙（二钱），甘草（二钱）。共煎一大盅，温服。

方解　方中之义，人参、灵仙并用，可治气虚小便不通。椒目与桂、附、干姜并用，可治因寒小便不通。又佐以当归、牛膝、茴香、没药、甘草诸药，或润而滑之，或引而下之，或辛香以透窍，或温通以开瘀，或和中以止疼。众药相济为功，自当随手奏效也。

效果　将药煎服一剂，小便通下，服至三剂，腹疼觉凉痊愈，脉已复常。俾停服汤药，日用生硫黄钱许研细，分作两次服，以善其后。

说明 诸家本草，皆谓硫黄之性能使大便润、小便长，用于此证，其暖而能通之性适与此证相宜也。

（《医学衷中参西录·大小便病门·小便因寒闭塞》）

【编者按】患者因感受寒邪，寒性凝滞，出现小便不通。寒主收引、凝滞，"不通则痛"，而见下焦冷痛。其脉象弦细沉微，不足四至，为阳虚外寒凝滞，表里皆寒，导致膀胱气化不利，进而出现癃闭。"斯当以温热之药通之"，运用温阳散寒、通利小便药物，体现了"寒者热之"的治则。用党参、威灵仙之"补气通滞"；肉桂、附子、干姜、椒目之"驱寒通滞"；当归之"润燥通滞"；小茴香之"开窍通滞"；怀牛膝之"引药下行通滞"；没药之化瘀通滞；硫黄之"暖下通滞"；甘草之止痛通滞，无不匠心独具，颇启幽思。

癃闭为临床最为急重病症之一，水蓄膀胱，欲排不能，小腹胀痛难忍，甚是急迫。因此，癃闭之治疗，须谨遵"急则治标，缓则治本，标本兼治"。张氏此案，详细记载病史，急性期患者采用西医导尿疗法，为"急则治标"，待其稍缓，配合中医治疗。鉴于疾病是本虚标实，故其治疗思路是"标本兼治，扶正祛邪"。该案不失为汇通中西，优势互补，解除癃闭病痛的一则医案。

（四）淋浊

1. 肾虚为本，膀胱积热为标

张锡纯认为，淋浊多虚实夹杂，以肾虚为本，膀胱积热为标。例如，血淋常因纵欲太过，肾虚生热，或妄补相火动，以致"血室血热妄动"；膏淋"多由肾脏亏损，暗生内热"；气淋多因"其人下焦本虚，素蕴内热……虚热与湿热互结于膀胱，滞其升降流通之机"；劳淋多因"劳而阴亏热炽，熏蒸膀胱"；石淋多因"三焦气化瘀滞……膀胱暗生内热，内热与瘀滞煎熬，久而结成砂石"；寒淋，其实质亦不离肾虚热积，乃平素肾虚之体，复感寒邪所致,"实有寒热凝滞,寒多热少之淋"。

另外,张氏首次将花柳毒淋归属于"淋浊"范畴,认为乃因污浊秽气逆入尿道,而致血瘀肉腐成脓所致,症见疼痛异常或兼白浊或兼溺血。总之,张氏所论淋浊虽有寒热虚实之分,但以热居多,寒较少。

2. 分类施治,大胆创新

历代医家关于淋浊的认识有较详细的论述。例如,《金匮要略·五脏风寒积聚病脉证并治》曰:"热在下焦,则属血,亦令淋秘不通。"《诸病源候论》曰:"若饮食不节,喜怒不时,虚实不调,脏腑不和,至肾虚而膀胱热,肾虚则小便数,膀胱热则水下涩……分石淋、劳淋、血淋、气淋、膏淋、冷淋六种。"阐释了淋浊的病因病机与分类。

张锡纯将淋浊分为气、血、劳、砂、膏、寒、毒七淋,并对各类型分别加以论述。例如,血淋,"或红,或白,或丝,或块,溺时杜塞牵引作疼";膏淋,"小便涸浊,更兼稠黏,便时淋涩作疼";气淋,"少腹常常下坠作疼,小便频数,淋涩疼痛";劳淋,"小便不能少忍,便后仍复欲便,常常作疼";砂淋,"久而结成砂石,杜塞溺道,疼楚异常";寒淋,"喜饮热汤,喜坐暖处,时常欲便,便后益抽引作疼";毒淋,"疼痛异常,或兼白浊,或兼溺血"。此外,张氏还以小便时痛与不痛,作为鉴别血淋与溺血的依据之一,如"溺血之证,不觉疼痛,其证多出溺道"。

在治疗上,张锡纯以扶正祛邪、利尿通淋为治淋大法,破"淋家忌补"之说。在治淋方中,他加用山药、黄芪补益之药,或龙骨、牡蛎固涩滑脱之品,以期正气旺盛,邪自小便而出。张锡纯治疗淋浊的创新方法,为后世论治淋浊提供了思路。

3. 病证结合,用药独特

《医学衷中参西录》设"治淋浊方"专篇,创14首淋浊方,对各类型从症状、病因、病机、制方、选药均做了详细论述。从其拟方可见,张锡纯治疗血、气、劳、砂、寒、膏诸淋喜用山药、黄芪扶正，辅以滋阴清热、利尿通淋之杭芍，并根据诸淋各自特点，或佐以固涩滑脱之龙骨、牡蛎，或佐以化滞之乳香、没药，或佐以清热之知母、生地黄、白头翁，或佐以消化砂石之品，如鸡内金、朴硝、硝石，或佐以温通利尿之药，如小茴香、椒目，以期标本兼顾，清除邪气。

此外，在淋浊的预防上，张锡纯讲究多食醋，多饮白开水，认为醋之性善化硬物，如鸡、鸭蛋皮，醋久浸可致消化，若于食料中多调以醋，亦可为预防之法。张氏这种食醋方法为临床防治淋浊提供新思路。

病案举隅

李克明，天津东门里宝林书庄理事，年二十六岁，得小便白浊证。

病因 其家在盐山，距天津二百余里，于季秋乘载货大车还家，中途遇雨，衣服尽湿，夜宿店中，又披衣至庭中小便，为寒风所袭，遂得白浊之证。

证候 尿道中恒发刺痒，每小便完时有类精髓流出数滴。今已三阅月，屡次服药无效，颇觉身体衰弱，精神短少，其脉左部弦硬，右部微浮，重按无力。

诊断 《内经》谓肾主蛰藏，肝主疏泄，又谓风气通于肝，又谓肝行肾之气。此证因风寒内袭入肝，肝得风助，其疏泄之力愈大，故当小便时，肝为肾行气过于疏泄，遂致肾脏失其蛰藏之用，尿出而精亦随之出矣。其左脉弦硬者，肝脉夹风之象，其右脉浮而无力者，因病久而气血虚弱也。其尿道恒发刺痒者，尤显为风袭之明征也。此宜散其肝风，固其肾气，而更辅以培补气血之品。

处方 生箭芪（五钱），净萸肉（五钱），生怀山药（五钱），生龙骨（五钱，捣碎），生牡蛎（五钱，捣碎），生杭芍（四钱），桂枝尖（三钱），生怀地黄（三钱），甘草（钱半）。共煎汤一大盅，温服。

方解　方中以黄芪为主者，因《本经》原谓黄芪主大风，是以风之入脏者，黄芪能逐之外出，且其性善补气，气盛自无滑脱之病也。桂枝亦逐风要药，因其性善平肝，故尤善逐肝家之风，与黄芪相助为理，则逐风之力愈大也。用萸肉、龙骨、牡蛎者，以其皆为收敛之品，又皆善收敛正气而不敛邪气，能助肾脏之蛰藏而无碍肝风之消散，药物解中论之详矣。用山药者，以其能固摄下焦气化，与萸肉同为肾气丸中要品，自能保合肾气不使虚泻也。用芍药、地黄者，欲以调剂黄芪、桂枝之热，而芍药又善平肝，地黄又善补肾，古方肾气丸以干地黄为主药，即今之生地黄也。用甘草者，取其能缓肝之急，即能缓其过于疏泄之力也。

效果　将药连服三剂，病即痊愈，因即原方去桂枝以熟地易生地，俾再服数剂以善其后。

（《医学衷中参西录·大小便病门·小便白浊》）

【编者按】《内经》谓肾主蛰藏、肝主疏泄，患者左脉弦硬，肝脉夹风之象；右脉浮而无力，病久而气血虚弱。尿道刺痒，为风袭之明征也。治宜散其肝风，固其肾气，而辅以培补气血之品。方中以黄芪补气固表，气盛则能顾护津液外失，保证机体津液运行，为主药；山茱萸、龙骨、牡蛎，皆为收敛之品，善收敛正气而不敛邪气，能助肾脏封藏，且无关门留寇之患；山药固摄下焦气化，与山茱萸同为肾气丸中要品，自能保合肾气不使虚泻也。芍药、地黄，制约黄芪、桂枝的热性，使药性趋向平和，不过于温燥，而芍药又善平肝，地黄又善补肾，古方肾气丸以干地黄为主药，取其能缓肝之急，即能缓其过于疏泄之力也。将药连服三剂，病即痊愈，效如桴鼓。

（五）痰饮

1. 尊仲景方，灵活化裁

水饮属于阴类，非阳不运。《金匮要略·痰饮咳嗽病脉证并治》曰："病痰饮者，当以温药和之。"张锡纯在此基础上，提出"心肺阳虚，不能宣通脾胃，以致多生痰饮"，并用类比方法详细阐述了痰饮病变的形成、传变与性质。"人之脾胃属土，若地舆然。心肺居其上，正当太阳部位，其阳气宣通，若日丽中天，暖光下照。而胃中所纳水谷，实借其阳气宣通之力，以运化精微而生气血，传送渣滓而为二便。清升浊降，痰饮何由而生。唯心肺阳虚，不能如离照当空，脾胃即不能借其宣通之力，以运化传送，于是饮食停滞胃口。若大雨之后，阴雾连旬，遍地污淖，不能干渗，则痰饮生矣"。因此，张锡纯自拟理饮汤。此方由苓桂术甘汤化裁而来，在原方基础上重用干姜，以补助上焦、中焦阳气；配以厚朴温通之性，使胃中阳通气降，运水谷速行于下；用橘红理气化痰，以白芍监制热药，预防肝胆之热，且其善利小便，使痰饮自减。例如，张锡纯用理饮汤治一妇人，年四十许，胸中常觉满闷发热，或旬日，或浃辰（作者注：十二日之意）之间，必大喘一二日。医者用清火理气之药，初服稍效，久服转增剧，脉沉细几不可见。患者服一剂，心中热去，数剂后转觉凉甚，遂去白芍，连服二十余剂，胸次豁然，喘不再发。对于患者胸中常觉发热、气喘，前医投以清火理气药效不著。而张锡纯独具慧眼，认为是寒饮留滞心胸，阻滞气机正常输布所致。病属痰饮，当师仲景之法，以温药和之，虽未用仲景方，但师仲景意，故收奇功。

2. 勤于临床，自创新方

张锡纯治疗痰饮病常常结合自己的临床实践，创制有效验方。其所创理痰汤、理饮汤、龙蚝理痰汤、健脾化痰丸、期颐饼5首方剂，至今在临床上依然行之有效，其中理痰汤和理饮汤最为著名。

理饮汤主治"因心肺阳虚，致脾湿不升，胃郁不降，饮食不能运化精微，变为饮邪"，临床表现为胸闷、短气、喘促、咳吐黏涎、心中热或身热、耳聋、脉弦迟细弱。

理痰汤主治"痰涎郁塞"之证，临床表现或胸膈满闷、短气，或喘促咳逆，或惊悸不寐，或胃口胀满、哕呃，或肢体麻木、偏枯，或关节筋骨俯仰不利、牵引作疼，或眩晕不能坐立。

龙蚝理痰汤主治思虑生痰，因痰生热，神志不宁，虚而兼实之痰证，为理痰汤去芡实，加龙骨、牡蛎、代赭石、朴硝而成。此方用药特色是用龙骨、牡蛎代芡实，宁心固肾，安神清热，两药并用以治痰。然犹恐痰涎过盛，消之不能尽消，故又加代赭石、朴硝以引之下行。芡实为补肾固精之品，龙骨、牡蛎除能补肾、固肾外，还能治痰，是张锡纯的一大创新。

健脾化痰丸主治脾胃虚弱，不能运化饮食，以致生痰，由白术、鸡内金两味药组成，炼蜜为丸。白术为健补脾胃之主药；有鸡内金之善消瘀积者以佐之，则补益与宣通并用。俾中焦气化，壮旺流通，精液四布，清升浊降，痰之根柢蠲除矣。此方不但治痰甚效，凡廉于饮食者，服之莫不饮食增多。且久服之，并可消融腹中一切积聚。

张锡纯的四首治痰饮方都是其根据多年熟读经典和临床实践经验总结提炼而成的，值得后世仿效。

3. 善用食疗治病，提倡点穴捏喉

张锡纯治疗痰饮除服用汤药外，也擅长使用食疗法。他创制期颐饼，将药物（生芡实、生鸡内金）和白糖、面粉同用，制作极薄小饼，烙成焦黄色，随意食之，治老人虚弱不能行痰，致痰气郁结，胸次满闷，胁下作疼。凡气虚痰盛之人，服之皆效，兼治疝气。此方所用药品，二谷食，一肉食，复以砂糖调之，可作寻常服食之物，与他药饵不同；且食之，能令人饮食增多，则气虚者自实也。此方药食同用，为张氏治痰饮特色之一。

此外，张锡纯还提倡"治痰点天突穴法"。天突穴在颈部，当前正中线上，胸骨上窝中央，主治咳嗽、哮喘。点时屈手大指，以指甲贴喉，指端着穴，自向下用力，其气即通，指端当一起一点，令痰活动，兼频频挠动

其指端，令喉痒作嗽，其痰即出。又有捏喉法，先自捏其喉咙，如此捏法即可作嗽，则得其法。无论以手点天突穴，还是捏结喉法，必痒嗽吐痰后，其气乃通，故二法宜相辅并用。可见，张氏临床经验之丰富，运用多种方法治疗痰饮病，往往立起沉疴，屡建卓效。

验案举隅

一妇人，年三十许。身形素丰，胸中痰涎郁结，若碍饮食，上焦时觉烦热，偶服礞石滚痰丸有效，遂日日服之。初则饮食加多，继则饮食渐减，后则一日不服，即不能进饮食。又久服之，竟分毫无效，日仅一餐，进食少许，犹不能消化。且时觉热气上腾，耳鸣欲聋，始疑药不对证，求愚诊治。其脉象浮大，按之甚软。愚曰：此证心肺阳虚，脾胃气弱，为服苦寒攻泻之药太过，故病证脉象如斯也。拟治以理饮汤。病家谓，从前医者，少用桂、附即不能容受，恐难再用热药。愚曰：桂、附原非正治心肺脾胃之药，况又些些用之，病重药轻，宜其不受。若拙拟理饮汤，与此证针芥相投，服之必无他变。若畏此药，不敢轻服，单用干姜五钱，试服亦可。病家依愚言，煎服干姜后，耳鸣即止，须臾觉胸次开通。继投以理饮汤，服数剂，心中亦觉凉甚。将干姜改用一两，又服二十余剂，病遂除根。

理饮汤组成：於术（四钱），干姜（五钱），桂枝尖（二钱），炙甘草（二钱），茯苓片（二钱），生杭芍（二钱），橘红（钱半），川浓朴（钱半）。

（《医学衷中参西录·治痰饮方·理饮汤》）

【编者按】患者形体素丰，胸中痰涎郁结，饮郁化热，影响脾胃运化，故出现饮食减少、上焦时觉烦热，服礞石滚痰丸有效。然礞石滚痰丸为峻猛化痰之药，多服则易损伤脾阳，而脾胃损伤更易致痰饮加重。因此，张氏遵从仲景"病痰饮者，当以温药和之"之法，用理饮汤以干姜、桂枝为主，助心肺之阳而宣通之。白术、茯苓、橘红、甘草以理脾胃之湿而淡渗之。其中茯苓、甘草同用最泻湿满；用少量厚朴者，借其温通之性，使胃阳气降，运水谷速降于下。白芍其用有三，一是苦平酸收，防止桂枝、干姜过于温燥伤阴。二是白芍凉润，益肝胆之阴，防肝胆热盛。三是白芍善利小便，小便利，痰饮减。诸药合用，起到健脾温化痰饮之功。

（六）喘证

1. 喘分内外，内伤肾虚常见，外感寒邪为主

张锡纯根据自己多年临床经验提出喘证可分内伤、外感两类，认为肺为娇脏、五脏六腑之华盖，肺气充盈，机能旺盛，则肺宣肃正常；若肺气虚，鼓动无力，必影响肺之宣肃功能而出现喘证。

对于内伤导致的喘证，病因虽多，然与肺、肝、肾、脾、胃、心等脏腑有关。"欲究喘之病因，当先明呼吸之枢机何脏司之"，"喉为气管，内通于肺，而吸入之气，实不仅入肺，并能入心、入肝、入冲任，以及于肾等"。在这些脏腑中，张氏认为肾虚作喘较为常见，在继承前人成就基础上，结合自己临床经验，提出"肾失闭藏作喘"说。古今多认为，肾虚摄纳失常，气不归元，气逆于肺而为喘，即肾不纳气。而张氏根据《素问·六节藏象论》中"肾者主蛰，封藏之本"中"肾主闭藏"的特性，提出肾虚失于闭藏，可致喘逆短气。

对于外感导致的喘证，张氏认为"外表为风寒所束，卫气不能流通周身，肺悬胸中，因受其排挤而作喘"；或者"外感之风寒内侵，与胸间之水气凝滞，可上迫肺气作喘。"风寒外感，内遏肺气，气机上逆，或引动内伏寒饮，是致喘的主要原因。

2. 运用"大气理论"指导治疗喘证

张氏认为，大气下陷为喘证发病的重要因素。"大气者，充满胸中，以司肺呼吸之气"。大气的主要生理功能是主呼吸，并影响心血的运行，大气下陷，其行呼吸、贯心脉的功能下降，必短气而喘，脉证特点为呼吸有声，但不耸肩以息，脉多迟而无力，尺脉或略胜于寸脉。据此，张氏自创升陷

汤，补气升提为主，方用生黄芪、知母、柴胡、桔梗、升麻。气分极虚者，加人参以培气之本，或加山茱萸以防气之涣散。若兼阴虚不纳气而作喘者，于方中去桔梗、升麻、柴胡，恐其碍于阴虚不纳气，加生山药、玄参、枸杞子、桂枝。

3. 多法并施治疗喘证

喘证不仅是肺系疾病的主要病症，且可因其他脏腑病变影响于肺所致。张氏治喘方法灵活多样，不仅继承了前贤的研究成果，而且还有创新和发展。对《医学衷中参西录》中有关喘证文献研究发现，张氏治喘方法有12种之多，为降气法、补气法、宣肺法、化痰法、升陷法、收敛法、重坠法、健脾法、补肾法、平肝法、温阳法、活血行气法。其中平肝法可谓治喘方法中最具代表性的治法。张氏认为："有肝气、胆火夹冲胃之气上冲作喘，其上冲之极致排挤胸中大气下陷，其喘又顿止，并呼吸全无，须臾忽又作喘，而如斯循环不已者，此乃喘证之至奇者也。"对于肝气上冲导致喘证，他常用桂枝平肝降冲，认为桂枝花开于中秋，是桂之性原得金气而旺，且味辛属金，故善抑肝木之盛而使不横恣，又善降敛诸逆气；而桂之枝形如鹿角，直上无曲，故又善理肝木使之条达。对于肝火夹冲气上冲作喘，张氏多用龙胆草、川楝子、代赭石、白芍、桂枝等平肝，可谓匠心独运。

4. 活用经方治疗喘证

张氏治喘善用经方是其一大特色，多以麻黄汤、小青龙汤、苓桂术甘汤、麻杏甘石汤、越婢加半夏汤、白虎汤等出入。其喜用经方但不拘泥于经方，多根据临床需要进行加减。例如，在使用小青龙汤时，如或素有他证，用小青龙汤也有不完全合适的，必须变通应用，使之与"素有之证无妨，始能稳妥奏功"。如喘证之脉证俱实者，小青龙汤恒加杏仁三钱，而仍用麻黄一钱，认为"其效更捷"；若证虽实而脉虚弱者，麻黄则不用或只用五分，再加山药三钱以佐之；若素有血证时，则去桂枝，留麻黄，加龙骨、牡蛎各数钱，"有热者加知母，热甚者加生石膏"。

病案举隅

抚顺姚旅长公子，年九岁，因有外感实热久留不去，变为虚劳咳嗽证。

病因 从前曾受外感，热入阳明。医者纯用甘寒之药清之，致病愈之后，犹有些余热稽留脏腑，久之阴分亏耗，浸成虚劳咳嗽证。

证候 心中常常发热，有时身亦觉热，懒于饮食，咳嗽频吐痰涎，身体瘦弱。屡服清热宁嗽之药，即稍效，病仍反复，其脉象弦数，右部尤弦而兼硬。

诊断 其脉象弦数者，热久涸阴，血液亏损也；其右部弦而兼硬者，从前外感之余热，犹留滞于阳明之腑也。至其咳嗽吐痰，亦热久伤肺之现象也。欲治此证，当以清其阳明余热为初步，热清之后，再用药滋养其真阴，病根自不难除矣。

处方 生石膏（两半，捣细），大潞参（三钱），玄参（五钱），生怀山药（五钱），鲜茅根（三钱），甘草（二钱）。共煎汤一盅半，分两次温饮下。若无鲜茅根时，可用鲜芦根代之。

方解 此方即白虎加人参汤以玄参代知母，生山药代粳米，而又加鲜茅根也。盖阳明久郁之邪热，非白虎加人参汤不能清之，为其病久阴亏，故又将原方少为变通，使之兼能滋阴也。加鲜茅根者，取其具有升发透达之性，与石膏并用，能清热兼能散热也。

复诊 将药煎服两剂，身心之热大减，咳嗽吐痰已愈强半，脉象亦较前和平。知外邪之热已清，宜再用药专滋其阴分，俾阴分充足，自能尽消其余热也。

处方 生怀山药（一两），大甘枸杞（八钱），生怀地黄（五钱），玄参（四钱），沙参（四钱），生杭芍（三钱），生远志（二钱），白术（二钱），生鸡内金（二钱，黄色的捣），甘草（钱半）。共煎汤一盅，温服。

效果 将药连服三剂，饮食加多，诸病皆愈。

（《医学衷中参西录·虚劳喘嗽门·虚劳咳嗽兼外感实热证》）

【编者按】患者因外感实热迁延不愈，加上前医辨治失误，导致虚劳咳喘。外感实热初起，忌纯用大剂甘寒之品，用后易出现余热留于脏腑，日久邪热伤津耗液。陆九芝谓："凡外感实热之证，最忌但用甘寒滞泥之药治之。其病纵治愈，亦恒稽留余热，永锢闭于脏腑之中，不能消散，致热久耗阴，浸成虚劳，不能救药者多矣。"所以，此宜清热养阴，先清阳明余热，然后滋养真阴。方用白虎加人参汤加减，以玄参代知母，生山药代粳米，加鲜茅根。之所以用玄参代知母，是因为知母较为寒凉，服用后会出现泄泻，而玄参有更好的滋阴效果，更加符合病情。用山药代粳米为张氏独特用法，白虎汤中粳米的作用是调和胃气，而山药不仅能调和胃气，兼能固摄下焦元气，且生山药质润多汁，最善滋阴。阳明郁热日久，唯有用白虎汤清之，加鲜茅根，是取其具有升发透达之性，与石膏并用，能清热兼能散热。

复诊时患者较之前明显好转，脉象较为平和，其阳明余热已清除，唯有阴分虚证还未完全恢复，治以健脾养阴之法，方用生怀山药、枸杞子、生地黄、玄参、沙参、生杭芍滋阴，白术、生鸡内金健脾助运，促进脾胃机能恢复。远志化痰开窍、安神益智，甘草调和诸药，共同达到健脾养阴、化痰开窍之效。

（七）脾胃病

1. 注重脾胃特性，调理气机升降

《素问·六微旨大论》曰："出入废则神机化灭，升降息则气立孤危。四者之有，而贵常守，反常则灾害至矣。"脾胃同居中焦，为气机升降之枢，当升不升，当降不降，皆为病态。《素问·阴阳应象大论》曰："清气在下，则生飧泄，浊气在上，则生䐜胀。"张锡纯治疗脾胃病时，注重脾升胃降特性，从调理脾胃气机入手。"脾主升清，所以运津液上达。胃主降

浊，所以运糟粕下行"(《医学衷中参西录·治气血郁滞肢体疼痛方·培脾舒肝汤》)。因此，在临床治疗中，张锡纯喜用代赭石配人参，"生赭石压力最胜，能镇胃气冲气上逆，开胸膈，坠痰涎，止呕吐，通燥结，用之得当，诚有捷效。虚者可与人参同用……参赭镇气汤中人参，借赭石下行之力，挽回将脱之元气，以镇安奠定之，亦旋覆代赭石汤之义也"(《医学衷中参西录·治喘息方·参赭镇气汤》)。脾主升清，胃主降浊，在下之气不可一刻不升，在上之气不可一刻不降。一刻不升则清气下降，一刻不降则浊气上注，冲气上逆。他创制的参赭镇气汤方即取升降相因之意。

2. 动静结合，推动脾胃运化

张锡纯认为，脾以健运为贵，胃以受纳、通降为顺，调理脾胃当顺其生理功能特性，重在纳运，单纯投以补药，易塞滞气机，有碍运化，而见中满腹胀、食欲不振、恶心呕吐、大便不通等，故当消补并用，使补中有通。可佐以少量马钱子，其"为健胃妙药"，"若少少服之，令胃腑动有力，则胃中之食必速消"(《医学衷中参西录·治肢体痿废方·振颓丸》)；或用健脾消积之鸡内金，"无论脏腑何处有积，鸡内金皆能消之"(《医学衷中参西录·鸡内金解》)。对于脾胃病日久，饮食减少，"久病入血""久病多瘀"者，张氏常在运脾健胃药中配以活血药，以收健脾开胃之功，如张氏所言"三棱、莪术与参、术诸药并用，大能开胃进食，又愚所屡试屡效者也"(《医学衷中参西录·治阴虚劳热方·十全育真汤》)。如此运脾活血之法，动静结合，实为治疗脾胃病一大创新，值得推广借鉴。

3. 以食为药，顾护脾胃

在张锡纯所创170余首方剂中，食疗方和含食物方近20首。其中以粥剂最为常用，"借其稠黏留滞之力，可以略存胃腑，以待药力之施行"(《医学衷中参西录·治呕吐方·薯蓣半夏粥》)，以防药性速去。食疗方有一味薯蓣饮、薯蓣粥、水晶桃、珠玉二宝粥、薯蓣鸡子黄粥等。含食物药方有薯蓣半夏粥、三宝粥、石膏粥等。例如，张锡纯治小儿过食生冷而致滑泻，以山药一味做粥，并加砂糖调和；强调"志在救人者，甚勿以为寻常服食之物而忽之也"（《医学衷中参西录·治泄泻方·薯蓣粥》）。食疗常用药物有山药、核桃、芝麻、鸡子黄、大葱、萝卜等30余种，其中又以山药最为常用。《医学衷中参西录》中共460余方，用山药者达200余方，占43.5%以上。张锡纯认为，"山药色白入肺，味甘归脾，液浓益肾，能滋润血脉，固摄气化，宁嗽定喘，强志育神，性平可以常服多用。宜用生者煮汁服用，不可炒用，以其含蛋白质甚多，炒之则其蛋白质焦枯，服之无效。若作丸散可轧细蒸熟用之"（《医学衷中参西录·山药解》）。可见，张氏重视用食疗，常常将其作为顾护脾胃的一个方法。

验案举隅

陈景三，天津河北人，年五十六岁，业商，得反胃吐食证，半年不愈。

病因 初因夏日多食瓜果致伤脾胃，廉于饮食，后又因处境不顺心，多抑郁，致成反胃之证。

证候 食后消化力甚弱，停滞胃中不下行，渐觉恶心，久之，则觉有气自下上冲，即将饮食吐出。屡经医诊视，服暖胃降气之药稍愈，仍然反复，迁延已年余矣。身体羸弱，脉弦长，按之不实，左右皆然。

诊断 此证之饮食不能消化，固由于脾胃虚寒，然脾胃虚寒者，食后恒易作泄泻，此则食不下行而作呕吐者，因其有冲气上冲，并迫其胃气上逆也。当以温补脾胃之药为主，而以降胃镇冲之药辅之。

处方 生怀山药（一两），白术（炒三钱），干姜（三钱），生鸡内金（三钱，黄色的捣），生赭石（六钱，轧细），炙甘草（二钱）。共煎汤一大盅，温服。

效果 将药煎服后，觉饮食下行，不复呕吐，翌日头午，大便下两次，再诊其脉不若从前之弦长，知其下元气化不固，不任赭石之镇降也。遂去赭石加赤石脂五钱（用头煎和次煎之汤，分两次送服），苏子二钱，日煎服一剂，连服十剂，霍然痊愈。盖赤石脂为末送服，可代赭石以降胃镇冲，而又有固涩下焦之力，故服后不复滑泻也。

（《医学衷中参西录·肠胃病门·反胃吐食》）

【编者按】患者因寒凉之物损伤脾胃阳气，复加心情抑郁，导致肝木犯土，胃气上逆，而现反胃。方以生山药、白术顾护脾胃，鸡内金促进脾胃运化，恢复脾胃的气机升降；代赭石重镇降逆，使逆乱上升之气机恢复正常；炙甘草调和诸药。患者翌日头午，始现下利症，起因患者身体素虚，耐受能力差，过用沉降药物导致下元不固，此时若不能及时察觉则有生命之虞。张锡纯当机立断，去代赭石防其过于沉降，加赤石脂收涩固脱、苏子调理气机，连服十剂而痊愈。本例是张氏治疗众多危急病症之一，其辨证准确，用药精准，不愧为近代临床大家。

（八）痢疾

1. 痢疾病机为肝热内蕴

古人论述痢疾，多责之于脾胃，性有寒热。虽重视湿热疫毒，但无人指出患痢必先有蕴热，更无人提出寒痢亦含"热"性。张氏认为，"迨至已交秋令，金气渐伸，木气渐敛，人之脏腑原可安于时序之常，不必发生痢证也。唯其人先有蕴热，则肝木乘热患肆，当敛而不敛，又于饮食起居之间感受寒凉，肺金乘寒凉之气，愈施其肃降收涩之权，则金木相犯，交迫于肠中，而痢作矣"（《医学衷中参西录·论痢证治法》）；指出痢证的病机为肝肺相犯，而蕴热是肝肺相犯致痢的前提，即使是凉痢也不例外。

张氏不仅重视"蕴热"在痢疾发病中的地位，而且认为在病情发展中，热为凉邪所困迫，病久则热抟不散，有热无凉，故治疗重视清肝除热，而慎用热药。

2. 重用石膏治疗痢疾发热

张氏认为，痢疾发热乃因痢证夹杂外感，外感热邪，随痢深陷，永无出路，故而危重难治，治当以清热散邪为大法，宜重用生石膏以清之。《医学衷中参西录·石膏解》云："因悟得凡无新受之外感，而其脉象确有实热……均宜重用生石膏清之，或石膏与人参并用以清之也"；在"王荷轩案"中，张氏用白虎加人参汤 2 剂而止痢，然脉象仍有余热，因其家人拒绝继续服用石膏而令病反复 1 年未愈，后再服用石膏，则 3 剂病愈。

生石膏不仅用于外感实热痢，而且也用于内伤实热痢疾。阳明胃气以下行为顺，有热则上逆而令人不思饮食，"唯石膏性凉质重，其凉也能清实热，其重也能镇气逆"（《医学衷中参西录·痢疾门·噤口痢》），说明清热与降气并施，是其用石膏治疗痢疾发热之用意所在。

3. 鸦胆子为治痢要药

张氏治疗痢疾，最擅使用鸦胆子，认为是"治痢最要药品，其痢之偏热者，当以鸦胆子为最要之药……有消除痢中原虫之力也"（《医学衷中参西录·论痢证治法》）。在治痢十余方剂中，几乎每方必用，且载录以单味鸦胆子口服治愈烟后痢、噤口痢等。因鸦胆子"其性善凉血、止血，兼能化瘀生新。凡痢之偏于热者，用之皆有捷效，而以治下鲜血之痢，泻血水之痢，则尤效。鸦胆子又善于清胃腑之热，凡胃脘有实热充塞、噤口不食者，服之即可进食"（《医学衷中参西录·论痢证治法》）。鸦胆子"不但善理下焦，即上焦虚热，用之亦妙，此所以治噤口痢而有捷效也"（《医学衷中参西录·治痢方·燮理汤》）。鉴于以上功效特点，张氏用之不但专治血瘀，而且广泛用于纯白痢、噤口痢、烟后痢等。

验案举隅

郑耀先，枣强人，年五旬，在天津一区为私塾教员，于孟秋得下痢证。

病因　连日劳心过度，心中有热，多食瓜果，遂至病痢。

证候　腹疼后重，下痢赤白参半，一日夜七八次，其脉左部弦而有力，右部浮而濡，重按不实，病已八日，饮食减少，肢体酸软。

诊断　证脉合参，当系肝胆因劳心生热，脾胃因生冷有伤，冷热相搏，遂致成痢。当清其肝胆之热，兼顾其脾胃之虚。

处方　生怀山药（一两），生杭芍（一两），当归（六钱），炒薏米（六钱），金银花（四钱），竹茹（三钱，碎者），甘草（三钱），生姜（三钱）。共煎汤一大盅，温服。

复诊　服药两剂，腹疼后重皆除，下痢次数亦减，且纯变为白痢。再诊脉左部已和平如常，而右部之脉仍如从前，斯再投以温补脾胃之剂当愈。

处方　生怀山药（一两），炒薏米（五钱），龙眼肉（五钱），山楂片（三钱），干姜（二钱），生杭芍（二钱），甘草（三钱）。共煎汤一大盅，温服。

效果　将药煎汤服两剂，痢遂痊愈。

说明　按欲温补其脾胃而复用芍药者，防其肝胆因温补复生热也。用山楂片者，以其能化白痢之滞，且与甘草同用，则酸甘化合，实有健运脾胃之功效也。

（《医学衷中参西录·痢疾门·痢疾》）

【编者按】患者劳心过度，心中有热，再加过食生冷，导致寒热互搏之赤白痢疾。一诊时其脉左部弦而有力，右部浮而濡，重按不实，为肝胆有热兼脾胃虚弱之象，故治宜清肝胆热，兼滋阴健脾。方用金银花、竹茹清肝胆热，生杭芍、当归滋阴养血平肝，生怀山药、炒薏米、甘草健脾化湿，生姜温胃。诸药合用，共奏清肝胆热兼滋阴健脾之功效。

复诊时患者明显好转，腹疼后重皆除，下痢次数减少，且纯变为白痢。脉象平和，其热已除，气阴亏虚还未改善。因此，宜用补益脾胃之法。方中生怀山药、龙眼肉温补脾胃，炒薏米、生山楂、干姜健脾助运，杭白芍、生甘草酸甘化阴。诸药合用，共奏益气养阴止痢之效。

（九）泄泻

张锡纯治疗泄泻，注重健运脾胃，兼顾肝肾；药粥食养，剂型多样。

1. 泄泻因由脾肝肾，健脾祛湿调肝肾

《医学衷中参西录》云《易》有之'至哉坤元，万物资生'，言土德能生万物也。人之脾胃属土，即一身之坤也，故亦能资一身"。若"气血俱虚，身体羸弱"或"脾胃湿寒，饮食减少，长作泄泻，完谷不化"（《医学衷中参西录·治泄泻方·益脾饼》）。脾胃功能失调，则大肠传导失司，清浊相混杂而下，遂成泄泻。而肾被称为"先天之本"，脾胃运化水谷精微有赖肾阳温煦，而肾中精气化生，也赖脾胃运化的水谷精微不断充养。而下焦之火生于命门，寄于肝胆。因此，张锡纯在辨治泄泻中注重健脾祛湿，滋补脾肾，温补肝肾。

（1）健脾祛湿

脾主运化，喜燥恶湿，外来湿邪，困遏脾阳，使脾气不升，浊气不降，或脾虚运化失常，均会导致湿气内停，发为泄泻，故治疗宜健脾祛湿。《医学衷中参西录》中所载的 7 首治泄泻方，均以健脾为主。例如，张锡纯用益脾饼治疗脾胃湿寒完谷不化泄泻。益脾饼，实脱胎于仲景理中丸，白术"健脾胃，消痰水，止泄泻"；干姜温中助阳，"驱寒除湿"；取枣肉甘温之性，守中益气，"强健脾胃，固肠止泻"；加入鸡内金一味尤妙，"能运化药力以消积"，无积亦可行术、枣之壅。药仅四味，共奏健脾化湿、温中散寒之功，止泻之力较理中丸更胜一筹。再如扶中汤治疗泄泻日久不止，气血俱虚。方中白术健脾化湿，生山药补脾阴渗湿，龙眼肉"味甘能补脾，气香能醒脾，色赤入心，又能补益心脏"，药只三味，补脾为主兼补心肾。

（2）补脾滋肾

古人治泻之法较多，以《医宗必读》"治泻九法"淡渗、升提、清凉、

疏利、甘缓、酸收、燥脾、温肾、固涩法最为完备。张锡纯根据多年临床经验认为，"滑泻不止，尤易伤阴分"（《医学衷中参西录·治泄泻方·薯蓣粥》）。在治疗上，因化湿利水药"恐水道过利，亦能伤阴分"（《医学衷中参西录·治泄泻方·薯蓣苯苣粥》），强调一定要注意固护脾肾之阴，创制"薯蓣粥"，单用一味怀山药治疗阴虚大便滑泻等症。山药健脾滋阴止泻，张锡纯尤善用之。山药性和平，能滋阴而祛湿，质润而性涩，能补肺、补肾、补脾胃。对于泄泻久不止，伤及阴分者，滋阴则助脾湿，健脾而温燥伤阴，凉润温补，皆不对证，"唯有山药脾肾双补，在上能清，在下能固，利小便而止大便，真良药也"。张氏认为山药宜生用，目的是"存其本性"，不可炒用，否则药效成分被破坏，药效尽失。例如，治奉天郑女，5岁。秋日为风寒所束，心中发热。医者纯投以苦寒之药，致脾胃受伤，大便滑泻，月余不止，而上焦之热益炽。其形状羸弱已甚，脉象细微浮数，表里俱热，时时恶心，不能饮食，昼夜犹泻十余次。治以薯蓣粥，俾随便饮之，日四五次，一次不过数羹匙，旬日痊愈。再如，"阴虚肾燥，元精枯涸之小便不利，大便滑泻者"，用薯蓣苯苣粥，以生山药伍苯苣（生车前子）。张锡纯认为车前子能利小便，且能滋阴，更能助山药止泻。"暑日泄泻不止，肌肤烧热，心中燥渴，小便不利，或兼喘促"之"久下亡阴，又兼暑热之证"，用加味天水散（生山药一两，滑石六钱，粉甘草三钱），以滋阴兼清溽暑之热。

（3）温补肝肾

《景岳全书》云："肾为胃关，开窍于二阴，所以二便之开闭，皆肾脏之所主，今肾中阳气不足，则命门火衰，而阴寒独盛，故于子丑五更之后，当阳气未复，阴气盛极之时，即令人洞泄不止也。"此即指出命门火衰，脾失温煦，清浊不分，而成泄泻。张锡纯从天人相应角度进一步阐发，"天地之一阳生于子，故人至夜半之时，肾系命门之处，有气息息萌动，即人身之阳气也。至黎明寅时，为三阳之候，人身之阳气，亦应候上升，自下焦而将达中焦……久之阳气不胜凝寒，上升之机转为下降，大便亦即溏下，此黎明作泻之所由来也。夫下焦之阳气少火也，即相火也，其火生于命门，而寄于肝胆"。张锡纯认为，五更泄泻不只是脾肾阳虚，也与肝有关，其常用"加味四神丸"治疗黎明腹痛泄泻。方用补骨脂以补命门，肉豆蔻暖补脾胃，而吴茱萸温补肝胆，佐以五味之酸收固涩大肠，姜枣同煎，辛甘化合，引下焦之阳达于中焦。病情严重者，加用花椒、硫黄以大补元阳。硫黄一般被认为是大热、纯阳、有毒之品，很少用于内服，但张锡纯则认为"盖硫黄原无毒，其毒也即其热也，使少服不令觉热，即于人分毫无损，故不用制熟即可服，更可常服"（《医学衷中参西录·治阳虚方·敦复汤》），而且服炮制之熟硫黄，犹不若径服生者其效更捷。因硫黄制熟则力减，少服无效，多服又有燥渴之弊，服生硫黄少许，既有效而又无他弊。

2. 善用食疗治疗泄泻

张锡纯治疗泄泻有两种食疗药膳，一种是饼剂，如益脾饼，以白术、鸡内金轧细焙熟，并干姜轧细，和大枣肉，捣如泥做小饼，木炭火上炙干，空心时当点心细嚼咽吃，治疗脾虚湿寒，饮食减少，常作泄泻。治疗脾虚泄泻，以扶脾益胃之品，制成小饼，取其香能醒脾，更增健脾止泻之力。另一种是粥剂，如"薯蓣粥"即以"生山药一斤"，轧细煮成粥服之，单刀直入，功专效宏。粥是传统的食品，张锡纯认为，"山药药汁本黏稠，若更以之作粥，则黏稠之力愈增，大有留恋肠胃之功也"。

验案举隅

案例 1

一妇人，年三十许，泄泻数月，用一切治泻诸药皆不效。其脉不凉，亦非完谷不化。遂单用白术、枣肉，如法为饼（益脾饼——作者注），服之而愈。此证并不用鸡内金者，因鸡内金虽有助脾胃消食之力，而究与泻者不宜也。

（《医学衷中参西录·治泄泻方·益脾饼》）

【编者按】本案很好地诠释了张氏临床运用食疗方治疗泄泻经验。患者泄泻数月，使用各种止泻之法罔效。泄泻日久，导致脏腑失调，由急性泄泻转成慢性泄泻，患者耐受能力差，需要长期治疗，用白术、枣肉制成饼，方便患者日常食用，可谓独具匠心。方中白术健脾燥湿，枣肉养血健脾，虽然只有区区两味药物，但方便长期服用，以达《内经》"食养尽之"之目的。

案例2

一妇人，年四十许，初因心中发热，气分不舒，医者投以清火理气之剂，遂泄泻不止。更延他医，投以温补之剂，初服稍轻，久服，则泻仍不止，一日夜四五次，迁延半载，以为无药可治。后愚为诊视，脉虽濡弱，而无弦数之象，知犹可治。但泻久身弱，虚汗淋漓，心中怔忡，饮食减少。踌躇久之，为拟此方（扶中汤：於术一两，生山药一两，龙眼肉一两），补脾兼补心肾。数剂泻止，而汗则加多。遂于方中加龙骨、牡蛎（皆不用煅）各六钱，两剂汗止，又变为漫肿。盖从前泻时，小便短少，泻止后，小便仍少，水气下无出路，故蒸为汗，汗止又为漫肿也。斯非分利小便，使水下有出路不可。特其平素常觉腰际凉甚，利小便之药，凉者断不可用。遂用此方，加椒目三钱，连服十剂痊愈。

（《医学衷中参西录·治泄泻方·扶中汤》）

【编者按】患者因前医误诊，过用清热理气药致泄泻不止，后服温补药好转，但终不能根治。饮食减少，再加泄泻一日夜四五次，久泻伤津耗气，津血同源，故虚汗淋漓，心中悸动不安；泄泻日久损伤脾胃运化，导致饮食减少等症。扶中汤主治泄泻久不止，气血虚弱等证，其中龙眼肉，味甘补脾，气香醒脾，诚为脾家要药。且心为脾母，龙眼肉入心，又能补益心脏，俾母旺自能荫子也。白术性温而燥，气香不窜，味苦微甘微辛，善健脾胃，消痰水，止泄泻，治脾虚作胀，脾湿作渴，脾弱四肢运动无力，甚或作疼。山药乃平补肺脾肾之良药，补脾而不温燥，滋肾而止泄。三味合用，健脾祛湿，益气固涩，泄泻自止。

（十）吐衄血证

吐血，是血从口中吐出，主要来自胃的病变，因外邪犯胃，胃络受伤，或他脏有病，影响及胃，均可引起本证。衄血是指非外伤所致的某些部位的外部出血，包括眼衄、耳衄、鼻衄、齿衄、舌衄、肌衄等，以鼻衄为多见。其病因病机不外火与虚两端，即肝火、胃火、风热犯肺、热毒内蕴、肾精亏虚、气血两亏等可导致衄血。《医学衷中参西录·治吐衄方》所载方剂11首，论述了治疗吐衄采用降胃气、清热、散寒、降胃化痰、平肝、补气、滋肾阴、化瘀止血、补肾收敛等法的方药和经验。

1. 阳明气逆是核心，和降胃气为关键

《素问·厥论》曰："阳明厥逆，喘咳身热，善惊、衄、呕血。"吐血、衄血为阳明气机上逆。张锡纯遵《内经》之旨，认为吐血、衄血的发生，无论寒、热、虚、实，皆因胃气上逆之故，"盖阳明胃气，以息息下降为顺，时或不降，则必塞滞，转而上逆，上逆之极，血即随之上升而吐、衄作矣"。因此，治吐血、衄血，和胃降逆是治疗的关键，遣药组方大都以降胃降逆为主，如代赭石、半夏、厚朴等。张锡纯所创治吐衄血11首方剂，用代赭石的有6首，用半夏的有3首，用厚朴的有1首，认为降胃之最有力者，"非代赭石莫属"，且"代赭石以生用为佳"，常重用至18g。然后再根据胃气不降之因，配合适当药物，如因热者，佐以瓜蒌仁、白芍、知母、牛蒡子、甘草、大黄；热而兼虚者，佐人参；因凉者，佐以干姜、生姜、白芍；凉而兼虚者，佐白术；因下焦虚损，冲气不摄上冲，胃气不降者，佐以生山药、生芡实；因胃气不降，致胃中血管破裂，其证久不愈者，佐

以龙骨、牡蛎、三七、山茱萸等药。

除代赭石外，张锡纯对半夏使用颇具心得。半夏性温味辛、有毒，一般多认为"血证忌用半夏"。然而张氏认为，大吐血、衄血当用半夏。他说"血证须有甄别，若虚劳咳嗽，痰中带血，半夏诚为所忌。若大口吐血或衄血不止，虽虚劳证，亦可暂用半夏，以收一时之功，血止以后，再徐图他治"(《医学衷中参西录·治吐衄方·寒降汤》)。其用半夏之理，在于"治吐衄者，原当以降阳明之厥逆为主，而降阳明胃气之逆者，莫半夏若也"(《医学衷中参西录·治吐衄方·寒降汤》)。同时，张锡纯认为半夏与代赭石同用，降胃气之力更大，如在寒降汤、温降汤、清降汤中都是二者同用。张锡纯这种"师古不泥"的治学态度，值得后人学习。

2. 冲气上逆是根本，平冲降逆立新法

张锡纯认为，引起胃气不降的根本原因在于冲气上逆。"冲气上冲之病甚多，而医者识其病者甚少"。"冲者，奇经八脉之一，其脉在胞室之两旁，与任脉相连，为肾脏之辅弼，气化相通。是以肾虚之人，冲气多不能收敛，而有上冲之弊，况冲脉之上系原隶阳明胃府，因冲气上冲，胃府之气亦失其息息下行之常……其脉则弦硬而长，乃肝脉之现象也。盖冲气上冲之证，固由于肾脏之虚，亦多由肝气恣横，素性多怒之人，其肝气之暴发，更助冲胃之气上逆，故脉之现象如此"(《医学衷中参西录·论冲气上冲之病因病状病脉及治法》)。张氏强调，肝肾亏虚，肝气恣横，冲气上冲，更助胃气不降，故对下元虚损，冲气上冲，胃气不降而现吐血、衄血者，"宜以敛冲、镇冲为主，而以降胃、平肝之药佐之。其脉象数而觉热者，宜再辅以滋阴退热之品"(《医学衷中参西录·论冲气上冲之病因病状病脉及治法》)。在药物选择上，张氏认为山药、芡实、山茱萸能益肾而补下焦虚损，芍药能滋阴平肝，代赭石、龙骨、牡蛎能平冲降逆，野台参补中气以助肾元，从而达到补肾收敛冲气而治吐血、衄血之目的，如保元清降汤。此外，张

氏认为，龙骨、牡蛎能收敛上溢之热，使之下行，而上溢之血亦随之下行归经，若配以山茱萸，则其涩敛止血之功更著。同时，张氏强调，"吐衄最忌黄芪、升、柴、桔梗诸药，恐其能助气上升，血亦随上升也。若确系宗气下陷，则必用之，但必须佐以龙骨、牡蛎，以防血随气升"。如他治赵姓病人，投以升陷汤加龙骨、牡蛎治愈，说明了龙骨、牡蛎配伍降冲逆的重要性。

3. 明察凉血涩血之弊，须防止血留瘀之害

对于吐血、衄血的论治，张锡纯"尝思治吐血、衄血者，止其吐衄非难，止其吐衄而不使转生他病是为难耳"，认为"治之者，或以为血热妄行，而投以极凉之品；或以为黑能胜红，而投以药炒之炭。如此治法，原不难随手奏效，使血立止"，但用这种凉药及药炭止血的方法，留弊匪浅，经此法治疗，"迨血止之后，初则有似发闷，继则饮食减少，继则发热劳嗽"。为防止血留瘀之弊，张氏常配合使用三七、大黄、血余炭等止血化瘀之品，尤多用三七。张氏认为三七是"止血之圣药"，又为"化血之圣药"，"化瘀血而不伤新血，以治吐血者，愈后必无他患"。同时他还喜用大黄，认为大黄能降逆止血消瘀。他创制的秘红丹，用大黄与肉桂并用，寒热相济，性归和平，降胃平肝，再以重坠之代赭石导引之，则力专下行，对吐衄之证，屡服他药不效者，皆有捷效。"此愚从屡次经验中得来，故敢确实言之"。

4. 止血消瘀宁血法，灵活运用莫相失

张锡纯临床上治疗各种血证，特别是吐血、衄血时会灵活运用"止血、消瘀、宁血"三法。其在《医学衷中参西录》中指出："出血之时，唯以止血为第一要务。血止之后，其离经之血而未吐出者，是为瘀血……故以消瘀为第二要法。止吐消瘀之后，又恐血再潮动，须用药安之，故以宁血为第三法。"张氏这一思想在其创立的新方中得到很好的体现，如保元寒降

汤。方中三七止血消瘀，血热妄行用知母、生地黄、白芍清热凉血，用山药、野台参补气养血，同时配伍代赭石降气宁血，标本兼治，虚实并调。

验案举隅

张焕卿，年三十五岁，住天津特别第一区三义庄，业商，得吐血证，年余不愈。

病因　禀性偏急，劳心之余又兼有拂意之事，遂得斯证。

证候　初次所吐甚多，屡经医治，所吐较少，然终不能除根。每日或一次或两次，觉心中有热上冲，即吐血一两口。因病久身羸弱，卧床不起，亦偶有扶起少坐之时，偶或微喘，幸食欲犹佳，大便微溏，日行两三次。其脉左部弦长，重按无力，右部大而芤，一息五至。

诊断　凡吐血久不愈者，多系胃气不降，致胃壁破裂，出血之处不能长肉生肌也。再即此脉论之，其左脉之弦，右脉之大，原现有肝火浮动夹胃气上冲之象，是以其吐血时，觉有热上逆；至其脉之弦而无力者，病久而气化虚也；大而兼芤者，失血过多也。至其呼吸有时或喘，大便日行数次，亦皆气化虚而不摄之故。治此证者，当投以清肝、降胃、培养气血、固摄气化之剂。

处方　赤石脂（两半），生怀山药（一两），净萸肉（八钱），生龙骨（六钱，捣碎），生牡蛎（六钱，捣碎），生杭芍（六钱），大生地黄（四钱），甘草（二钱），广三七（二钱）。药共九味，将前八味煎汤送服三七末。

方解　降胃之药莫如赭石，此愚治吐衄恒用之药也。此方中独重用赤石脂者，因赭石为铁氧化合，其重坠之力甚大，用之虽善降胃，而其力达于下焦，又善通大便，此证大便不实，赭石似不宜用；赤石脂之性，重用之亦能使胃气下降，至行至下焦，其黏滞之力又能固涩大便，且其性能生肌，更可使肠壁破裂出血之处早愈，诚为此证最宜之药也。

效果 将药煎服两剂，血即不吐，喘息已平，大便亦不若从前之勤，脉象亦较前和平，唯心中仍有觉热之时，遂即原方将生地黄改用一两，又加熟地黄一两，连服三剂，诸病皆愈。

（《医学衷中参西录·血病门·吐血证》）

【编者按】患者得吐血之证多年，其左手脉弦大，再加上平素性情急躁，劳力过多，心情抑郁，提示肝火旺盛，肝气横逆犯胃，使得胃气不降反升，同时肝火灼伤脉络，出现吐血证，前医没能明确辨证，故出现此证。若以脉论之，其左脉之弦，右脉之大，原有肝火浮动夹胃气上冲之象，是以其吐血时，觉有热上逆，至其脉之弦而无力者，病久而气化虚也。大而兼芤者，失血过多也。至其呼吸有时或喘，大便日行数次，亦皆气化虚而不摄之故。治此证者，当投以清肝、降胃、培养气血、固摄气化之剂。

（十一）中风

张锡纯在《医学衷中参西录》的"治内外中风方"和"治肢体痿废方"中，共载方 11 首，使用中药共计 47 味，论述了中风有真中风和类中风两类；类中风又有"脑充血"与"脑贫血"之别；中风定位在脑，为心脑共主；中风的治疗，外风宜祛风扶正；急性期"脑充血"宜引血下行、"脑贫血"宜补气生血；后遗症期中风偏枯投补阳还五汤活血通脉；先兆期自创建瓴汤滋养心肾、平肝潜阳以治未病，涉及的治法包括益气养血、滋阴潜阳、平肝息风、活血化瘀等。

1. 承循先贤古训，将中风分为内风与外风

《内经》虽未记载中风之名，但有关于中风症状和相关病名的记载，如"大厥""仆击""薄厥"描述中风突发昏迷阶段的表现，而"偏枯""偏风"之说描述在中风后遗症阶段偏身不用的表现，"风痱"之名是对于中风后言语不能、四肢不用的概括。"中风"之名，首见于《金匮要略·中风历节病脉证并治》，其曰："夫风之为病，当半身不遂，或但臂不遂者，此为痹。脉

微而数，中风使然。"其病因病机为"络脉空虚，贼邪不泻"。《诸病源候论》也提出"中风者，风气中于人也"，"中风偏枯者，由血气偏虚，则腠理开，受于风湿"。自此至唐宋之前，多以"风自外来，内虚邪中"立论。唐宋之后，则多以风自内生说为主，如张完素主张"风生于热，本热标风"，提出热极生风机理；刘河间认为"心火暴盛，肾水虚衰不能制之"所致，强调心肾不交致中风机理；李东垣主张"正气自虚，气行不利"，强调气虚在中风发病中的作用；朱丹溪提倡"痰湿生热，痰热生风"，重视血虚有痰，痰生热，热生风的发病机理。至明代，张景岳总结前人对中风病因病机的认识，提出了内虚为本的"中风非风"说，将中风分为内风、外风，认为"真中风证极少，类中风者极多"；同时认为"外受之风为真中风，内生之风为类中风"。张锡纯继承了前贤内风、外风分类，并认为外中风有"风自经络袭入"所致"周身关节皆疼"的历节风，外伤后"受风抽掣"的破伤风，以及因禀赋素虚，或脏腑虚弱，或劳力、房劳、伤神过度，风邪从经络袭入，透达膜原，而中脏腑，导致猝然昏倒、言语謇涩、肢体痿废偏估、二便不利诸症等。可见，张锡纯明言类中风即内中风，阐明风自内生，与外受之风有别，且其临床发病率不一。需要指出，张锡纯所论外中风与当今以脑血管病为主的内中风有很大区别，对于西医学中神经系统的感染性疾病、破伤风等的治疗有一定的启示作用。

2. 明确中风病位在脑，强调心脑共主神明

历代医家从"体虚邪中""内风致病"及"中风非风"等角度阐述中风机理，但都未提及位于何脏腑。张锡纯依据《内经》有关"薄厥""上气不足，脑为之不满"等认识，将前人经验与西医学知识结合，明确提出了中风病位在脑，创立了内中风"脑充血"和"脑贫血"虚实两种证型，指出气血升降失常，致供养脑部的气血平衡失常，脑中充血甚则血管破裂或贫血而导致中风发生。其言《内经》生气通天论曰：'阳气者大怒则形绝，血

菀（即郁字）于上，使人薄厥。'观此节经文，不待诠解，即知其为肝风内动，以致脑充血也。其曰薄厥者，言其脑中所菀之血，激薄其脑部，以至于昏厥也。"又说"《内经》又谓：'上气不足，脑为之不满，耳为之苦鸣，头为之倾，目为之眩'，观《内经》如此云云，其剧者，亦可至于昏厥，且其谓脑为之不满，实即指脑中贫血而言也"。

张锡纯参合中西医，把中风病位定位在脑，在功能上提出了"心脑共主神明"说，认为"人之神明，原在心与脑两处"，心与脑"原彻上彻下，共为神明之府。一处神明伤，则两处神俱伤。脑中之神明伤，可累及脑气筋。心中之神明伤，亦可累及脑气筋。且脑气筋伤，可使神明颠倒狂乱，心有所伤，亦可使神明颠倒狂乱也"（《医学衷中参西录·治癫狂方·荡痰加甘遂汤》）。心脑能够相通，在于胸中大气的中介沟通。"心在膈上，原悬于大气之中，大气既陷，而心无所附丽也。其神昏健忘者，大气因下陷，不能上达于脑，而脑髓神经无所凭借也"。"俾心脑相通之路毫无滞碍，则脑中元神、心中识神自能相助为理，而不至有神明瞀乱之时也"（《医学衷中参西录·治癫狂方·荡痰加甘遂汤》）。这说明心中的"神明"与胸中"大气"密切相关。"大气"充足，能推动心血上输于脑，从而保证脑功能的正常发挥，气化正常则心脑神明相通，气化失常则心脑神明沟通障碍。如此，弥补了传统中医对心、脑认识的不足，对于理解中风从脑立论提供了理论支撑。

3. 治外中风宜祛风扶正

外中风之证，皆因正气内虚，外风乘虚自表循经侵入体内，导致脏腑功能失调而发病。《医学衷中参西录》常用搜风汤、逐风汤、加味黄芪五物汤、加味玉屏风散等，补虚扶正，搜风祛邪，治疗外风诸证。例如，搜风汤治疗"中风之证，多因五内大虚，或禀赋素虚，或劳力劳神过度，风自经络袭入，直透膜原而达脏腑，令脏腑各失其职。或猝然昏倒，或言语謇涩，或溲便不利，或溲便不觉，或兼肢体痿废偏枯，此乃至险之证"。方中重用防风，并伍麝香，取其"善入脏腑以搜风"，加僵蚕"引祛风之药至于病所"，加人参补气扶正祛邪，石膏"祛脏腑之热，解人参之热"，加柿霜饼、半夏以润化壅滞之痰涎。诸药合用，补气搜风、驱邪外出。再如，逐风汤治疗中风抽掣及破伤后受风抽掣，用黄芪、当归、羌活、独活、全蝎、全蜈蚣补气养血，除风通络。加味黄芪五物汤治疗历节风证，补气养血，除风通络，逐寒湿痹。由玉屏风散加当归、桂枝、白矾、黄蜡组成加味玉屏风散，具有益卫固表功效，用于预防中风，并适当加减，可用于一切风证。"《神农本草经》原谓黄芪主大风，方中重用黄芪一两，又有他药以为之佐使，宜其风证皆可治也。若已中风抽掣者，宜加全蜈蚣两条。若更因房事不戒以致中风抽风者，宜再加真鹿角胶三钱（另煎兑服），独活一钱半。若脉象有热者，用此汤时，知母、天冬皆可酌加"。"自拟此方以来，凡破伤后恐中风者，俾服药一剂，永无意外之变，用之数十年矣"（《医学衷中参西录·治内外中风方·加味玉屏风散》）。

4. 治内风宜分"脑充血"和"脑贫血"

张锡纯在前人认识的基础上，指出中风有"脑充血""脑贫血"之别。《医学衷中参西录》云"人之全体运动皆脑髓神经司之"，而脑髓神经皆赖以"血之濡润""胸中宗气助血上行"。若气血逆乱，迫血上行，则"脑中之血过多"，排挤脑髓神经，神失所司；或胸中大气不足，不能助血上行，则"脑中注血过少"，不能濡养脑髓神经而失其所司，"是以西人对于颓废之证皆责之于脑部，而实有脑部充血与脑部贫血之殊"。因此，临床上应区别"脑充血"和"脑贫血"，同时还要区分其虚实。张锡纯云："河间主火，为脑充血；东垣之主气，为脑贫血，一实一虚迥不同也。"心、肝、肾、肺、胃等"脏腑之气化皆上升太过，而血之注于脑者"，致"脑充血"，其气机升降失调，内火气血逆乱，各有侧重，变化多端；各种内伤原因，大气不足，"脑中之血过少"，不能荣养脑髓，导致"脑贫血"。

（1）脑充血实证宜以平肝降逆、引血下行为主

张锡纯认为，"脑充血"的根本病机为肝风内动，肝阳上亢，夹气血上冲犯脑，使脑部之血管因其冲激而充血，甚至破裂所致，阴虚、气虚、瘀血为导致"脑充血"的重要致病因素。其轻重程度及临床表现各不相同，轻者表现为血充于脑血管中，未溢出管外，则发头痛或有眩晕，肢体稍不利；中度者表现为血充过甚，溢出或渗出管外少许，则累及神经而出现运动、知觉失常；重者表现为脑充血至极而血管破裂，则发跌扑昏倒，不省人事。在治疗上，张锡纯主张宜以平肝降逆、引血下行为主，创制著名方剂镇肝熄风汤。方中重用怀牛膝、生代赭石以降逆降冲，引脑中过充之血下行，牛膝"善引气血下注，是以用药欲其下行者，以之为引经……重用牛膝引其气血下行，并能引浮越之火下行……为治脑充血证无上之妙品"；代赭石取其"下达之力速，上逆之气血即可随之而下"之长，使气血夹痰火等上涌之邪迅速下降。用龙骨、牡蛎、龟甲、芍药等以助平肝潜阳、滋阴息风之效；麦冬、玄参清肺气以佐金平木；又因肝主疏泄而性喜条达、性升发，故加生麦芽、川楝子、茵陈以疏肝，引肝气下达。若有真阴虚损，则加用熟地黄、山茱萸等补肾敛阴，从而达到治愈"脑充血"的目的。

从《医学衷中参西录》所载治疗"脑充血"的20首方剂中，不难看出平肝降逆、引血下行法治疗"脑充血"的思想。据统计，代赭石应用20次，龙骨（包含龙齿）应用10次，牡蛎应用7次，石决明应用6次，珍珠母应用3次。可见，治疗"脑充血"，除应用怀牛膝引血下行外，亦运用生代赭石、生龙骨、生牡蛎、生石决明、生珍珠母等重镇药镇肝平冲和胃，潜镇肝阳，使上注之气血"如建瓴之水下行"，即《内经》所谓"气反则生"。在建瓴汤和镇肝熄风汤中，皆重用牛膝、代赭石，有的用量多至45g。

此外，张氏还强调，柴胡、麻黄、桂枝、黄芪等祛风发表、补气升提之药皆能助血上行，而"脑充血"乃因血之与气上升太过，如若此时应用该类方药，可致病情加重，故当谨慎应用之。

（2）脑贫血虚证宜以补气生血为主

张锡纯认为，宗气具有助心行血作用，而"脑贫血"之证多因宗气虚损，无力助血上升，脑髓失养而致。"况人之脑髓神经，虽赖血以养之，尤赖胸中大气上升以斡旋之。因上气不足，血之随气而注于脑者必少，而脑为之不满，其脑中贫血可知"（《医学衷中参西录·治内外中风方·加味补血汤》）。"脑贫血"不能专责之于血，更当责之于气。因此，"脑贫血"当治以补气生血为主，佐以活血通络为辅。据此，张锡纯以古方补血汤为基础，创制加味补血汤。该方由生箭芪、当归、龙眼肉、真鹿角胶、丹参、明乳香、明没药、甘松组成，治疗"脑贫血"之"身形软弱，肢体渐觉不遂，或头重目眩，或神昏健忘，或觉脑际紧缩作疼，甚或昏仆，移时苏醒，致成偏枯，或全身痿废，脉象迟弱，内中风证之偏虚寒者"（《医学衷中参西录·治内外中风方·加味补血汤》）。若不甚见效，加麝香或真冰片，通窍以开闭；若仍无甚效，加制马钱子通络，使脑髓神经灵活。

5. 脉症合参辨别中风偏枯之虚实

张锡纯认为，对于中风偏枯之证，要注意脉诊与症状合参，辨别"脑贫血"和"脑充血"之虚实。临床上，"上气太过"之"脑充血"和"上气不足"之"脑贫血"皆可累及脑髓神经，出现偏身废痿不用，偏枯症状虽同，但致病原因截然相反。如果不加区分虚实，则会治疗效果欠佳，甚至加重病情。因此，张氏强调"是以临此证者，原当细审其脉，且细询其未病之先状况何如。若其脉细弱无力，或时觉呼吸短气，病发之后并无心热头疼诸证，投以补阳还五汤……若其脉洪大有力，或弦硬有力，更预有头疼眩晕之病，至病发之时，更觉头疼眩晕益甚，或兼觉心中发热者，此必上升之血过多，致脑中血管充血过甚……此时若投以拙拟建瓴汤，一二剂后头疼眩晕即愈"。若"唯确信王勋臣补阳还五之说……脑中血管必将致破裂不止"。只有四诊合参以区分虚实,辨证审因,方能中的。张氏创制干颓汤补气养血,益肝肾,通督补脑,治疗"脑贫血"痿废偏虚之证;补脑振颓汤补气养血,通督补脑,通络,治疗"脑贫血"痿废之重证。

例如,张锡纯治疗天津于某案。患者年过四旬,自觉呼吸不顺,胸中满闷,言语动作皆渐觉不利,头目昏沉,时作眩晕。前医投以开胸理气、补剂兼开气之品,先使患者四肢遽然痿废,后使痿废加剧,言语竟不能发声。张锡纯据其脉象沉微,右部尤不任循按,诊为胸中大气及中焦脾胃之气皆虚陷,投以升陷汤加白术、当归各三钱。两剂后,诸病似皆稍愈,而脉象仍如旧。将白术、当归、知母各加倍,升麻改用钱半,又加党参、天冬各六钱,连服三剂,口可出声而仍不能言,肢体稍能运动而不能步履,脉象较前有起色,似堪循按。又将黄芪加重至四两,加天花粉八钱,又连服三剂,勉强可言语,然恒不成句,人扶之可以移步。遂改用干颓汤,唯黄芪仍用四两,服过十剂,脉搏又较前有力,步履虽仍需人,起卧可自如,言语亦稍能达意,其说不真之句,间可执笔写出,头目昏沉眩晕皆减轻。可见,张锡纯辨治此病始终关注脉症合参,根据其变化加减处方,堪为示范。

6. 详辨先兆,早期治疗

张锡纯认为,中风皆有征兆。"至脑充血证,其朕兆之发现实较他证为尤显著。且有在数月之前,或数年之前,而其朕兆即发露者"(《医学衷中参西录·论脑充血证可预防及其证误名中风之由》)。其征兆主要表现:①脉必弦硬而长,或寸盛尺虚,或大于常脉数倍,而毫无和缓之意。②头目时常眩晕,或觉脑中昏聩,多健忘,或常头疼,或耳聋目胀。③胃中时觉有气上冲,阻塞饮食下行,或有气起自下焦,上行作逆。④心中常觉烦躁不宁,或心中时发热,或睡梦中神魂飘荡。⑤舌胀,言语不利,或口眼歪斜,或半身似有麻木不遂,或行动脚踏不移,时欲眩仆,或自觉头重足轻，脚底如踏棉絮。张氏同时强调："所列之症，偶有一二发现，再参以脉象之呈露，即可断为脑充血之朕兆也。"

对于中风先兆，不仅要善于识别，而且要及时治疗。张氏认为中风先兆的病因病机是肝肾阴虚，水不涵木，肝气夹冲胃之气上逆，气血充塞于脑部，故宜选用建瓴汤以滋阴潜阳，平肝降逆，引血下行。例如，张锡纯治迟某之母案。患者年七旬有四，有时觉头目眩晕、脑中作疼、心中烦躁、恒觉发热、两臂觉撑胀不舒、脉象弦硬而大等临床表现，张氏诊断为"脑充血"之征兆，治以建瓴汤。连服数剂，诸病皆愈。张氏认为，治疗中风先兆症状，必以治疗后"脉象平和，毫无弦硬之意"为治愈标准。张锡纯不仅详细描述了中风先兆的临床表现，而且提出了行之有效的防治方法，充分体现了中医治未病思想，为临床提供了示范。

验案举隅

天津北马路西首，于氏妇，年二十二岁，得脑充血头疼证。

病因　其月信素日短少不调，大便燥结，非服降药不下行，寝至脏腑，气化有升无降，因成斯证。

证候　头疼甚剧，恒至夜不能眠，心中常觉发热，偶动肝火即发眩晕，胃中饮食恒停滞不消，大便六七日不行，必须服通下药始行。其脉弦细有力而长，左右皆然，每分钟八十至，延医历久无效。

诊断　此因阴分亏损，下焦气化不能固摄，冲气遂夹胃气上逆，而肝脏亦因阴分亏损，水不滋木，致所寄之相火妄动，恒助肝气上冲。由斯脏腑之气化有升无降，而自心注脑之血为上升之气化所迫，遂致充塞于脑中血管而作疼作晕也。其饮食不消，大便不行者，因冲胃之气皆逆也；其月信不调且短少者，因冲为血海，肝为冲任行气，脾胃又为生血之源，诸经皆失其常司，是以月信不调且少也；《内经》谓："血菀（同郁）于上，使人薄厥"，言为上升之气血逼薄而厥也。此证不急治则薄厥将成，宜急治以降胃、镇冲、平肝之剂，再以滋补真阴之药辅之，庶可转上升之气血下行，不成薄厥也。

处方 生赭石（一两，轧细），怀牛膝（一两），生怀地黄（一两），大甘枸杞（八钱），生怀山药（六钱），生杭芍（五钱），生龙齿（五钱，捣碎），生石决明（五钱，捣碎），天冬（五钱），生鸡内金（二钱，黄色的捣），苏子（二钱，炒，捣），茵陈（钱半），甘草（钱半）。共煎汤一大盅，温服。

复诊 将药连服四剂，诸病皆见轻，脉象亦稍见柔和，唯大便六日仍未通行。因思此证必先使其大便如常，则病始可愈，拟将赭石加重，再将余药略为加减以通其大便。

处方 生赭石（两半，轧细），怀牛膝（一两），天冬（一两），黑芝麻（八钱，炒，捣），大甘枸杞（八钱），生杭芍（五钱），生龙齿（五钱，捣碎），生石决明（五钱，捣碎），苏子（三钱，炒，捣），生鸡内金（钱半，黄色的捣），甘草（钱半），净柿霜（五钱）。共药十二味，将前十一味煎汤一大盅，入柿霜融化温服。

三诊 将药连服五剂，大便间日一行，诸证皆愈十之八九，月信适来，仍不甚多，脉象仍有弦硬之意，知其真阴犹未充足也。当即原方略为加减，再加滋阴生血之品。

处方 生赭石（一两，轧细），怀牛膝（八钱），大甘枸杞（八钱），龙眼肉（六钱），生怀地黄（六钱），当归（五钱），玄参（四钱），沙参（四钱），生怀山药（四钱），生杭芍（四钱），生鸡内金（一钱，黄色的捣），甘草（二钱），生姜（三钱），大枣（三枚，掰开）。共煎汤一大盅，温服。

效果 将药连服四剂后，心中已分毫不觉热，脉象亦大见和平，大便日行一次，遂去方中玄参、沙参，生赭石改用八钱，生怀山药改用六钱，俾多服数剂以善其后。

（《医学衷中参西录·脑充血门·脑充血头疼》）

【编者按】患者初诊有"头痛，大便干结，月经不调"证候，张氏认为是"脑充血"导致的头痛，病机为机体素虚，阴分不足，阴损及阳，阴不敛阳，故而出现下焦阳气虚弱，下焦气化不能固摄，冲气遂夹胃气上逆而见头痛。冲气上逆，影响气机升降，出现大便不通；阴虚致月经延期，月经量少。因此，治以重镇潜阳、健脾润肠之法，方用生代赭石、怀牛膝、石决明、龙骨重镇潜阳，怀牛膝引血下行，有助于肝阳下潜。生地黄、生杭芍、麦冬具滋阴润燥之功，鸡内金健脾消食，茵陈轻清升发，清热疏肝，防止矿石类药物过于重镇，影响肝之疏泄功能，苏子行气宽胸。诸药合用，使冲气不逆，气机和调。二诊时，脉象柔和，各症减轻，一派将愈之象，然患者五六日未大便。根据效不更方原则，于原方加大代赭石用量，重镇降逆，促进排便，是借助代赭石质重沉降之性来通便。三诊时，大便不通症状得到明显的缓解，月经依然量少，未能完全恢复，效不更方，在原方的基础上，再加滋阴养血之品，如玄参、当归、龙眼肉、沙参、大枣等。三诊中，重镇潜阳之法与滋阴法并用，一方面帮助脏腑气机恢复正常，另一方面促进月经来潮。

（十二）肝病

1. 提出"肝主气化"学说

气化即人体内气机的运行变化和升降开合，包括脏腑的功能、气血的输布、经络的流注等。张氏认为，肝脏是人整体气化中最关键、最活跃的脏腑，是"人身元气萌芽之脏""气化发生之始"，并提出"肝主气化"说。其主要内容有以下三方面。

一是萌发元气，形成大气，布达全身。人生之元气，以肾为根基，以肝为萌芽，依赖后天脾胃的滋养，形成"大气"，贮存于胸中，以总统全身的气机运行。

二是肝脏为全身脏腑气化之总司。"肝气能上达，故能助心气之宣通

（肝气下连气海，上连心，故能接引气海中元气上达于心）。因为肝气能下达，故能助肾气之疏泄（肾主闭藏，有肝气以疏泄之，大便始能通顺）"；"肝肾充足，则自脊上达之督脉必然流通"。

三是肝主气化有赖他脏（尤其是脾胃）之协助。张氏根据《内经》"厥阴不治，求之阳明"及仲景"见肝之病，知肝传脾，当先实脾"之论述，提出"实脾即为理肝"的观点。其缘由在于"肝胆之用，实能与脾胃相助为理"，"脾气上行则肝气自随之上升，胃气下行则胆火自随之下降也"。

2. 注重肝气条达

张锡纯认为，人体气化左宜升、右宜降。肝为刚脏，"若一味强制其气，恒激发反动之力"，强调"顺肝木升发柔和之性"。"盖肝为将军之官，中寄相火，骤用药敛之、镇之、泻之，而不能将顺其性，其内郁之热转夹所寄之相火起反动也"，故在降胃气的同时，需注重升发肝气。升发肝气，前人多喜用柴胡，然而张氏认为柴胡升提之力过大，书中有关于吐血证用柴胡后遂吐血不止的病案记载，故升发肝气多不用柴胡，而喜用麦芽、茵陈之品。"麦芽、茵陈均为嫩芽，得初春少阳生发之气，其萌芽之性与肝木同气相求，性柔和而不至于过于升提，故能宣通肝气之郁结，使之开解而自然上升，恢复其肝升胃降之常也"。

肝主升发，又主藏血，为体阴而用阳之脏。张氏在升发肝之阳气的同时，亦注重养肝血、养肝阴以补肝体。例如，治大城王家三夫人呕吐案，以生代赭石加怀山药、麦冬、麦芽、茵陈、柏子仁、牛膝，同时方中还配当归、芍药、甘草。加甘草能甘以缓肝，芍药酸以柔肝，二者配伍，酸甘化阴，能补肝阴，当归养血和血，以补肝血，与升发肝气之麦芽、茵陈同用，故郁结能散。从中可看出，张氏治疗肝病调理肝气，不忘补肝阴，注重肝脏"体阴用阳"的生理功能。

3. 独创"肝虚致脱"说

历代医家论述脱证，着眼于阳脱、气脱、血脱，温病学说补充了热邪耗伤肝肾真阴的阴脱和气津两脱证。张锡纯则认为，脱证的病机在肝，"凡人元气之脱，皆脱在肝"。肝主疏泄，能调畅气机，故元气赖之以敷布，肾气亦赖其以行；若肝虚至极，疏泄太过，即能耗散肾气，泄其元气。肝体阴而用阳，肝虚则风动，因其风动则表现为疏泄太过，致泄元气。因而，张锡纯认为，凡见肝风动之候，即是元气欲脱之先兆，"故人虚极者，其肝风必先动，肝风动，即元气欲脱之兆也"。此外，肝胆虚极，元气欲脱，临床可见"汗出浑身如洗，目上窜不露黑睛，左脉微细模糊，按之即无"之脱证。

4. 首创"温补肝气"之法

张锡纯认为，"肝无补法"是偏见，对于肝气虚证患者，首创温补肝气之法。"肝属木而应春令，其气温而性喜条达，黄芪之性温而上升，以之补肝原有同气相求之妙用"。《医学衷中参西录·治大气下陷方·理脾升陷汤》云："愚自临证以来，凡遇肝气虚弱不能条达，用一切补肝之药皆不效，重用黄芪为主，而少佐理气之品，服之复杯即见效验，彼谓肝虚无补法者，原非见道之言也。"黄芪性温，味微甘，"为其补气之功最优，故推为补药之长"。

验案举隅

姚景仁，住天津鼓楼东，年五十二岁，业商，得肝郁胃逆证。

病因 其近族分支多门，恒不自给，每月必经心为自己补助，又设有买卖数处，亦自经心照料，劳心太过，因得斯证。

证候 腹中有气，自下上冲，致胃脘满闷，胸中烦热，胁下胀疼，时常呃逆，间作呕吐，大便燥结，其脉左部沉细，右部则弦硬而长，大于左部数倍。

诊断 此乃肝气郁结，冲气上冲，更迫胃气不降也。为肝气郁结，是以左脉沉细；为冲气上冲，是以右脉弦长。冲脉上隶阳明，其气上冲不已，易致阳明胃气不下降。此证之呕吐呃逆，胃脘满闷，胸间烦热，皆冲胃之气相并冲逆之明征也。其胁下胀疼，肝气郁结之明征也。其大便燥结者，因胃气原宜息息下行，传送饮食下为二便，今其胃气既不下降，是以大便燥结也。拟治以疏肝降胃、安冲之剂。

处方 生赭石（一两，轧细），生怀山药（一两），天冬（一两），寸麦冬（六钱，去心），清半夏（四钱，水洗三次），碎竹茹（三钱），生麦芽（三钱），茵陈（二钱），川续断（二钱），生鸡内金（黄色的捣，二钱），甘草（钱半）。煎汤一大盅，温服。

方解 肝主左而宜升，胃主右而宜降，肝气不升则先天之气化不能由肝上达，胃气不降则后天之饮食不能由胃下输，此证之病根，正因当升者不升，当降者不降也。故方中以生麦芽、茵陈以升肝；生赭石、半夏、竹茹以降胃，即以安冲；用续断者，因其能补肝，可助肝气上升也；用生山药、二冬者，取其能润胃补胃，可助胃气下降也；用鸡内金者，取其能化瘀止疼，以营运诸药之力也。

复诊 上方随时加减，连服二十余剂，肝气已升，胃气已降，左右脉均已平安，诸病皆愈。唯肢体乏力，饮食不甚消化，拟再治以补气健胃之剂。

处方 野台参（四钱），生怀山药（一两），生赭石（六钱，轧细），天冬（六钱），寸麦冬（六钱），生鸡内金（三钱，黄色的捣），生麦芽（三钱），甘草（钱半）。煎汤一大盅，温服。

效果 将药煎服三剂，饮食加多，体力渐复。于方中加枸杞五钱，白术三钱，俾再服数剂以善其后。

说明 身之气化，原左升右降，若但知用赭石降胃，不知用麦芽升肝，久之，肝气将有郁遏之弊，况此证之肝气原郁结乎？此所以方中用赭石，即用麦芽，赭石生用而麦芽亦生用也。且诸家本草谓麦芽炒用者为丸散剂也，若入汤剂何须炒用，盖用生者煮汁饮之，则消食之力愈大也。

或问 升肝之药，柴胡最效，今方中不用柴胡而用生麦芽者，将毋别有所取乎？答曰：柴胡升提肝气之力甚大，用之失宜，恒并将胃气之下行者提之上逆。曾有患阳明厥逆吐血者，初不甚剧。医者误用柴胡数钱即大吐不止，须臾盈一痰盂，有危在顷刻之惧，取药无及，适备有生赭石细末若干，俾急用温开水送下，约尽两半，其血始止。此柴胡并能提胃气上逆之明征也。况此证之胃气原不降乎？至生麦芽虽能升肝，实无妨胃气之下降，盖其萌芽发生之性，与肝木同气相求，能宣通肝气之郁结，使之开解而自然上升，非若柴胡之纯于升提也。

（《医学衷中参西录·气病门·肝气郁兼胃气不降》）

【编者按】患者劳心过度，出现肝气郁滞。肝主左而宜升，胃主右而宜降，肝气不疏，横逆犯胃土，出现胃脘满闷，呃逆甚至呕吐，气郁化火出现胸中烦热，甚至大便干结，肝经循行于胁肋部，故而胁下胀满，右手脉弦硬而长，且大于左手脉数倍。方用生麦芽、茵陈升肝气，调畅肝脏气机，半夏、竹茹降胃止呕，生代赭石加强重镇降逆的功效，生怀山药脾肾双补，天冬、麦冬滋阴润燥，生鸡内金能促进脾胃运化，且张氏认为鸡内金生用尚可活血化瘀。诸药合用，共奏疏肝降胃之功。

（十三）癫狂

1. 癫狂发病源于痰火充盛

癫狂，是癫与狂的合称，"癫者，性情颠倒，失其是非之明；狂者，无所畏惧，妄为妄言，甚或见闻皆妄"。张锡纯认为，癫狂发病多与情志内伤、劳损、痰涎、火邪及先天因素等有关，"人之神明属阳而性热，凡其人心中有不释然，或忧思，或愤怒，或用心过度，其神明常存于心中"，"致其心中生热，灼耗水饮而为胶痰，其甚者或成顽痰"，痰经热炼而胶着日甚，热为痰锢而消解无从，痰火充塞窍络而致"神明淆乱"；或由下焦亏虚，肝风内动致痰火上奔而为狂证。痰火充盛是其主要病理。癫狂病位在心脑，虽然二者皆为"神明淆乱"，但癫证"其初微露癫意者，痰火犹不甚剧"；而狂证为"迫痰火积而益盛，则发狂"。癫证可变为狂证，狂证也可转为癫。若窍络闭塞，神明不能上彻下达而心脑失调，则致癫狂。

2. 遣方用药，灵活多变

张锡纯治癫狂以泻火逐痰为首务。治癫狂有荡痰汤、荡痰加甘遂汤及调气养神汤。其遣方用药颇具特色，用药组方"取其药性化合，借此药之长以济彼药之短"，如荡痰加甘遂汤中，甘遂与代赭石之配伍即属此例。又以人参、代赭石并用，"不但能纳气归原也，设于逆气上干，填塞胸臆，或兼呕吐，其证上盛下虚者，皆可参赭并用以治之"。并且根据不同证情及病家特殊情况，张锡纯选用不同剂型与服法，病急用汤剂，病缓用丸散，特殊药如甘遂则研末冲服。独具特色的是，对痴呆不能配合服药者，张锡纯以朴硝置于患者饮食中，取效于不知不觉之间。

验案举隅

曾治一少妇癫狂，强灌以药，不能下咽，遂俾以朴硝代盐，每饭食之，病患不知，月余而愈。诚以朴硝咸寒属水，为心脏对宫之药，以水胜火，以寒胜热，能使心中之火热，消解无余，心中之神明，自得其养，非仅取朴硝之能开痰也。

(《医学衷中参西录·治癫狂方·荡痰加甘遂汤》)

【编者按】患者出现癫狂，而强行用药却不能下咽，张锡纯转换思路，改变给药方式，将药物放于每日的饮食物之中，使患者在不知不觉之中服下药物。本案辨证准确，用药精良，张氏根据《神农本草经》记载硝石"除寒热邪气，邪气凝结则生寒热，硝味咸苦能软坚，而解散之……消尽人身之滓秽"，活用经典，将朴硝用于治疗癫狂。此为其一大亮点，值得后世借鉴。

三、妇科病

张锡纯治疗妇科病，自创处方17首，其中月经病8首、带下病1首、妊娠病2首、产后病5首、杂病阴挺1首。

治疗月经病的8首方剂是玉烛汤、理冲汤（丸）、安冲汤、固冲汤、温冲汤、加味麦门冬汤、资生通脉汤，分别治疗寒热往来伴有经水短少、经闭不行或兼产后恶露不尽、漏下血崩、血海虚寒不育、妇女倒经、室女月闭血枯。其治法涉及补气、养血、滋阴、疏肝、清热、温阳散寒、消食化痰、补肾、活血、平肝、止血等；补气用生黄芪、党参、白术、甘草、大枣；养血用当归、生杭芍、龙眼肉；滋阴用生地黄、玄参、天花粉、山茱萸、干寸冬、枸杞子；疏肝用香附、柴胡；清热用知母；温阳散寒用乌附子、肉桂、小茴香、石英、真鹿角胶；消食化痰用生鸡内金；补肾用生山药、续断、补骨脂、核桃仁；活血用丹参、生桃仁、红花、三棱、莪术、水蛭；平肝用生龙骨、生牡蛎；止血用海螵蛸、茜草、棕边炭、五倍子。

带下病方剂为清带汤，治疗赤白带下，治法涉及补肾（生山药）、平肝（生龙骨、生牡蛎）、收敛（海螵蛸、茜草、白芍）、清热燥湿（苦参）、健脾祛湿（白术）、温阳（鹿角霜）。

妊娠病方剂为寿胎丸、安胃饮，分别主治滑胎和妊娠恶阻，涉及的治法有补肾气（菟丝子、桑寄生、川续断）、养血（当归）、和胃止呕（清半夏）、清肝热（净青黛）、暖肝益胃（赤石脂）。

产后病方剂5首，为大顺汤、和血熄风汤、滋阴清胃汤、滋乳汤、消乳汤，分别主治产难、产后受风发搐、产后温病、少乳、乳痈新起，治法涉及补气、养血、滋阴、清热、化痰、活血、化瘀止痛、下乳、止血、降胃、祛风等。补气用野党参、甘草、生黄芪；养血用当归、真阿胶、生杭芍；滋阴用玄参；清热用知母、连翘、金银花；化痰用瓜蒌；活血用穿山甲、川芎、红花、生桃仁、路路通、王不留行、丹参；化瘀止痛用生明乳香、生明没药；下乳用丝瓜瓤、猪前蹄；止血用白茅根；降胃用生代赭石；祛风用防风、荆芥。

妇科杂症方剂为升肝舒郁汤，主治妇女阴挺，亦治肝气虚弱，郁结不舒，涉及的治法有补气（生黄芪）、养血（当归）、清热（知母）、疏肝（柴胡）、活血化瘀（生明乳香、生明没药、川芎）。

现将张锡纯治疗妇科疾病的主要特色分述如下。

（一）月经不调

1. 调经尊经，重在调冲

张锡纯根据《内经》女子"二七而天癸至，任脉通，太冲脉盛，月事以时下"之旨，提出冲脉"在女子则上承诸经之血，下应一月之信"，与肝、肾、胃诸脏腑关系密切，在奇经八脉中居主要地位。因此，针对月经失调，张氏首重冲脉。依据冲脉血枯、冲脉不固、冲脉虚寒、冲脉瘀阻等不同病因病机，采用"郁者理之，虚者补之，风袭者祛之，湿胜者渗之，气化不固者固摄之，阴阳偏胜者调剂之"的灵活治法，创制了理冲汤、理冲丸、安冲汤、固冲汤、温冲汤等方剂。这些方剂特色鲜明，疗效卓著，至今仍应用于临床。

2. 养血调经，调补脾胃

张氏遵《内经》"二阳之病发心脾，有不得隐曲，在女子为不月"之说，从脾胃入手，调理血枯经闭。女子以血为本，凡经、孕、产、乳无不以血为用事。血之化源在脾，血之统摄也在脾，故脾充血旺，统血守职，则月事恒常；若"脾不能助胃消食，变化精微以溉五脏……在女子则显然有不月之病"。因此，张氏强调，养血调经"自当调其脾胃，使之多进饮食，以为生血之本"。

张氏调治脾胃，融李东垣、叶天士之长于一身，自制资生汤、资生通脉汤，前方用治脾胃病影响及肺而致痨瘵经闭、食少喘嗽者；后方用治室女月闭血枯，饮食减少，灼热咳嗽。张氏常将山药、白术二药同用，燥润并施，补阳益阴，举为主将，具体运用亦有一定之规律。大凡阴血虚者，恒重用山药，或少用白术，如资生通脉汤治室女经闭血枯，方用生山药 30g 滋脾阴，白术 9g 助脾阳；再如资生汤、醴泉饮、十全育真汤等，皆可用治经闭血枯证，方中无不重用山药。张氏还强调使患者多进饮食，资生气血，经水自然而下。以上体现了张氏以健脾补胃、调养冲任，治疗血枯经闭的临床治疗与用药思想。

3. 调冲化瘀，喜用鸡内金

张氏治疗闭经，善于运用鸡内金调理冲脉，调和脾胃，认为其除开胃健脾之外，尚有化瘀之力，又不伤气分，为治疗女子干血劳（即顽固性的闭经）之要药。鸡内金健脾以助生化之源，使气血旺盛，下注血海，自无经闭之虞；瘀滞不通者，亦可达活血化瘀之目的。在治疗妇女血枯经闭一类病证时，张锡纯自制资生汤、资生通脉汤，常将鸡内金与滋补药同用，如山药、白术、玄参等，可达通经化瘀、运化药力之功，并言鸡内金、白术、山药为不可挪移之品。此外，理冲汤也用鸡内金健补脾胃、消化瘀积，以治妇女经闭不行或产后恶露不尽、经闭血枯。

4. 解郁调经，善用附柴

张氏认为，月经不调多与情志致病有关。妇女以血为本，气逆而郁，则血亦凝涩，血为气滞，冲任不畅，故致月事不调，则见经候无常、经量短少、经行腹痛等。因此，张氏常用香附、柴胡疏肝解郁，条达气机，以柴胡、香附之宣通，舒畅抑遏之阳气。二药相伍，解郁行气力强，在黄芪益气健脾基础上配伍之，使行气不耗气；在当归、生地黄、玄参滋补阴血的基础上，使辛散行气不伤阴血，则阳气宣通，气机调畅，气血调和，冲任通盛，月候如常。以之配伍组成张氏"治妇科方"中的第一方玉烛汤，体现调经的一大治法，调和气血，既重血的充盈，又重气的宣通。

5. 治疗闭经，善用破血化瘀药物

张锡纯认为女子月信，若日久不见，其血海必有坚结之血，属于瘀血重症，若用一般活血化瘀之品，缓不济急，此时必须用破血祛瘀药，如乳香、没药，三棱、莪术两组对药行气活血。金铃泻肝汤、活络效灵丹等18首方剂均使用了乳香、没药，认为"此二药虽为开通之品，不至耗伤气血，诚良药也"；而理冲汤、理冲丸等7首方均用了有破血消积止痛之功的三棱、莪术。一般医者畏其药性峻猛，而张氏谓莪术破气中之血，三棱破血中之气，二药同用，有相辅相成之效。若遇瘀血日久羸弱气虚，宜三棱、莪术与数倍于理气药的补气之药一同使用，可保病去而气分不伤，或加鸡内金，去三棱、莪术。此外，张氏治疗闭经还喜用水蛭，认为"水蛭最善食人之血，而性又迟缓善入。迟缓则生血不伤，善入则坚积易破，借其力以消既久之滞，自有利而无害也"（《医学衷中参西录·治女科方·理冲丸》）。

6. 因由阴亏瘀血，治必攻补兼施

张锡纯认为，"阴虚之甚者，其周身血脉津液，皆就枯涸"（《医学衷中参西录·治阴虚劳热方·醴泉饮》）。血脉津液枯涸，在女子则血枯舟停而月信不来，故治疗上施以增水行舟之法，用汁浆最多之药，滋脏腑之阴，如山药、地黄等，如是则冲任得充，月事以下。张氏自拟醴泉饮（生山药、大生地、人参、玄参、生代赭石、牛蒡子、天冬、甘草），一味薯蓣饮（山药四两切片，煮汁代茶饮），以滋阴增液为主治疗血枯经闭。

阴虚津亏所致闭经，初则滋阴增液可效，若病久则可致津亏血瘀，此时则需攻补兼施。若因痨瘵而致瘀阻经闭者，瘀多在经络，用资生汤加当

归、丹参滋阴活血，攻补兼施；因瘀血而致痨瘵经闭者，瘀多在脏腑，用理冲汤、理冲丸扶正祛瘀。其治疗思想一是用生山药、天花粉、当归、玄参以滋化源之阴血，同时用白术、黄芪、党参健脾益气，以助脾胃阴血"泉源不竭"；二是以补益药与开破药同用，常用人参、黄芪、生山药与三棱、莪术、水蛭、当归、桃仁同用，开胃进食，可达攻补兼施、标本兼治之效。

验案举隅

天津南开中学旁，陈氏女，年十七岁，经通忽又半载不至。

病因 项侧生有瘰疬，服药疗治，过于咸寒，致伤脾胃，饮食减少，遂至经闭。

证候 午前微觉寒凉，日加申时，又复潮热，然不甚剧。黎明时或微出汗，咳嗽有痰，夜间略甚，然仍无妨于安眠。饮食消化不良，较寻常减半。心中恒觉发热思食凉物，大便干燥，三四日一行。其脉左部弦而微硬，右部脉亦近弦，而重诊无力，一息搏逾五至。

诊断 此因饮食减少，生血不足以至经闭也。其午前觉凉者，其气分亦有不足，不能乘阳气上升之时而宣布也。至其晚间之觉热，则显为血虚之象。至于心中发热，是因阴虚生内热也。其热上升伤肺易生咳嗽，胃中消化不良易生痰涎，此咳嗽又多痰也。其大便燥结者，因脾胃伤损失传送之力，而血虚阴亏又不能润其肠也。左脉弦而兼硬者，心血虚损不能润肝滋肾也。右脉弦而无力者，肺之津液、胃之酸汁皆亏，又兼肺胃之气分皆不足也。拟治以资生通脉汤，复原方略为加减，俾与证相宜。

处方 白术（三钱，炒），生怀山药（八钱），大甘枸杞（六钱），龙眼肉（五钱），生怀地黄（五钱），玄参（四钱），生杭芍（四钱），生赭石（四钱，轧细），当归（四钱），桃仁（二钱），红花（钱半），甘草（二钱）。共煎汤一大盅，温服。

复诊 将药连服二十余剂（随时略有加减），饮食增多，身形健壮，诸病皆愈，唯月信犹未通，宜再注意通其月信。

处方 生水蛭（一两，轧为细末），生怀山药（半斤，轧为细末）。每用山药末七钱，凉水调和煮作茶汤，加红蔗糖融化，令其适口，以之送服水蛭末六分，一日再服，当点心用之，久则月信必通。

效果 按方服过旬日，月信果通下，从此经血调和无病。

方解 按水蛭《神农本草经》原无炙用之文，而后世本草谓若不炙即用之，得水即活，殊为荒唐之言。尝试用此药，先用炙者无效，后改用生者，见效甚速。其性并不猛烈，唯稍有刺激性。屡服恐于胃不宜，用山药煮粥送服，此即《金匮》硝石矾石散送以大麦粥之义也。且山药饶有补益之力，又为寻常服食之品，以其粥送水蛭，既可防其开破伤正，且又善于调和胃腑也。

（《医学衷中参西录·妇女科·处女经闭》）

【编者按】本案体现了张锡纯治疗月经病注重补脾疏肝、活血破血的学术思想。患者因瘰疬，过服咸寒，致伤脾胃气阴，遂至经闭。脾胃为气血生化之源，脾胃阴亏，阴虚生内热，则心中发热；其热上升伤肺则生咳嗽，胃消化不良则生痰涎，故咳嗽多痰；血虚阴亏不能润其肠则大便燥结；左脉弦而兼硬者，心血虚损不能润肝滋肾也；右脉弦而无力者，肺胃津气皆不足，故治以资生通脉汤加减。服药二十余剂，月经仍未至，故改为生水蛭一两轧为细末、生怀山药半斤轧为细末为粉长期服用。服药十余天，月经来潮。由此可见张锡纯治疗月经病扶正祛邪、调补脾胃、通调冲脉、养肝疏肝、活血破血、师古不泥、灵活变通的诊疗特点。

（二）崩漏

1. 治疗崩漏重气阴，补肝脾肾重通涩

张锡纯认为，崩中漏下、月经过多、产妇下血，不论病因何故，皆为

病及冲任，导致冲任不固。或脾胃气虚，不能制约血海；或血海伏热，血热妄行；或暴怒伤肝，气滞血不归经；或肾精气亏虚，失于封藏，导致崩漏。因此，其治疗当固冲摄血。因胞宫系于肾，冲任二脉又起于胞中，经水出于肾；脾为气血生化之源，肝肾失调，可致冲任受损，故调理冲任，宜从肝脾肾入手。张氏创立安冲汤、固冲汤即是安固肝肾、益气摄血的代表。前方"治妇女经水行时多而且久，过期不止，或不时漏下"，病情相对轻缓；后方"治妇女血崩"，病情急重。两方除用白术、生黄芪、龙骨、牡蛎、乌贼骨、茜草、杭芍以补气固冲、固涩止血、养血益阴外，安冲汤入生地黄、川续断，养阴益肾补奇经；固冲汤以五味子、五倍子与棕边炭急固以防气随血脱，山萸肉收敛元气，且收涩之中兼具调畅之性，通利气血。两方在临床运用中疗效显著，均起到"治崩漏重气阴，补肝脾肾重通涩"之效。

2. 龙牡乌贼茜草，崩中漏下能收

张锡纯认为，崩中漏下，为冲任滑脱之疾，此当急以固冲摄血，挽欲脱之气，护欲竭之阴血及津液，乃治标救急之法。然滑脱之中，实兼有瘀滞。其所瘀滞者，不外气血，而实有因寒、因热之不同。其治疗漏证之安冲汤和治疗崩证之固冲汤，在补气固阴的同时，均使用龙骨、牡蛎、乌贼骨、茜草固涩止血、化瘀止血，以救下脱治气血。张氏认为龙骨质最黏涩，具有涩收之力，故能固涩滑脱；牡蛎咸涩而能固精气，治女子崩漏，二药相伍，相须为用，收涩之力大增。二药生用则不仅能收敛，且具开通之性，敛而能开，有固涩不留瘀痰之妙；煅用则收涩之力增强，故除血崩之证用煅龙骨、煅牡蛎外，余皆生用。其受《内经》四乌鲗骨一藘茹丸治疗前后血的启发，认为海螵蛸、茜草两药大能固涩下焦，为治崩之主药。每于用龙骨、牡蛎之际，加用乌贼骨（海螵蛸）、茜草，借其收涩之性以增固崩止漏之功，其化瘀之功使血止而无留瘀之弊。"四药汇集成方，其能收涩者，

兼行开通，相助为理，相得益彰"。

验案举隅

天津二区，徐姓妇人，年十八岁，得血崩证。

病因 家庭不和，激动肝火，因致下血不止。

证候 初时下血甚多，屡经医治，月余血虽见少，而终不能止。脉象濡弱，而搏近五至。呼吸短气，自觉当呼气外出之时，稍须努力，不能顺呼吸之自然。过午潮热，然不甚剧。

诊断 此胸中大气下陷，其阴分兼亏损也。为其大气下陷，所以呼气努力，下血不止，为其阴分亏损，所以过午潮热。宜补其大气，滋其真阴，而兼用升举固涩之品方能治愈。

处方 生箭芪（一两），白术（五钱，炒），大生地（一两），龙骨（一两，捣），牡蛎（一两，捣），天花粉（六钱），苦参（四钱），黄柏（四钱），柴胡（三钱），海螵蛸（三钱，去甲），茜草（二钱），西药麦角（中者一个，搀乳糖五分，共研细）。将中药煎汤两大盅，分两次服，麦角末亦分两次送服。

效果 煎服一剂，其血顿止，分毫皆无，短气与潮热皆愈。再为开调补气血之剂，俾服数剂以善其后。

（《医学衷中参西录·妇女科·血崩证》）

【编者按】本案初为肝火迫血妄行，致下血不止，脉象濡弱，呼吸气短，乃是胸中大气下陷，阴分亏损，治宜补气升阳，滋阴清热，兼以化瘀止血。方中黄芪、白术健脾益气，柴胡升阳，天花粉、生地黄滋阴生津，龙骨、牡蛎、海螵蛸、茜草四药收敛止血，苦参、黄柏清热坚阴。诸药合用，补气升阳，滋阴清热，兼以化瘀止血。西药麦角性淡，微温，有毒，收缩子宫，止血，用于产后子宫出血（促子宫复位）、偏头痛。药理研究表明，其中所含的麦角碱类对子宫有选择性兴奋作用，常用于产后止血及子宫复旧，大剂量时可引起子宫强直性收缩。张锡纯在治疗崩漏时，中西医汇通，取得奇效。

（三）带下

1. 带下论滞，别具一格

带下证，医者多从脾虚湿盛或肾虚带脉不固论之。张锡纯独树一帜，认为带下为冲任之证，以奇经带脉原主约束诸脉，冲任有滑脱之疾，责在带脉不能约束。然其病"非仅滑脱，也若滞下，然滑脱之中，实兼有瘀滞。其所滞者，不外气血"。正常的气血运行，在脱离了原本的路线后妄行于外，若不及时治本，妄行之气血难免无法自动归经，需在治本时兼顾清瘀行滞。所以，张氏所立清带汤中，取龙骨、牡蛎以固脱，茜草、海螵蛸以化滞，收涩之中兼能开通，相得益彰，更用生山药以滋真阴、固元气，再随其寒热而加减，以达标本兼治之效。

2. 寒热辨证，宜详审之

张氏认为，带下病须辨寒热，应在辨别带下颜色外加以详细问询，多方征象综合判断。赤者多热，白者多凉。张锡纯则同时参以脉之或迟或数，有力、无力，则凉热可辨。证偏热者，加生杭芍、生地黄；热甚者，加苦参、黄柏、白头翁、龙胆草，或兼用防腐之药，如金银花、三七、鸦胆子仁等，皆可酌用；证偏凉者，加白术、鹿角胶；凉甚者，加干姜、肉桂、附子、小茴香等。

3. 内治外治结合，治疗带下重症

张锡纯治疗带下，不但注重内治法，如果带下甚者，可配合外治法。其外用药物，由儿茶、白矾、石榴皮、没石子组成，煎水洗之。没石子治疗带下，除外用外，张锡纯也用之内服，并有独到认识。"没石子味苦而涩，苦则能开，涩则能敛，一药而具此两长，原与拙拟清带汤之意相合。且其收敛之力最胜，凡下焦滑脱之疾，或大便滑泻，或小便不禁，或男子遗精，

或女子崩漏，用之皆效验"。"其内治白带法，用没石子一两捣烂，水一斤半，煎至一斤，每温服一两，日三次；或研细作粉，每服五分，日二次亦可；又可单以之熬水洗之，或用注射器注射之"。

验案举隅

一妇人，年二十余，患白带甚剧，医治年余不愈。后愚诊视，脉甚微弱。自言下焦凉甚，遂用清带汤。

生山药（一两），生龙骨（六钱，捣细），生牡蛎（六钱，捣细），海螵蛸（四钱，去净甲，捣），茜草（三钱），干姜（六钱），鹿角霜（三钱）。

连服十剂痊愈。

（《医学衷中参西录·治女科方·清带汤》）

【编者按】带下为冲任之证，故治疗带下宜调理冲任、止带行滞。方用龙骨、牡蛎以固脱，用茜草、海螵蛸以化滞，更用生山药以滋真阴、固元气。至临证时，遇有因寒者，加温热之药；因热者，加寒凉之药，此方中意也。《神农本草经》中述龙骨善开痹，牡蛎善消癥，二药为收涩之品而兼具开通之力。乌贼骨即海螵蛸，蘑茹即茜草，是二药为开通之品而兼具收涩之力。药证相合，故连服10剂痊愈。

（四）不孕

1. 血海虚寒，治宜温冲暖宫

张锡纯认为，妇人不孕原因甚多，素无他病而不孕，多因于血海元阳不足。妇人孕育位在血室（胞宫），然根源在于冲脉血海。"女子不育，多责之冲脉……冲脉无病，未有不生育者"。冲脉血海虚寒是不孕的病机之一。张氏创制温冲汤，由生山药、当归身、乌附子、肉桂、补骨脂、小茴香、核桃仁、紫石英、真鹿角胶等组成。方中用紫石英温阳暖宫，是继承了叶天士重用紫石英治疗不孕的学术思想，认为紫石英能直入冲任以温暖血分，具有助孕功效，是治疗血海虚寒不孕的良药。张氏自言"愚临证实验以来，凡其人素无他病，而竟不育者，大抵因相火虚衰，以致冲不温暖者居多。因为制温冲汤一方，其人若平素畏坐凉处，畏食凉物，经脉调和，而艰于生育者，即与以此汤服之，或十剂或数十剂，遂能生育者多矣"。

2. 冲任瘀血，治宜活血逐瘀

张锡纯认为，冲任瘀血亦可妨碍受妊。对于冲任瘀血阻滞，不能受孕者，治疗宜用《金匮要略》的下瘀血汤以攻下逐瘀；也可以单用水蛭粉冲服。张氏认为，水蛭化瘀血而不伤新血，治疗血瘀不孕须生用，若炙用则无效。体弱者，可党参煎汤送服水蛭粉；服党参发热者，可与天冬同煎，送服水蛭粉。瘀血消除，血去则易妊。

验案举隅

一妇人，自二十出嫁，至三十未育子女。其夫商治于愚。因细询其性质禀赋，言生平最畏寒凉，热时亦不敢食瓜果。至经脉则大致调和，偶或后期两三日。知其下焦虚寒，因思《神农本草经》谓紫石英"气味甘温，治女子风寒在子宫，绝孕十年无子"。遂为拟此汤。

生山药（八钱），当归身（四钱），乌附子（二钱），肉桂（二钱，去粗皮，后入），补骨脂（三钱，炒捣），小茴香（二钱，炒），核桃仁（二钱），紫石英（六钱，研），鹿角胶（二钱，另炖，同服）。

方中重用紫石英六钱，取其性温质重，能引诸药直达于冲中，而温暖之。服药三十余剂，而畏凉之病除。后数月遂孕，连生子女。益信《神农本草经》所谓治十年无子者，诚不误也。

（《医学衷中参西录·治女科方·温冲汤》）

【编者按】患者素体虚寒，当以温热之剂暖宫为先。《神农本草经》谓紫石英"气味甘温，治女子风寒在子宫，绝孕十年无子"。方中重用紫石英六钱，取其性温质重，能引诸药直达于冲中，而温暖之。张锡纯对安胎药也有自己独到见解。针对陈修园提倡的安胎当用大补大温之剂，使子宫常得暖气，则胎自日长而有成的观点，张氏认为是"因其夫人服白术、黄芩连坠胎五次，后服四物汤加鹿角胶、补骨脂、续断而胎安，遂疑凉药能坠胎，笃信热药能安胎。不知黄芩之所以能坠胎者，非以其凉也"（《医学衷中参西录·治女科方·寿胎丸》）。对于黄芩不能安胎的认识，张氏主张应出自《神农本草经》，其中谓黄芩"下血闭"，而非陈修园的"性凉不利于胎"之论。胎得其养，全在温度适宜，过凉之药，固不可以保胎，即药过于热，亦非所以保胎。所以，保胎关键还是在于辨证准确，冲脉郁者理之，虚者补之，风袭者祛之，湿胜者渗之，气化不固者固摄之，阴阳偏胜者调剂之。

（五）妊娠病

1. 疗妊娠恶阻，重清肝降胃

张锡纯治疗妊娠恶阻，善于从肝胃论治，创制清胃饮，倡导清肝降胃的治疗治法。例如，治疗天津王氏妇案，年二十六岁，素有肝气病，至受妊后，则呕吐连连不止。受妊至四十日时，每日必吐，迨至两月以后勺水不存，不能食，困顿已极，不能起床。其脉甚虚弱，仍现滑象，至数未改，唯左关微浮，稍似有力。药用生代赭石、党参、生怀山药、生怀地黄、生杭芍、大甘枸杞、山茱萸、青黛、清半夏等，清肝和胃，健脾安胎而获效。对于比较严重的妊娠呕吐，张氏也从肝胃论治，并加大半夏和代赭石用量，如安胃饮，方用半夏降逆和胃止呕，青黛和赤石脂清肝热。

对于妊娠期用代赭石是否会坠胎，张氏提出独到见解，认为恶阻之剧者，饮水一口亦吐出，其气化津液不能下达，恒至大便燥结，旬余不通，甚者，或结于幽门、"阑门"（大小肠相接处），致上下关格不通，满腹作疼，此有关性命之证。病既危急，非大力之药不能挽回。而代赭石，"若胎至六七个月，服之或有妨碍，至恶阻之时，不过两三个月，胎体未成，唯是经血凝滞，赭石毫无破血之性，是以服之无妨；且呕吐者，其冲气胃气皆上逆，借赭石镇逆之力，以折其上逆之机，气化乃适得其平，《内经》所谓'有故无殒，亦无殒也'"。有时，张氏治疗妊娠恶阻在降胃止呕安胎时，重用代赭石、半夏分别达一两。对于病情剧烈急迫者，妊娠早期（二三个月内）应不畏代赭石重坠，用其降冲和胃，和顺气机，使呕吐止，气血生，胎安母健。

2. 分辨病证寒热，辨证补肾安胎

张锡纯认为，胎在母腹，若果善吸其母之气化，自无下坠之虞。且男女生育，皆赖肾脏作强。因此，对于妊娠滑胎之证，张氏创制寿胎丸，由菟丝子、桑寄生、川续断、真阿胶组成，补肾以安胎。临证时须辨别寒热及气血之盛衰，气虚加人参，大气陷加黄芪，饮食减少加白术，凉者加补骨脂，热者加生地黄。在补肾安胎基础上，根据寒热辨证施治。

此外，张氏安胎与前贤所论之法亦异。朱丹溪倡导"黄芩、白术为安胎圣药"，陈修园则认为热药能够安胎。而张氏保胎则不泥旧说，注重辨证论治，认为"究之胎得其养，全在温度适宜，过凉之药固不可以保胎，即药过于热，亦非所以保胎也，唯修园生平用药喜热恶凉，是以立论稍有所偏耳"（《医学衷中参西录·治女科方·寿胎丸》）。此可谓恰切之谈。

验案举隅

长安县尹，何麟皋君夫人，年三十二岁，受妊五月，于孟秋感受温病。

病因　怀妊畏热，夜眠当窗，未上窗幔，自窗纱透风，感冒成温。

证候　初病时调治失宜，温热传里，阳明腑实，延医数人皆言病原当用大凉之药，因怀妊实不敢轻用，继延愚为诊视。见其面红气粗，舌苔白浓，中心已黄，大便干燥，小便短赤，诊其脉左右皆洪滑而实，一息五至强。

诊断　据此症状脉象观之，不但阳明胃腑之热甚实，即肝胆之热亦甚盛。想其未病之前必曾怒动肝火，若不急清其热，势将迫血妄行，危险即在目前。病家曰：先生之言诚然，今听先生用药，不知可保无虞否？答曰：

此当治以白虎加人参汤，以白虎汤解其热，加参以保其胎，听吾用药可保万全无虞。病家闻此言深相信服。遂为疏方俾急服之。

处方 生石膏（三两，捣细），野党参（四钱），生怀地黄（一两），生怀山药（一两），生杭芍（五钱），甘草（三钱）。共煎汤三盅，分三次温服下。

方解 按此方虽非白虎加人参汤原方，而实以生地黄代知母，以生山药代粳米，而外加芍药也。盖知母、地黄同能滋阴退热，而知母性滑，地黄则饶有补肾之力，粳米与山药皆有浓汁能和胃，而粳米汁浓而不黏，山药之汁浓而且黏，大有固肾之力。如此通变原方，自于胎妊大有益也。外加芍药者，欲借之以清肝胆之热也。

复诊 将药分三次服完，翌日午前大便通下一次，热已退十之七八，脉象已非洪实，仍然有力，心中仍觉发热，拟再用凉润滋阴之品清之。

处方 玄参（一两），生怀地黄（一两），天花粉（五钱），生杭芍（五钱），鲜茅根（四钱），甘草（二钱）。共煎汤两盅，分两次温服下。

效果 将药煎服两剂，病遂霍然痊愈。

说明 凡外感有热之证，皆右部之脉盛于左部之脉，至阳明腑实之证，尤必显然于右部见之。因胃腑之脉原候于右关也。今此证为阳明腑实，其右部之脉洪滑而实宜矣。而左部之脉亦现此象，是以知其未病之先肝中先有郁热，继为外感之热所激，则勃然发动而亦现洪滑而实之脉象也。

（《医学衷中参西录·妇女科·怀妊受温病》）

【编者按】患者脉象洪滑数而实，舌苔浓厚，中心已黄，提示内热盛起。张氏认为"阳明胃腑之热甚实，即肝胆之热亦甚盛"。因患者怀妊，思郁必在病先，故热象当清，否则控制不及以致血热妄行，失血伤胎。治以白虎加人参汤，以白虎汤解其热，加人参以保其胎。此方非白虎加人参汤原方，是以生地黄代知母，以生山药代粳米，外加芍药而成。因知母、地黄同能滋阴退热，而知母性滑，地黄补肾，粳米与山药皆能和胃，而粳米汁浓不黏，山药汁浓黏，大有固肾之力。如此通变原方，自于胎妊大有益也。外加芍药是以清肝胆之热，故可效如桴鼓。

（六）产后病

张锡纯治疗产后病涉及难产、产后恶露不尽之癥瘕、产后受风发搐、产后温病、少乳、乳痈，分别用大顺汤、理冲汤、和血熄风汤、滋阴清胃汤、滋乳汤、消乳汤治疗。从治法来看，其用益气养血降胃治难产，益气养血、滋阴活血破血治产后癥瘕，益气养血、活血祛风治产后受风发搐，滋阴凉血养血治产后温病，益气养血、滋阴通乳治少乳，清热解毒、化痰通络止痛治乳痈，总体而言体现了以扶正（益气养血滋阴）为要、以祛邪（解毒清热、活血破瘀）为辅的治疗思想。

1. 产后诸病，扶正为要

产后多亡血伤津，气血两亏，阴阳失调，风寒湿邪气及疫疠时邪易于乘虚而入。因此，产后病总以虚弱为本，邪实为标。张锡纯临证善治难产、产后恶露不尽之癥瘕、产后受风发搐、产后温病、少乳、乳痈诸病，治法主张以扶正为主（除乳痈以攻邪为主外），或兼以祛邪。例如，治疗难产之大顺汤，张氏认为产难者非气血虚弱，即气血壅滞，不能下行。药用党参、当归、代赭石益气养血降胃治难产，代赭石最重坠下行，但不伤气血；人参、当归虽能补助气血，而性皆微兼升浮，得代赭石之重坠，则力能下行，以成催生开交骨之功。治产后恶露不尽之癥瘕之理冲汤，药用生黄芪、党参、白术补气，生山药、天花粉、知母养阴，三棱、莪术、生鸡内金活血破血、消癥瘕，以扶正为主，兼祛瘀血。治疗少乳的滋乳汤（生黄芪、当归、知母、玄参、穿山甲、路路通、王不留行）则以益气养血为主，兼以活血通经下乳。可见，张氏治疗产后诸病重点在于扶正，必要时兼顾祛邪。

2. 产后乳痈，早期攻邪，后期攻补兼施

张锡纯治疗产后诸证以扶正为主，兼顾祛邪，然而对于确因实邪所致

乳痈则专事祛邪，至后期成脓不收口则攻补兼施。例如，治乳痈新起之结块肿疼，用消乳汤（知母、连翘、金银花、穿山甲、瓜蒌、丹参、生明乳香、生明没药）"一服即消；若已作脓，服之亦可消肿止疼，俾其速溃。并治一切红肿疮疡"。对于瘀滞之实证，改为一派攻邪清热之品，诚为"有是证用是药"。对于乳痈脓溃、邪盛正衰者，则攻补兼施，给予内托生肌散（生黄芪、甘草、生明乳香、生明没药、生杭芍、天花粉、丹参）口服，补气托毒解毒，助其肌肉速生，自能排脓外出，体现扶正兼祛邪的思想。

验案举隅

邑城西韩家庄，韩氏妇，年三十六岁，得产后癥瘕证。

病因 生产时恶露所下甚少，未尝介意，迟至半年遂成癥瘕。

证候 初因恶露下少，弥月之后渐觉少腹胀满。因系农家，当时麦秋忙甚，未暇延医服药。又迟月余则胀而且疼，始服便方数次皆无效。后则疼处按之觉硬，始延医服药。延医月余，其疼似减轻而硬处转见增大，月信自产后未见。诊其脉左部沉弦，右部沉涩，一息近五至。

诊断 按生理正规，产后两月，月信当见；有孩吃乳，至四月亦当见矣。今则已半载月信未见，因其产后未下之恶露，结癥瘕于冲任之间，后生之血遂不能下为月信，而尽附益于其上，俾其日有增长，是以积久而其硬处益大也。是当以消癥瘕之药消之，又当与补益之药并用，使之消癥瘕而不致有伤气化。

处方 生箭芪（五钱），天花粉（五钱），生怀山药（五钱），三棱（三钱），莪术（三钱），当归（三钱），白术（二钱），生鸡内金（二钱，黄色的捣），桃仁（二钱，去皮），知母（二钱）。共煎汤一大盅，温服。

复诊 将药连服六剂，腹已不疼，其硬处未消，按之觉软，且从前食量减少，至斯已复其旧。其脉亦较前舒畅，遂即原方为之加减俾再服之。

处方 生箭芪（五钱），天花粉（五钱），生怀山药（四钱），三棱（三钱），莪术（三钱），怀牛膝（三钱），野党参（三钱），知母（三钱），生鸡内金（二钱，黄色的捣），生水蛭（二钱，捣碎）。共煎汤一大盅，温服。

效果 将药连服十五六剂（随时略有加减），忽下紫黑血块若干，病遂痊愈。

说明 妇女癥瘕治愈者甚少，非其病之果难治也。《金匮》下瘀血汤，原可为治妇女癥瘕之主方。特其药性猛烈，原非长服之方，于癥瘕初结未坚硬者，服此药两三次或可将病消除。若至累月累年，癥瘕结如铁石，必须久服，方能奏效者，下瘀血汤原不能用。乃医者亦知下瘀血汤不可治坚结之癥瘕，遂改用桃仁、红花、丹参、赤芍诸平和之品；见其癥瘕处作疼，或更加香附、延胡、青皮、木香诸理气之品，如此等药用之以治坚结之癥瘕，可决其虽服至百剂，亦不能奏效。然伐之奏效则不足，伤人气化则有余。若视为平和而连次服之，十余剂外人身之气化即暗耗矣。此所以治癥瘕者十中难愈二三也。若拙拟之方其三棱、莪术、水蛭，皆为消癥瘕专药。即鸡内金人皆用以消食，而以消癥瘕亦甚有力。更佐以参、芪、术诸补益之品，则消癥瘕诸药不虑其因猛烈而伤人。且又用花粉、知母以调剂补药之热，牛膝引药下行以直达病所。是以其方可久服无弊，而坚结之癥瘕即可徐徐消除也。至于水蛭必生用者，理冲丸后论之最详，且其性并不猛烈过甚，治此证者，宜放胆用之以挽救人命。

（《医学衷中参西录·妇女科·产后癥瘕》）

【编者按】患者生产时恶露所下甚少，半年后遂成癥瘕之疾。初诊以补益气血为主，兼活血化瘀、破血消癥。二诊病人饮食如常，故去掉白术改为党参，去活血化瘀力缓之药当归、桃仁，改为怀牛膝、生水蛭以补肝肾、引血下行、破血通经，直达病所，也是补气血、肝肾兼攻逐瘀血通经。消癥瘕，张氏喜用三棱、莪术、水蛭、鸡内金等，若与人参、黄芪、白术诸补益之品同用，则消癥瘕诸药不虑其因猛烈而伤人。伍以天花粉、知母以调剂补药之热，牛膝引药下行以直达病所。是以其方可久服无弊。这体现了张锡纯治疗产后癥瘕以扶正为主兼以祛邪的学术思想和用药经验。

四、儿科疾病

（一）小儿急慢惊风

1. 急惊风病位在脑，与心肝二脏密切相关

关于急惊风的发病，历代医家论述颇多，病因不外乎痰、热、惊、风，病变与心、肝二脏关系密切。张锡纯师古而不泥，将中西医理论融会贯通，明确指出急惊风病位在脑；除内伤惊恐引发肝风外，外感邪热也可引动肝风而发病。如其所言，"小儿得此证者，不必皆由惊恐。有因外感之热，传入阳明而得者……有因热疟而得者"；"亦可作灼热，浸至肝虚风动，累及脑气筋，遂致发痉，手足抽掣"（《医学衷中参西录·治小儿风证方·镇风汤》）。

2. 急惊风治宜息风止痉，化痰开窍

张锡纯认为，小儿元气未充，神气怯弱，若猝见异物，乍闻异声，或不慎跌仆，暴受惊恐，惊则气乱，恐则气下，致使心失守舍，神无所依。轻者神志不宁，惊惕不安；重者心神失主，痰涎上壅，引动肝风，发为惊厥。针对急惊风之痰、热、惊、风，急当息风止痉，化痰开窍，自拟镇风汤以治之。对于因外感之热，传入阳明而得者，加生石膏，或改用白虎汤，酌加连翘、蜈蚣、全蝎；因热疟而得者，加生石膏、柴胡。

3. 急惊风诊脉辨先兆，取羚羊角以预防

张锡纯深谙小儿热病，传变迅速，最易化阳动风，致神昏惊风而抽搐，宜早期诊断，火速救治。因此，其十分重视急惊风先兆期的治疗。一般而

言，小儿热躁不安、睡卧惊啼、咬牙弄舌为动风之兆，张氏则独重脉诊以预判，在上症未现之时，凡诊得脉象"摇摇而动"就预测为肝风已动、急痉立发之征，即用清热、平肝之羚羊角以防治急惊风发作。张氏甚为推崇羚羊角在预防急惊风中的作用，认为羚羊角"性近于平不过微凉，最能清大热，兼能解热中之大毒；且既善清里，又善透表，能引脏腑间之热毒达于肌肤而外出……又善入肝经以治肝火炽盛……虽过用之不致令人寒胃作泄泻，与他凉药不同。此乃具有特殊之良能，非可以寻常药饵之凉热相权衡也。或单用之，或杂他药中用，均有显效"。

4. 慢脾风多因脾胃虚寒，治宜温补脾胃

张锡纯认为，急惊风之外，又有慢惊者。慢惊者以无火者居多，与急惊之因热者，有冰炭之殊。慢惊风以慢脾风多见，其来势缓慢，抽搐无力，时作时止，反复难愈，常伴昏迷、瘫痪等。慢脾风始因脾胃阳虚，寒饮凝滞于贲门之间，阻塞饮食不能下行而上吐下泻；久则真阴虚损，肝虚风动，累及脑气筋，遂致发痉，手足抽掣。因此，治疗宜逐寒荡惊汤，大辛大热，以冲开胸中寒痰，可以受药不吐，然后接用加味理中地黄汤温补脾胃，诸证自愈。另外，张氏针对慢脾风创制定风丹一方，取乳香、没药行气化瘀，荡涤痰饮，除惊风之原由，加以镇惊息风之朱砂、蜈蚣、全蝎。全方平肝息风，化瘀止痉，治疗"绵风与惊风大抵有效"。

验案举隅

辽宁测绘局长张孝孺君之幼孙，年四岁，得慢脾风证。

病因　秋初恣食瓜果，久则损伤脾胃，消化力减犹不知戒，中秋节后遂成慢脾风证。

证候　食欲大减，强食少许犹不能消化，医者犹投以消食开瘀之剂，脾胃益弱，浸至吐泻交作，间发抽掣，始求愚为诊视。周身肌肤灼热，其脉则微细欲无，昏睡露睛，神气虚弱。

诊断　此证因脾胃虚寒，不能熟腐水谷消化饮食，所以作吐泻。且所食之物不能融化精微以生气血，唯多成寒饮，积于胃中，溢于膈上，排挤心肺之阳外出，是以周身灼热而脉转微细，此里有真寒外作假热也。其昏睡露睛者，因眼胞属脾胃，其脾胃如此虚寒，眼胞必然紧缩，是以虽睡时而眼犹微睁也。其肢体抽掣者，因气血亏损，不能上达于脑以濡润斡旋其脑髓神经（《内经》谓上气不足，则脑为之不满。盖血随气升，气之上升者少，血之上升亦少。可知观囟门未合之小儿，患此证者，其囟门必然下陷，此实脑为不满之明征，亦即气血不能上达之明征也），是以神经失其常司而肢体有时抽掣也。此当投以温暖之剂，健补脾胃以消其寒饮，诸病当自愈。

处方　赤石脂（一两，研细），生怀山药（六钱），熟怀地黄（六钱），焦白术（三钱），乌附子（二钱），广肉桂（二钱，去粗皮，后入），干姜（钱半），大云苓片（钱半），炙甘草（二钱），高丽参（钱半，捣为粗末）。药共十味，将前九味煎汤一大盅，分多次徐徐温服，每次皆送服参末少许。

方解　方中重用赤石脂者，为其在上能镇呕吐，在下能止泄泻也。人参为末送服者，因以治吐泻丸散优于汤剂，盖因丸散之渣滓能留恋于肠胃也。

效果　将药服完一剂，呕吐已止，泻愈强半，抽掣不复作，灼热亦大轻减，遂将干姜减去，白术改用四钱，再服一剂，其泻亦止。又即原方将附子减半，再加大甘枸杞五钱，服两剂病遂痊愈。

说明　按此证若呕吐过甚者，当先用《福幼编》逐寒荡惊汤开其寒饮，然后能受他药，而此证呕吐原不甚剧，是以未用。

（《医学衷中参西录·痫痉癫狂门·慢脾风》）

【编者按】小儿为稚阳之体，有若草木之萌芽，娇嫩畏寒。秋初恣食瓜果，医者又投消食开瘀之剂，久则损伤脾胃，因虚生凉。脾胃阳虚，腐熟水谷之力减弱，寒饮凝滞，故出现吐泻；郁而化热，则周身肌肤灼热；气血化生乏源，血虚不能养肝，则筋脉失养，虚风内动，遂致发痉。治宜温补脾胃，散寒逐饮，止痉。方中重用赤石脂，因其在上能镇呕吐，在下能止泄泻；白术、高丽参、茯苓、炙甘草补脾气；附子、干姜、肉桂温补脾阳，散寒逐饮；熟地黄滋阴养血；山药气阴双补，且能固涩止泻。二诊中，灼热大减，故去大辛大热之干姜。三诊中泄泻亦止，寒饮已去，减少大辛大热之附子，防其伤阴，并加入枸杞子滋补肝肾之阴，恢复正气。

（二）小儿泄泻

1. 小儿暑天水泻，注意顾护阴液

引起小儿泄泻的病因较为复杂，但主要与脾胃功能失常有关，脾胃虚弱是泄泻的主要病机。治疗泄泻，历代医家推崇以甘淡之品健脾渗湿，分清别浊。李中梓在《医宗必读·泄泻》中总结出"治泻九法"。然而张锡纯认为，"小儿少阳之体，不堪暑热，恒喜食凉饮冷以解暑，饮食失宜，遂多泄泻，泻多亡阴，益至燥渴多饮，而阴分虚损者，其小溲恒不利，所饮之水亦遂尽归大肠，因之泄泻愈甚"，即暑热外袭，寒凉伤脾，水湿下注，泻多伤阴。因此，治疗上宜清热利湿，滋阴止泻，拟订滋阴清燥汤。方用山药滋真阴，兼固其气；滑石泄暑热，兼利其水；甘草能和胃，兼能缓大便；芍药养阴而善利小便。全方护阴和中，兼清燥热、利水渗湿，原本治疗寒温之证，深入阳明之腑，上焦燥热，下焦滑泻；而小儿暑天水泻，其上焦必燥热，是以宜之。

2. 善用山药，食疗止泻

张锡纯认为，夏季小儿水泄甚为难治，原因在于"小儿少阳之体，阴分未足，滑泻不止，尤易伤阴分"；而小儿又多苦服药，病家又多姑息，以婉随小儿之意，以致迁延岁月，竟成不治者多矣。因此，治疗小儿夏季水泄，张锡纯倡导用食疗，以口感好、小儿易于接受的山药来治疗。生怀山

药一味，名为薯蓣粥，煮粥食之。山药脾肾双补，在上能清，在下能固，利小便而止大便，且又为寻常服食之物，以之作粥，少加砂糖调和，小儿必喜食之。此法简便易行，一日两次煮服，数日必愈。

3. 用硫黄治肾阳虚泄泻

张锡纯认为，小儿泄泻不唯有热，也有肾阳虚者。对于小儿肾阳虚之泄泻，张氏主张用硫黄治疗。硫黄为大热、纯阳、有毒之品，一般较少用于内服。对于硫黄用于小儿泄泻，鲜有医家问津。而张锡纯认为，硫黄为纯系硫质，分毫无毒；其毒即其热，可生用；硫黄禀火之精气，沉重下达，能补助相火，但热下焦而性不僭上，"其功远胜桂附"。因此，其非常推崇硫黄温肾之功，凡因肾阳虚衰致沉寒痼冷之病，一般温阳药不效者，即可用硫黄；治疗下焦寒冷泄泻及五更泄泻，莫如硫黄，且喜用生硫黄。

4. 用熟地黄治元气虚之腹泻

张锡纯治疗小儿腹泻注重益阳护阴，擅长用熟地黄益元气以止泻。关于熟地黄止泻，早在《本草从新》《本草分经》就有记载，皆谓熟地黄滋脾阴而止泻。然而《冯氏锦囊》谓熟地黄补肾中元气而止泻。对此，张锡纯根据自己多年经验，指出"冯氏谓地黄大补肾中元气之说，非尽无凭"，其机理在于"盖阴者阳之守，血者气之配，地黄大能滋阴养血，大剂服之，使阴血充足，人身元阳之气，自不至上脱下陷也"。因此，对于下焦虚惫，阴虚泄泻者，张氏认为非重用熟地黄（60～150g）不能愈；或者"凡下焦虚损，大便滑泻，服他药不效者，单服熟地即可止泻"。例如，《医学衷中参西录》所载小儿慢惊泄泻医案，即以熟地黄为主药。可见，泄泻不止而肾中元气虚衰者，恐其有脱陷之变，此时非峻补真阴不能力挽狂澜。张氏用大剂熟地黄，以其"肥壮"之性味滋补肾中真阴，阳得阴而化，从而大补肾中元气，使元阳之气不至于上脱下陷。

验案举隅

天津一区钱姓幼男，年四岁，于孟秋得温热兼泄泻，病久不愈。

病因　季夏感受暑温，服药失宜，热留阳明之腑，久则灼耗胃阴，嗜凉且多嗜饮水，延至孟秋，上热未清，而下焦又添泄泻。

证候　形状瘦弱已极，周身灼热，饮食少许则恶心欲呕吐，小便不利，大便一昼夜十余次，多系稀水，卧不能动，哭泣无声，脉数十至且无力（四岁时，当以七至为正脉），指纹现淡红色，已透气关。

诊断　此因外感之热久留耗阴，气化伤损，是以上焦发热懒食，下焦小便不利而大便泄泻也。宜治以滋阴清热、利小便兼固大便之剂。

处方　生怀山药（一两五钱），滑石（一两），生杭芍（六钱），甘草（三钱）。煎汤一大盅，分数次徐徐温服下。

方解　此方即拙拟滋阴清燥汤也。原方生山药是一两，今用两半者，因此幼童瘦弱已极，气化太虚也。方中之义，山药与滑石同用，一利小便，一固大便，一滋阴以退虚热，一泻火以除实热。芍药与甘草同用，甘苦化合，味近人参，能补益气化之虚损。而芍药又擅滋肝肾以利小便，甘草又擅调脾胃以固大便，是以汇集而为一方也。

效果　将药连服两剂，热退泻止，小便亦利，可进饮食，唯身体羸瘦不能遽复。俾用生怀山药细末七八钱许，煮作粥，调以白糖，作点心服之。且每次送西药百布圣一瓦，如此将养月余，始胖壮。

（《医学衷中参西录·温病门·温热泄泻》）

【编者按】小儿少阳之体，不堪暑热，夏季感受暑温，服药失宜，热留阳明之腑，久则灼耗胃阴；嗜凉多饮，延至孟秋，上热未清，而下焦又添泄泻。从来寒温之热传入阳明，其上焦燥热、下焦滑泻者，最为难治，因欲治其上焦之燥热，则有碍下焦之滑泻；欲补其下焦之滑泻，则有碍上焦之燥热。然此等证若不急为治愈，则下焦滑泻愈久，上焦燥热必愈甚，故治疗用滋阴清燥汤顾护阴液，兼清燥热、利水渗湿。其重用山药两半（45g）与滑石（30g）并用，一止大便，一利小便，一清虚热，一清实热。更辅以酸甘化阴、苦甘化气之甘草、芍药以复其阴、益其气，阴气复自能胜燥热；而芍药又滋肝肾、善利小便，甘草亦善补脾胃、固大便，服药两剂，泻止、小便已利，后改用食疗白糖生怀山药粥，配合西药百布圣一瓦善后。由此可见张锡纯辨证精准、动态施治、食疗调养和中医汇通之治疗思路。

（三）小儿温病

1. 倡导小儿为少阳之体，易患温热病

温病是感受温热之邪所引起的急性热病的总称。关于小儿体质特点，不同医家认识不同。《温病条辨》认为小儿"稚阳未充，稚阴未长者也"，幼儿乃稚阴稚阳之体，《儿科新知》指出幼儿"肉脆，血少，气弱"，说明小儿气血不足，肌肉脆弱，故易被外邪侵袭。而张锡纯则认为，小儿之体为少阳，"小儿少阳之体，不堪暑热"，患病后多从阳、从热化火，因同气相求，故易感温热病。许多温病患者中幼儿较成人发病率高，且多为新感，较少潜伏期，并发病迅速，病情急骤。

2. 传变迅速，病情多变，随证施治

小儿易外感温热之邪，得之则传变甚速，病情多变。小儿为少阳之体，温热邪气入侵，既伤阴又损气，极易在温病过程中出现气阴两虚之病理，如出现发热、口渴、汗多、溺赤、便秘的同时，又常伴神疲、气促，甚则喘咳等温热兼喘，或灼热引动肝风之温热发痉，或温热入营血之发疹，或小儿暑月泄泻等。针对不同温热外邪导致的不同病证，其治法也不同。

对于温热兼喘，外寒束表兼内热者，张氏用小青龙加石膏汤，再加杏仁、川贝母治疗。温病发痉，温热扰心，热盛动风者，用白虎汤加蜈蚣治疗。温病热入营血发疹，肺卫有热，内窜于营，卫营同病者，用白虎汤加

羚羊角治疗。

3. 温邪在表，不可先清里

张锡纯治疗小儿温病，注重表里辨证。表证仍在，需解表；若表里同病，应表里双解；若病在表而先攻里，则会引邪内陷，出现变证。例如，小儿出疹，表里俱热，或烦躁引饮，或喉疼声哑，或喘逆咳嗽，可用清疹汤宣解表邪，清热解毒。方用生石膏辛寒，辛以解表，寒以清阳明之热，用知母清热滋阴，羚羊角为治疹良药，功专清气分之热，解血分之毒，重楼、连翘清热解毒，用薄荷叶、僵蚕、蝉蜕透散表邪，调畅气机，利咽止哑。诸药合用，解表清里，既可逐邪外出，又可阻断病邪之深入。再如，张锡纯治一孺子年四岁案，得温病，邪犹在表，他医误投苦寒之剂导致滑泻，上焦燥热，闭目而喘，精神昏聩。请张锡纯诊后，知可挽回，用滋阴清燥汤治疗而愈。因此，治疗温病应辨别表里，若邪气在表，不可先攻里，或先表后里，或表里双解。

验案举隅

病案 1

天津南门西沈家台，杨姓幼子，年四岁，于季春发生温疹。

病因　春暖时气流行，比户多有发生此病者，因受传染。

证候　周身出疹甚密，且灼热异常。闭目昏昏，时作谵语，气息迫促，其唇干裂紫黑，上多凝血，脉象数而有力，大便不实，每日溏泻两三次。

诊断　凡上焦有热之证，最忌下焦滑泻。此证上焦之热已极，而其大便又复溏泻，欲清其热，又恐其溏泻益甚，且在发疹，更虞其因溏泻毒内陷也。是以治此证者，当上清其热，下止其泻，兼托疹毒外出。证候虽险，自能治愈。

处方　生怀山药（一两），滑石（一两），生石膏（一两，捣细），生杭芍（六钱），甘草（三钱），连翘（三钱），蝉蜕（钱半，去土）。共煎一大盅，分多次徐徐温饮下。

效果 分七八次将药服完。翌日视之其热大减，诸病皆见愈，唯不能稳睡，心中似骚扰不安，其脉象仍似有力。遂将方中滑石、石膏皆减半，煎汤送安宫牛黄丸半丸，至煎渣再服时，又送服半丸，病遂痊愈。

（《医学衷中参西录·温病门·温疹》）

【编者按】小儿感受温邪内陷，最易发疹。小儿脏腑间原有此毒（所谓胎毒），又外感时令毒气而发，故表里俱热。小儿少阳之体，胃阴素亏，故唇干裂紫黑，上多凝血。脉象数而有力，大便不实、溏泻，乃胃腑与膀胱虚热。滑石性甘寒，能清胃腑之热；淡渗利窍，又能清膀胱；同甘草生天一之水，又能清阴虚之热，一药而三兼备，为君。白芍敛阴利小便。生石膏清热泻火，除烦止渴。而重用山药滋真阴，固元气，止泻，为佐使。兼用连翘、蝉蜕达表，以解未罢之太阳，使膀胱蓄热不为外感所束，使热易消散；且连翘、蝉蜕又为表散温疹之妙药。二诊中，患儿大热已减，可减少寒凉药物摄入，防其再泄泻，再用安宫牛黄丸清热解毒，化痰开窍。

病案 2

奉天友人朱贡九之子，年五岁，于庚申立夏后，周身壮热，出疹甚稠密，脉甚洪数，舌苔白厚，知其疹而兼瘟也。欲以凉药清解之，因其素有心下作疼之病，出疹后，贪食鲜果，前一日犹觉疼，又不敢投以重剂，遂勉用生石膏、玄参各六钱，薄荷叶、蝉蜕各一钱，连翘二钱。晚间服药，至翌日午后视之，其热益甚，喉疼，气息甚粗，鼻翅扇动，且自鼻中出血少许，有烦躁不安之意。愚不得已，重用生石膏三两，玄参、麦冬（带心）各四钱，仍少佐以薄荷叶、连翘诸药。俾煎汤二茶盅，分三次温饮下。至翌日视之，则诸证皆轻减矣。然余热犹炽，而大便虽下一次，仍系燥粪。询其心犹发热，脉仍有力，遂于凉解药中，仍用生石膏一两，连服两剂，壮热始退，继用凉润清解之剂调之痊愈。

按：此证初次投以生石膏、玄参各六钱，其热不但不退而转见增加，则石膏之性原和平，确非大凉可知也。至其证现种种危象，而放胆投以生石膏三两，又立能挽回，则石膏对于有外感实热诸证，直胜金丹可知。此证因心下素有疼病，故石膏、玄参初只用六钱。若稍涉游移，并石膏、玄参亦不敢用，再认定疹毒，宜托之外出而多用发表之品，则翌日现证之危险，必更加剧，即后投以大剂凉药，亦不易挽回也。目睹耳闻，知孺子罹瘟疹之毒，为俗医药误者甚多，故于记此案时，而再四详为申明。

瘟疫之证，虽宜重用寒凉，然须谨防其泄泻。若泄泻，则气机内陷，即无力托毒外出矣。是以愚用大剂寒凉，治此等证时，必分三四次徐徐温服下，俾其药力长在上焦，及行至下焦，其寒凉之性已为内热所化，自无泄泻之弊。而始终又须以表散之药辅之，若薄荷、连翘、蝉蜕、僵蚕之类，则火消毒净，疹愈之后亦断无他患矣。至若升麻、羌活之药，概不敢用。

（《医学衷中参西录·治瘟疫瘟疹方·清疹汤》）

【编者按】此案为张锡纯治疗瘟病发疹兼心下作疼病案，应着重领悟4点：①生石膏为治小儿出疹，表里俱热之要药，剂量范围为三钱至六两，适当放胆重用之是取效之关键，而"分三四次徐徐温服"是防止其寒凉伤胃和致泻之诀窍。②以生石膏为主，并应配伍薄荷、连翘、蝉蜕、僵蚕、玄参、麦冬等凉血解毒透疹之品，以防疹毒内陷，体现"入营犹可透热转气"。③出疹者最忌滑泻，恐疹毒因滑泻内陷也，故用石膏出现泄泻者则停用，或减量。泄泻不宜用石膏，可用滑石、甘草治之。④"羚羊角最为治疹良药"，张氏清疹汤（生石膏、知母、羚羊角、金线重楼、薄荷叶、青连翘、蝉蜕、僵蚕）中亦用之。此案体现了张锡纯治疗小儿瘟疫发疹至微至精之心验，值得后学深研。

五、外科疾病 🦩

张锡纯治疗外科疾病涉及的病种有瘰疬、乳痈、肺痈、疔疮、杨梅疮。其自创治疮科方剂 5 首（消瘰丸及消瘰膏、化腐生肌散、内托生肌散、洗髓丹），分别主治瘰疬、瘰疬已溃烂者、瘰疬溃烂久不收口、杨梅疮蔓延周身并深入骨髓者，所用治法为化痰软坚、疏肝理气、活血化瘀、清热解毒、消肿止痛、破瘀散结、祛风除湿、补气、滋阴、补肾等。从治法和用药来看，张锡纯治疗外科疾病体现了病证结合治疗的思想。

（一）瘰疬

1. 病机在于痰火凝结，治宜清润化痰散结

瘰疬，是一种发生于颈项部的慢性化脓性疾病。因其结核成串，累累如贯珠状，故名瘰疬，相当于西医学的颈部淋巴结结核。张锡纯认为，"瘰疬多在少年妇女"；发病部位多在少阳部位，或项侧，或缺盆，或阳明部位；病变脏腑在肝胆；病因病机为"肝胆之火上升，与痰涎凝结"；"身体强壮者甚易调治"，日久不愈，可并发月经不调或痨瘵；治疗宜清肝化痰、软坚散结；创制消瘰丸，由牡蛎、生黄芪、三棱、莪术、朱血竭、生明乳香、生明没药、龙胆草、玄参、浙贝母、海带组成。此方重用牡蛎十两，伍海带以消痰软坚，为治瘰疬之主药。恐脾胃弱者，久服有碍，故用黄芪四两，三棱、莪术各二两以开胃健脾，使脾胃强壮，自能运化药力，以达病所。三棱、莪术善理肝胆之郁而开至坚之结。佐以血竭、乳香、没药各一两，以通气活血，使气血毫无滞碍，瘰疬自易消散。而犹恐少阳之火炽盛，加龙胆草二两直入肝胆以泻之，玄参三两、贝母二两清肃肺金以镇之。且贝母之性，善于疗郁结、利痰涎，兼主恶疮；玄参之性，《名医别录》谓其散颈下核，《开宝本草》谓其主鼠瘘，二药皆擅消瘰疬。诸药合用，则瘰疬

可消。

2. 瘰疬溃后不敛，治应补气养血，活血生肌

张锡纯认为，若瘰疬疮疡破后，因气血亏损不能排脓生肌，或疮数年不愈，外边疮口甚小，里边溃烂甚大，且窜至他处不能敷药，治疗宜补气养血，化腐生肌，服用内托生肌散，由生黄芪、甘草、生明乳香、生明没药、生杭芍、天花粉、丹参组成。方中重用黄芪补气分以生肌肉，伍丹参活血，补而不滞；天花粉、生杭芍清热养阴，补而不热；乳香、没药、甘草化腐解毒，助黄芪以成生肌之功。且甘草与生杭芍并用，双补气血，则增强生肌之力。黄芪必须生用，因生用补中有宣通之力，若炙用则益于温补，为疮家所不宜。

3. 瘰疬已溃，兼顾外治

对于瘰疬已经溃烂，张氏创制化腐生肌散擦之。药用炉甘石、乳香、没药、明雄黄、硼砂、硇砂、冰片，共研细，擦患处。方中炉甘石、明雄黄、硼砂、硇砂、冰片清热解毒，化腐生肌，乳香、没药活血止痛。诸药合用，清热解毒，祛瘀生新，长肌肉。若平时收口不速者，可加珍珠一分，研细搀入。

验案举隅

一妇人，在缺盆起一瘰疬，大如小橘。其人亦甚强壮无他病，俾煮海带汤，日日饮之，半月之间，用海带二斤而愈。若身体素虚弱者，即煮牡蛎、海带，但饮其汤，脾胃已暗受其伤。盖其咸寒之性，与脾胃不宜也。族侄女患此证，治数年不愈。为制此方（消瘰丸——编者注），服尽一料而愈。

（《医学衷中参西录·医方治疮科方·消瘰丸》）

【编者按】瘰疬的病机为肝胆火热与痰涎凝结，治宜化痰软坚散结、活血祛瘀，可用海带与牡蛎煮汤饮之治疗。若素体脾胃虚弱，但饮此汤则脾

胃暗伤,故改用消瘰丸。在本案中,此妇人身体强壮无他病,服用海带汤半月即愈。海带性味咸寒,功能软坚散结、清热消痰、利尿。但族侄女则必用消瘰丸以补气化痰软坚,可见张氏对于瘰疬注意辨别体质证型的灵活用药思想。

(二)乳痈

1. 清热解毒、活血通乳为初起基本治则

乳痈是由于热毒入侵乳房而引起的急性化脓性疾病,常发生于产后未满月的哺乳妇女,尤以初产妇多见。乳痈的病因,主要是乳汁郁积、肝气郁结、肝郁胃热,或感受温邪;病机为乳络闭阻,热毒壅滞。在治疗上,张锡纯提出了清热解毒、活血通乳的治疗原则,创制了消乳汤。方用金银花、连翘、知母清热解毒,穿山甲逐瘀通乳,瓜蒌清热化痰以通乳络,丹参、乳香、没药活血止痛,以消气血之壅滞。诸方配伍,使热毒清、气血畅、乳络通、郁乳消,体现了本病"早期治疗以通为贵、以消为要"的基本原则。

2. 病分初起、脓成、溃后,治取消、托、补三法

张锡纯治疗乳痈,依据其初起、脓成、破溃等不同阶段,采取不同的治疗方法和药物。乳痈初起或结乳肿疼,以清热解毒、活血通乳为主,方用消乳汤。如化腐成脓,可清热解毒、托里透脓,方用消乳汤加托里透脓之品。瘰疬溃后,气血亏损,或其疮数年不愈,宜益气和营,方用内托生肌散(生黄芪、甘草、生明乳香、生明没药、生杭芍、天花粉、丹参)。

验案举隅

张姓妇人,患乳痈,肿疼甚剧。投以消乳汤治疗,知母(八钱),连翘(四钱),金银花(三钱),穿山甲(二钱,炒捣),瓜蒌(五钱,切丝),丹参(四钱),生明乳香(四钱),生明没药(四钱),两剂而愈。然犹微有疼时,怂恿其再服一两剂,以消其芥蒂。以为已愈,不以为意。隔旬日,又

复肿疼，复求为治疗。愚曰：此次服药不能尽消，必须出脓少许，因其旧有芥蒂未除，至今已溃脓也。后果服药不甚见效。遂入西医院中治疗，旬日后，其疮外破一口，医者用刀阔之，以期便于敷药。又旬日，内溃益甚，满乳又破七八个口，医者又欲尽阔之使通。病患惧，不敢治。强出院还家，复求治于愚。见其各口中皆脓、乳并流，外边实不能敷药。然内服汤药，助其肌肉速生，自能排脓外出，许以十日可为治愈。遂将内托生肌散，生黄芪（四两），甘草（二两），生明乳香（一两半），生明没药（一两半），生杭芍（二两），天花粉（三两），丹参（一两半），作汤药服之，每日用药一剂，煎服二次，果十日痊愈。

（《医学衷中参西录·治女科方·消乳汤》）

【编者按】乳痈的早期治疗应以通为贵、以消为要，脓未成时，用消乳汤清热解毒、活血通乳，方中用金银花、连翘、知母清热解毒；瓜蒌、穿山甲化痰通络；丹参、乳香、没药活血止痛。后期患者脓已成，且破溃不收口，故当托里透脓，化腐生肌，服用内托生肌散以补气养血、化腐生肌。此病案体现了乳痈治疗的全程治疗方法，值得后学借鉴。

（三）肺痈

1. 因由外感内伤，不离肺热酿毒

肺痈是指由于肺脏热壅血瘀，肺叶生疮，血败肉腐而形成的一种病证，属于内痈之一，临床常见发热、咳嗽、胸痛、气急、咳吐腥臭脓痰等症状。张锡纯认为，"肺痈者，肺中生痈疮也"，"肺病之因，有内伤外感之殊。然无论内伤外感，大抵皆有发热之证，而后酿成肺病"。肺热是肺痈的主要病机，但因成因不同，临床表现也不尽相同。

由外感风邪，肺热酿毒而成肺痈者，"初起之时，或时时咳嗽，吐痰多有水泡，或周身多有疼处，舌有白苔，或时觉心中发热，其脉象恒浮而有力；中期：咳吐脓血、腥臭，舌苔或白而微黄，脉象滑实"。

肺痈源于内伤者，与脾、胃、肺、肝、肾有关。源于脾、胃、肝、肺者，临床表现为"上焦恒觉烦热，吐痰始则黏滞，继则腥臭，胁下时或作疼，其脉弦而有力，或弦而兼数，重按不实"。源于肾、肺者，因肾阴亏损，火必妄动，刑金而致肺病者，其临床表现是"其人日晚潮热，咳嗽，懒食，或干咳无痰，或吐痰腥臭，或兼喘促，其脉细数无力"。由此可见，本病或由外感，或由内生，或内外合邪，病因均不离于"肺热"。

2. 治宜清火解毒，化腐生肌

张锡纯认为，针对肺痈热壅肉腐之病机，治疗宜清火解毒，化腐生肌，创制清凉华盖饮，由甘草、生明没药、丹参、知母组成。方中甘草为疮家解毒之主药，能生金益肺，凡肺中虚损糜烂，皆能愈之。知母苦寒，滋阴清热。丹参性凉清热，以宣通脏之毒血郁热。乳香、没药同为疮家之要药，消肿止疼，助丹参内消痈疮。若病剧可加三七，脉虚弱可加人参、天冬。

验案举隅

叶凤桐，天津估衣街文竹斋经理，年三十二岁，得肺病咳吐脓血。

病因 其未病之前数月，心中时常发热，由此浸成肺病。

证候 初觉发热时，屡服凉药，热不减退，大便干燥，小便短赤，后则渐生咳嗽，继则痰中带血，继则痰血相杂，又继则脓血相杂。诊其脉左部弦长，右部洪长，皆重按颇实。

诊断 此乃伏气化热，窜入阳明之腑。医者不知病因，见其心中发热，而多用甘寒滞腻之品，稽留其热，俾无出路。久之上熏肺部，至肺中结核因生咳嗽，其核溃烂遂吐脓血，斯必先清其胃腑之热，使不复上升熏肺，而后肺病可愈。特是此热为伏气之热所化，原非轻剂所能消除，当先投以治外感实热之剂。

处方 生石膏（两半，捣细），大潞参（三钱），生怀山药（六钱），天花粉（六钱），金银花（四钱），鲜芦根（四钱），川贝母（三钱），连翘

（二钱），甘草（二钱），广三七（二钱，轧细）。药共十味，将前九味煎汤一大盅，送服三七末一钱，至煎渣再服时，仍送服余一钱。

方解　此方实仿白虎加人参汤之义而为之变通也。方中以天花粉代知母，以生山药代粳米，仍与白虎加人参汤无异，故用之以清胃腑积久之实热。而又加金银花、三七以解毒，芦根、连翘以引之上行，此肺胃双理之剂也。

复诊　将药连服三剂，脓血已不复吐，咳嗽少愈，大便之干燥，小便之短赤亦见愈。唯心中仍觉发热，脉象仍然有力，拟再投以清肺泄热之剂。

处方　天花粉（八钱），北沙参（五钱），玄参（五钱），鲜芦根（四钱），川贝母（三钱），牛蒡子（三钱，捣碎），五味子（二钱，捣细），射干（三钱），甘草（二钱，轧细）。药共九味，将前八味煎汤一大盅，送服甘草末一钱，至煎渣再服时，仍送服余一钱。

方中五味子必须捣碎入煎，不然则服之恒多发闷；方中甘草，无论红者黄者，皆可用，至轧之不细时，切忌锅炮，若炮则其性即变，非此方中用甘草之意矣。用此药者，宜自监视轧之，或但罗取其头次所轧之末亦可。

效果　将药连服五剂，诸病皆愈，唯心中犹间有发热之时，脉象较常脉似仍有力。为善后计，俾用生怀山药轧细，每用七八钱或两许，煮作茶汤，送服离中丹钱许或至钱半（多少宜自酌），当点心用之。后此方服阅两月，脉始复常，心中亦不复发热矣。离中丹为愚自制之方，即益元散方以生石膏代滑石也。盖滑石宜于湿热，石膏宜于燥热，北方多热而兼燥者，故将其方变通之。凡上焦有实热者，用之皆有捷效。或问伏气化热，原可成温，即无新受之外感，而忽然咸温病者是也。此证伏气所化之热，何以不成温病而成肺病？答曰：伏气之侵人，伏于三焦脂膜之中，有多有少，多者化热重，少者化热轻，化热重者当时即成温病，化热轻者恒循三焦脂膜而窜入各脏腑。愚临证五十年，细心体验，知有窜入肝胆病目者，窜入肠中病下痢者，有窜入肾中病虚劳者，窜入肺中病咳嗽久而成肺病者，有窜入胃中病吐衄而其热上熏亦可成肺病者，如此证是也。是以此证心中初发热时，医者不知其有伏气化热入胃，而泛以凉药治之，是以不效，而投以白虎加人参汤即随手奏效。至于不但用白虎汤而必用白虎加人参汤者，诚以此证已阅数月，病久气化虚损，非人参与石膏并用，不能托深陷之热外出也。

（《医学衷中参西录·虚劳喘嗽门·肺病咳吐脓血》）

【编者按】患者于未病之前数月，心中时常发热，他医误用甘寒滞腻之品，造成伏气化热，上熏肺部而成肺病。张氏认为，伏气侵入，发为温病还是肺病，在于伏邪伏于三焦脂膜之中，有多有少。多者化热重，少者化热轻，化热重者当时即成温病；化热轻者恒循三焦脂膜而窜入各脏腑。本案外感伏邪伏于膈膜之下，日久伏邪化热，患者初觉发热，因误诊屡服凉药，反使热邪更盛，伏邪入胃肠，故见大便干燥，小便短赤；伏邪在肝胃，可见脉左部弦长，右部洪长；热毒上熏肺脏，肺受邪热熏灼，清肃失司，气机壅滞，阻滞肺络，致使热结血瘀不化而成痈，故见咳嗽；继而热毒亢盛，血败肉腐而成脓，故咳吐脓血痰。治宜清热解毒，散结消肿。药用石膏、天花粉、潞党参、山药、甘草，仿白虎加人参汤之意，用天花粉代替知母以加强消肿排脓之效，以山药代粳米以兼顾脾肾，诸药合用，以清胃腑积久之实热；金银花、三七清热解毒，芦根、连翘引药上行；川贝母清热散结，化痰止咳。二诊时，患者多数症状好转，仅心中仍觉发热，脉仍有力，再投以清肺泄热之剂，兼滋阴化痰、生津止渴而收功。

（四）疔疮

1. 治宜清热凉血解毒，内服与外治并用

疔疮因发病迅速，病情较重，因其坚硬且根脚如钉之状，而名之。此

病随处可生，一般多发于颜面和手足等处。张锡纯认为，疔疮乃火毒之证，或五脏蕴毒，或饮食甘肥厚味、醇酒辛辣，或感受四时不正之气，或昆虫咬伤，或先由体内郁伏火热，继而感染疫毒，内外合邪，总因火毒而生。其治疗以清热凉血解毒为主要治则，如治疗不当，发于颜面部的容易走黄，危害极大；发于手足部的可以损筋伤骨，影响活动功能。在《医学衷中参西录》中记载了很多善治疗毒的药物，如蒲公英、鸦胆子、天花粉、连翘、穿山甲、紫花地丁、洋菊叶、羚羊角、竹茹等。临床上，张氏常将内服与外用并举。例如，治"族家婶母"疔毒出血，"诊其脉洪滑有力，知系血热妄行，遂用生地黄两半，碎竹茹六钱，煎汤服之，一剂血止，又服数剂，脉亦平和"。用羚羊角治疗疔疮，"其疔生于左臂，且左脉较右脉洪紧，知系肝火炽盛，发为肿毒也。遂投以清火解毒之剂，又单将羚羊角二钱煎汤兑服，一剂而愈"。外用鸦胆子治疗疔疮，"连皮捣细，醋调，敷疔毒甚效，立能止疼。其仁捣如泥，可以点痣"。由此可见张锡纯对清热凉血解毒的运用得心应手。

2. 治疗宜重用大黄

疮疡以疔毒最为严重，被称为疮中之王，病情较为险峻，因其毒发于脏腑，非仅在于经络，其脉多见沉紧，"紧者毒也，紧在沉部，其毒在内可知也"（《医学衷中参西录·论治疗宜重用大黄》）。对此类疾病则必须采用清下之法。张锡纯制定大黄扫毒汤，并重用大黄。张氏认为大黄"善解疮疡热毒，以治疗毒尤为特效之药（疗毒甚剧，他药不效者，当重用大黄以通其大便自愈）"，"可用至二两，治疗毒之毒热甚盛者，亦可用至两许。盖用药以胜病为准，不如此则不能胜病，不得不放胆多用也"（《医学衷中参西录·大黄解》）。其重用大黄的目的，一是清解热邪，使毒邪从内而化；二是攻下而通大便，使毒邪随便而出。《医学衷中参西录》载"友人朱钵文传一治疗方，大黄、甘草各一两，生牡蛎六钱，瓜蒌仁四十粒捣碎，疗在上者川芎三钱作引，在两臂者桂枝尖三钱作引，在下者怀牛膝三钱作引。煎服立愈。身壮实者，大黄可斟酌多用。此亦重用大黄，是以奏效甚捷也"，印证了重用大黄治疗疔疮的效果。

3. 运用针刺治疗疔疮

张锡纯除了使用药物内服、外用治疗疔疮外，还善于针刺经络穴位的起止点治疗疔疮。《医学衷中参西录·答陈董尘疑〈内经〉十二经有名无质》记载"关冲穴生疔……为刺耳门二穴立愈"；"右足太阴经隐白穴生疔……取右三阴交及公孙二穴刺之，立愈……设若刺其处仍不愈者，刺太阴经止处之大包穴，亦无不愈矣"。其运用针灸治疗疔疮的理论依据是经络起止处有"一气之贯通"，故"疔生于经之起处，刺经之止处；生于经之止处，刺经之起处，皆可随手奏效"。张锡纯运用针灸治疗疔疮方法，启发后学思维。

验案举隅

堂侄女于口角生疔，疼痛异常，心中忙乱，投以清热解毒药不效，脉象沉紧，大便三日未行。恍悟寒温之证，若脉象沉洪者，可用药下之，以其热在里也。今脉象沉紧，夫紧为有毒（非若伤寒之紧脉为寒也），紧而且沉，其毒在里可知。律以寒温脉之沉洪者可下其热，则疔毒脉之沉紧者当亦可下其毒也，况其大便三日未行乎。遂为疏方：大黄、天花粉各一两，皂刺四钱，穿山甲、乳香、没药（皆不去油）各三钱，薄荷叶一钱，全蜈蚣三大条。煎服一剂，大便通下，疼减心安。遂去大黄，又服一剂，痊愈。方用大黄通其大便，不必其大便多日未行，凡脉象沉紧，其大便不滑泻者，皆可用。若身体弱者，大黄可以斟酌少用。愚用此方救人多矣，因用之屡建奇效，遂名之为大黄扫毒汤。

（《医学衷中参西录·论治疔宜重用大黄》）

【编者按】疔疮为"火毒"之证，治宜清热泻火解毒，凉血化瘀止痛。

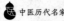

张锡纯创制大黄扫毒汤治疗疔疮。方中重用大黄荡涤肠胃，清除一切内蕴热毒，并入营血凉血活血解毒；蜈蚣为虫药，善走经络，散结通络；穿山甲、皂角刺透表，散结；乳香、没药消肿，止痛，生肌；薄荷清利头目，疏散风热，止痛，起到"火郁发之"之效；天花粉清热生津止渴，消肿排脓。诸药合用，起到泻火解毒、化瘀消痈止痛之效。

（五）杨梅疮

1. 具有传染性，伤及脾肺肝肾

杨梅疮，西医称为梅毒，是由梅毒螺旋体引起的一种全身性性传播疾病。其早期主要表现为皮肤黏膜损害，晚期可造成骨骼、眼部、心血管、中枢神经系统等多器官组织的病变。张锡纯认为，本病为感染梅毒疫疠之气所致，具有传染性。杨梅之毒先中于精室之中，其毒或由下焦蔓延于中焦、上焦以外达于周身，或由下焦入肠，或由中焦脂膜入脾胃，内伤脾肺、肝肾，化火生热、夹湿夹痰，外攻肌肤、孔窍、内溃脏腑骨髓。另外，也可气化传染，即指非性交传染，因接触被污染的衣物、用具或与患者接吻、握手、同寝等，致使梅毒疫疠之气侵入人体，脾肺二经受毒，流注阴器，发为疳疮，泛于肌肤，发为梅毒疹；或胎传梅毒，即因父母患梅毒，遗毒于胎儿所致。

2. 以毒攻毒，间断用药

张锡纯创制洗髓丹（轻粉、红粉、蜂房、核桃仁诸药研粉，用熟枣肉为丸，黄豆粒大），分三次服之。其药日服一次，若恶心太甚者，可间日一服。该方治疗杨梅疮毒蔓延周身，或上至顶，或下至足，或深入骨髓，无论陈、新、轻、剧，皆有奇效，三四日间疮痂即脱落。方中轻粉是水银同矾石升炼而成，红粉也是水银同矾石、硝石诸药升炼而成，其质本重坠，故能深入，其成于升炼，故能飞扬。是以内浃骨髓，中通脏腑，外达皮肤，擅控周身之毒涎，借径于阳明经络，自齿龈而出。蜂房，能引人身之毒涎

透出口齿，且有以毒攻毒之妙用，为轻粉、红粉之佐使。核桃仁润而多脂，可补骨益髓，且又善解疥癣之毒，用之补正兼以逐邪，毒之深入骨髓者亦不难消除矣。服药之后，其牙龈必肿，因毒涎皆从此出，且毒涎之出者愈多，即内毒之消者愈速矣。至于丸以枣肉，取其甘缓之性，能缓二粉之猛悍，又能补助肠胃使不为毒药所伤也。服药之后，其牙龈必肿，间有烂者，因毒涎皆从此出故也。然内毒既清，外证不治自愈，或用甘草、硼砂、金银花熬水漱之亦可。为减少和防止洗髓丹中有毒药物对人体的损害，张氏让病人服一剂停 10 天，注重正气恢复。此种治法显示出其"以毒攻毒，间断用药"治疗杨梅疮的经验。

验案举隅

奉天一幼童，有遗传性梅毒，年六岁不能行，遍身起疮若小疖，愈而复发，在大连东人医院住近一年不愈，后来院求治。其身体羸弱，饮食甚少，先用药理其脾胃，俾能饮食。渐加以解毒之药，若金银花、连翘、天花粉诸品，身体渐壮，疮所发者亦渐少，然毒之根蒂仍未除也。遂将洗髓丹五分许研细（将制成丸药复研末者，因孺子不能服丸药也），开水调服，三日服一次，仍每日服汤药一剂。后将洗髓丹服至十次，疮已不发。继又服汤药月余，兼用滋阴补肾之品，每剂中有核桃仁三个，取其能健骨也，从此遂能步履行动如常童矣。

（《医学衷中参西录·治疮科方·洗髓丹》）

【编者按】六岁幼童患有遗传性梅毒，身体羸弱，饮食甚少，属于本虚（脾胃虚弱）标实（遗传性梅毒），如果直接治疗梅毒（攻邪）恐患者正气亏虚不耐受。因此，本着"缓则治其本"和"先扶正后祛邪"的原则，先调理脾胃，然后加入金银花、连翘、天花粉等解毒而毒副作用较小的药品治疗。随着遍身疮疖减少，而梅毒之根未尽，加之患者正气恢复，才开始使用洗髓丹，且配合扶正兼祛邪的汤药，洗髓丹服至 10 次，疮已不发，奇异之功效显现。善后上，又服汤药月余，兼用滋阴补肾之品，每剂中有核桃仁 3 个，取其能健骨也。关于洗髓丹疗效和预后，张锡纯认为，洗髓丹"诚可于解梅毒药中首屈一指。且凡解梅毒药，无论或注射，或服药，愈后又恒肢体作疼，以其能清血中之毒，不能清骨中之毒，是以愈后其骨节犹疼也。因其骨中犹含有毒性，恒迟至日久而复发，或迟至十余年而复发者，若再投以此丹，则骨疼立愈，且以后永不反复，此又愚屡经试验而确知其然者也"。

六、临床用药特点

（一）深谙药性，理法分明

张锡纯在继承《素问·示从容论》"及于比类，通合道理"，以及"夫圣人之治病，循法守度，援物比类"的"取象比类"思想基础上，结合自己多年的临床实践阐释中药功效。其解析深入浅出，细致入微，颇多独到的学术见解，并灵活运用于临床实践，兹择要分述如下。

1. 石膏

（1）石膏性微寒而非大寒

石膏一药，首载于《神农本草经·中卷》，其云："石膏，味辛，微寒，主中风寒热，心下气逆，惊喘，口干舌焦，不能息，腹中坚痛，除鬼邪，产乳，金疮。"《名医别录》谓其"甘，大寒，无毒"。《本草纲目·卷九·石膏》记载石膏"性气皆寒""能去大热结气"。后世历代医家多认为石膏大寒，并作为治热病之要药。缪希雍《神农本草经疏·卷四·石膏》云："其味辛甘，其气大寒而无毒。"又云："大寒而兼辛甘则能除大热。"此即取其大寒之性，治疗里热证。

张锡纯认为，石膏绝非大寒之品，药性微寒，其寒凉之力远逊于黄连、龙胆草、知母、黄柏等药，而其退热之功效则远过于诸药。"石膏之质，原为硫氧氢钙化合而成，其性凉而能散，有透表解肌之力，为清阳明胃腑实热之圣药，无论内伤、外感用之皆效，即他脏腑有实热者用之亦效"（《医学衷中参西录·石膏解》）。其辛能解肌，甘能缓热，性凉而能散，故能退热而非赖其寒。

（2）用量较大，强调随证增减

张氏一生善用石膏，根据病证、治疗目的，其用量也大小不同。例如，治疗外感实热或实热炽盛，则多重用，少者二三两，多则七八两，甚者用量之大可谓惊叹。在馏水石膏饮中，石膏为二两，而在仙露汤和震逆白虎汤中，石膏均为三两。正如其言，"愚临证四十余年，重用生石膏治愈之证当以千记。有治一证用数斤者，有一证而用至十余斤者，其人病愈之后，饮食有加，毫无寒胃之弊"（《医学衷中参西录·石膏解》）。在临证时，张氏使用石膏量大的原因，除石膏为微寒之品、无大寒伤胃之嫌外，也与石膏为矿物类药物，煎剂用量宜大有关，"夫石膏之质甚重，七八钱不过一大撮耳。以微寒之药，欲用一大撮扑灭寒温燎原之热，又何能有大效？是以愚用生石膏以治外感实热，轻证亦必至两许；若实热炽盛，又恒重用至四五两，或七八两，或单用，或与他药同用，必煎汤三四茶杯，分四五次徐徐温饮下，热退不必尽剂"（《医学衷中参西录·石膏解》）。另一个原因，石膏用量虽大，但非一次顿服，而是分多次慢慢饮服。这实际上降低了每次服用的平均剂量，因而较为安全。张锡纯在主张重用生石膏的同时，也强调应随证候的不同酌情加减石膏的用量，如治疗中风的搜风汤中用石膏八钱；治温病方清解汤中用生石膏六钱；治伤寒方加味越婢加半夏汤中，石膏用量仅为三钱。

（3）石膏内服宜生用，外用宜煅用

张锡纯指出，石膏内服宜生用，外用可煅用。"生石膏以治外感实热，轻证亦必至两许，若实热炽盛，又恒重用四五两或七八两"；并指出此用量"断无伤人之理，且放胆用之，亦断无不退热之理"（《医学衷中参西录·石膏解》）。若认为石膏大寒而煅用之，则宣散变为收敛，治疗外感实热可使痰火凝结，用至一两即足伤人，是变金丹为鸩毒。石膏煅用多为外用，以治金疮出血或其他疮疡等，取其收敛生肌之功。

（4）石膏广泛用于外感内伤和内外妇儿热证

张锡纯应用石膏治疗疾病范围甚广，无论外感内伤，还是内外妇儿，皆辨证准确，用之恰当，效如桴鼓。治疗外感实热，谓"石膏之凉，虽不如冰，而其退热之力，实胜冰远甚"，应用指征为脉象"洪滑而实"。石膏善清阳明之热，治疗外感痰喘、瘟疹之热及头面疮疡。在内伤和杂病中，石膏用于治疗诸如心、肺、肝、胃之热及咳吐脓血、神昏癫狂、暴发眼疾、红肿作痛、头痛齿痛、咽喉红肿、喉痧、疟疾、鼓胀，以及痢疾、脑漏、腹痛、关节肿痛并兼外感热证等。石膏细末内服解砒石之毒，以煅石膏外敷治疗金疮出血。

张锡纯认为，治疗阳明热甚，表里寒热俱彻，必须重用石膏，否则误病失去良机。但同时又指出，生石膏重用、久用，当视证而异，关键在于辨证准确。若一旦下元虚损，肾气失固，用石膏必见危殆，并告诫"阴盛格阳之人不可用"。石膏作为一味颇具特色的常用药，尤其对产后孕期温病、头面咽喉肿毒及病久高热不退等更为适宜。

运用石膏治疗产后温病，每获良效。张锡纯根据《素问·六元正纪大论》"有故无殒，亦无殒也"，以及《本经》"石膏宜于产乳"之说，将白虎加人参汤稍加变通，以玄参代知母，以生山药代粳米，治愈诸多产后温病。《医学衷中参西录·石膏解》记载"治产后温病，有一剂用生石膏半斤者矣"。可见张锡纯临床运用石膏之广泛。

（5）石膏用法灵活多样

张锡纯使用生石膏虽然量大，但特别讲究用药之法，并不是漫无节制。石膏大剂量时，"或单用，或与他药同用，必煎汤三四茶杯，分四五次徐徐温服之"（《医学衷中参西录·石膏解》）。此即古人一煎三服之法，实于无节制之中而善用其节制也。

生石膏少量频服，"分四五次徐徐温饮下"，其目的一是"免病家之疑惧"，二是使"药力常在中上焦、中焦，而寒凉不至下侵致滑泻也"。对于"闻药即吐"之人，张锡钝常以做饭之锅煎取清汤一大碗，一次只温饮一小口，或以梨片蘸少许石膏细末服之。对于年老体弱、小儿、久病、产后体虚之人，石膏与人参、山药相须为用，"既能补助气分托邪外出，更能生津止渴。山药兼能固摄下焦元气，使元气素虚者，不至因服石膏而作滑泻"。例如，白虎加人参汤治疗久病重病之人不胜枚举，要求温服生石膏，疗效确切。

通过石膏的不同配伍，治疗不同疾病。例如，寒解汤重用生石膏配辛凉透表之品蝉蜕、连翘、薄荷，体现了治温重在阳明，微透太阳之表的思想。治疗温病引起的腹泻，用滑石代替石膏使用。张氏认为寒凉药物可加重腹泻，燥湿药物可助热使病情加重，而"滑石性近石膏，能清胃腑之热，淡渗利窍，能清膀胱之热，同甘草生天一之水，又能清阴虚之热，一药而三善备"，故可用滑石代替石膏，如宣解汤之用滑石代替石膏。对于发热较重的温病，用生石膏配阿司匹林。

2. 山药

（1）山药重用为君，补益肺脾肾三脏

山药为薯蓣科植物薯蓣的块茎，味甘，性平，入肺、脾、肾经，性平而补虚。自张仲景《金匮要略》用薯蓣丸以来，山药多以辅佐药出现在历代的方药典籍中，重用者少，以山药为君者更为鲜见。张锡纯认为，"山药色白入肺，味甘归脾，液浓益肾，能滋润血脉，固摄气化，宁肺定喘，强

志育神，性平可以常服多服，宜用生者煮汁饮用之，不可炒用，以其含蛋白质较多，炒之则其蛋白质焦枯，服之无效。若做丸散，可扎细蒸熟用之"（《医学衷中参西录·山药解》）。《医学衷中参西录》所载方剂，用山药者几乎过半，并且常以山药为君，每起沉疴，取应手之效，开创近代重用山药之先河。

（2）山药益气养阴，固涩下元

①滋阴敛阳，用于固阴敛阳急救：张氏认为，山药具有救阴敛阳之功，属救世之极品。凡阳气上越、阴气下竭欲脱者，皆重用山药以治之。例如，参赭镇气汤用山药配人参、代赭石、龙骨、牡蛎、山茱萸、白芍、苏子、芡实，治"阴阳两虚，喘逆迫促，有将脱之势；亦治肾虚不摄，冲气上干，致胃气不降作满闷"。急救回阳汤用山药配潞党参、山茱萸、生杭芍、炙甘草、代赭石、朱砂，治日夜吐泻不止，虚极将脱等症，皆收奇效。张氏指出："阴虚之甚者，其周身血脉津液皆就枯涸，必用汁浆最多之药，滋腑之阴，即以溉周身之液，若方中之山药、地黄是也。"（《医学衷中参西录·治阴虚劳热方·醴泉饮》）

②培土生金，用于久嗽阴伤肺病：山药既补气健脾，又补益肺阴，可以治疗久嗽难治之肺病。例如，张氏将山药煮茶汤送川贝母末，或调以白糖或柿霜饼，或将山药分量加重取清汤，令患者饮之，治疗病久痰多。滋培汤以山药合白术、牛蒡子等治疗虚劳喘嗽，喘定嗽止后，再以山药调理善后。再如，珠玉二宝粥用生山药、生薏米、柿霜饼三味煮粥，治脾肺阴分亏损，饮食懒进，虚热劳嗽，并治一切阴虚之证。

③和胃扶正，治疗胃气上逆呕吐：张氏认为，山药性平和，味甘补脾，汁多稠黏，能和胃护体，又有扶正祛邪之功。例如，薯蓣半夏粥用山药与清半夏配伍，治胃气上逆，冲气上冲，以致呕吐不止，闻药气则呕吐益甚，诸药皆不能下咽者。因"山药，在上大能补肺生津，则多用半夏，不虑其

燥，在下大能补肾敛冲，则冲气得养，自安其位。且与半夏皆无药味，故用于呕吐甚剧，不能服药者尤宜也"。之所以做粥食用，是因为"必与山药做粥者，凡呕吐之人，饮汤则易吐，食粥则借其稠黏留滞之力，可以略存胃腑，以待药力之施行"。

④滋阴固涩，治疗气阴两虚泻痢：张氏认为，山药补脾胃，补中能清，能滋补肾精，而兼固涩，故常用于治疗气阴两虚之泄泻、痢疾。例如，治暑日泄泻不止，张氏用天水散（生山药、滑石、粉甘草）做汤口服薯蓣粥，用一味生怀山药熬粥，治"大便滑泻，小便不利，一切羸弱虚损之证"。薯蓣鸡子黄粥，即薯蓣粥加熟鸡子黄3枚治泄泻久而肠滑不固者。薯蓣苤苜粥，用生山药配伍生车前子，治阴虚肾燥，小便不利，大便滑泻。再如，三宝粥用生山药配伍鸦胆子，治痢久，脓血腥臭，肠中欲腐，兼下焦虚惫、气虚滑脱者。对于下焦虚惫，气虚滑脱而寒甚者，用山药粥送服生硫黄末三分；也可山药粥送服炒熟小茴香末一钱，服数剂痊愈。其治疗泄泻、痢疾，是借助山药大滋真阴、大固元气、能固大便、汁浆稠黏大能留恋肠胃而取效。

3. 黄芪

（1）黄芪补气兼升，为补药之长

张锡纯认为，"黄芪性温，味甘苦，能补气，兼能升气，善治胸中大气下陷"，"为其补气之功最优，故推为补药之长"。张氏引《本经》之语，论述了黄芪的配伍和适应证，《本经》谓主大风者，以其与发表药同用，能祛外风，与养阴清热药同用，更能熄内风也。谓主痈疽，久败疮者，以其补气之力能生肌肉，其溃脓自排也。表虚自汗者，可用之固外表气虚。小便不利而肿胀者，可用之以利小便，妇女气虚下陷而崩带者，可用之以固崩带"（《医学衷中参西录·黄芪解》）。

纵观张氏使用黄芪的经验，首推补气。升补大气如升陷汤、回阳升陷

汤等，补脾益气、升补肝气，如醒脾升陷汤以补气托疮等。其次，张氏认为黄芪有补气生血之效，为"气中血药也"。他从补血汤中黄芪与当归的剂量配比中体会到，当归补血汤"不以当归为主药，而以黄芪为主药也"，黄芪配补血之品，可补气生血。再者，黄芪益气固表，主大风，如加味玉屏风散主治"破伤后预防中风，或已中风而瘛疭，或因伤后房事不戒以致中风"。若已中风抽掣者，宜加全蜈蚣；若因房事不戒以致中风抽风者，宜再加真鹿角胶、独活。黄芪通过与其他药物配伍，可用于各种外风和内风等动风证。

（2）对黄芪的生熟用别有心得

临床上，黄芪是生用，还是炮制后熟用，张锡纯有不同的见解，认为"黄芪入汤剂，生用即是熟用，不必先用蜜炙。若丸散剂中宜熟用者，蜜炙可也。若用治疮疡，虽作丸散，亦不宜炙用"。张氏这种黄芪入汤剂生用即是熟用之说，与经典理论及通行用法相悖。从其 34 首含黄芪的方剂中有 33 首是黄芪生用且屡获奇效来看，张氏对生黄芪使用的独到认识并非臆断，而是来源于临床实践。

对于《外科证治全生集》黄芪"生用发汗、熟用止汗"之说，张氏从临床具体情况进行了客观评价，认为黄芪"生用发汗、熟用止汗之说，尤为荒唐。盖因气分虚陷而出汗者，服之即可止汗，因阳强阴虚而出汗者，服之转大汗汪洋。若气虚不能逐邪外出者，与发表药同服，亦能出汗。是知其止汗与发汗不在生、熟，亦视用之者何如耳"。这指出生黄芪既可止汗也可发汗，止汗与发汗不在生、熟，通过不同配伍其作用也不同，可谓颇有见地。

4. 鸡内金

（1）消食健脾，治虚劳痰喘及消渴

张锡纯认为，鸡内金具有消食健脾功效。"鸡内金为鸡之脾胃也"，"中

有瓷、石、铜、铁，皆能消化，其善化有形郁积可知"，"且其性甚和平，兼有以脾胃补脾胃之妙，特立奇功迥非他药所能及也"。鸡内金这一功效，可用于治疗脾胃虚弱，饮食内停所致的虚劳、喘嗽、痰饮、消渴及脾胃病等诸多病症。例如，治疗因脾胃气虚，不能行痰而痰气郁结的期颐饼，用生鸡内金配与芡实、麦面、白砂糖等制成小饼，食之。

值得指出的是，张氏将鸡内金用于消渴病的治疗。例如，玉液汤由山药、生黄芪、知母、生鸡内金、葛根、五味子、天花粉组成，治疗元气不升之消渴者。其用鸡内金助脾胃强健，化饮食中糖质为津液而治疗消渴，可谓独树一帜。

（2）化瘀消积，治疝瘕癥瘕

张锡纯认为，鸡内金"不但能消脾胃之积，无论脏腑何处有积，鸡内金皆能消之，是以男子疝癖，女子癥瘕，久久服之皆能治愈"，具有化瘀消积功效。因此，临床上，张锡纯常用鸡内金治疗女子癥瘕、干血劳、月事不通、虚劳瘀滞等病症。例如，治癥瘕坚结及月事不通的化瘀通经散，由炒白术、天冬、生鸡内金等组成。同时，张氏认为鸡内金化瘀之力甚至与三棱、莪术相当，即"鸡内金之消癥瘕，诚不让三棱、莪术矣"；单用鸡内金化瘀消积之力弱，可配伍他药而彰显。"对于女子干血劳之证，最为难治之证也，是以愈者恒少。唯善用鸡内金者，则治之多能奏效。愚向为妇女治病，其廉于饮食者，恒白术与鸡内金并用"。对于虚劳，"凡虚劳之证，其经络多瘀滞，加鸡内金于滋补药中，以化其经络之瘀滞而病始可愈"。鸡内金有化瘀之力，是张锡纯临床实践经验的总结升华。

（3）流通补滞，运化药力

张锡纯认为，鸡内金"其健运脾胃之力，能流通补药之滞"（《医学衷中参西录·治阳虚方·敦复汤》）。因此，临床上在补益脾胃的同时，"加生鸡内金二钱，以运化药力"（《医学衷中参西录·论女子癥瘕治法》）。例如，资生通脉汤由白术、生怀山药、生鸡内金、龙眼肉、山茱萸、枸杞子、生杭芍、桃仁、红花、甘草组成，于补脾养阴血方剂中加鸡内金健补脾胃，因"含有酸汁，且能运化诸补药之力，使之补而不滞"（《医学衷中参西录·治女科方·资生通脉汤》）。观其治疗虚劳医案，在诸多方中选用鸡内金，按先生所言，因虚劳日久必有瘀血，鸡内金不仅化瘀通经，且有运化药力之效。

（4）化瘀消化砂石

砂淋之证，亦名石淋。张氏认为其形成主要与瘀热有关，"因三焦气化瘀滞，或又劳心、劳力过度，或房劳过度，膀胱暗生内热。内热与瘀滞煎熬，久而结成砂石，阻塞溺道，疼楚异常"。针对砂淋瘀热病机，张氏治以清热化瘀消石，创制砂淋丸，由鸡内金、生黄芪、生杭芍、知母、硝石、朴硝、硼砂7味药组成。方用"鸡内金……消化砂石。硼砂……善消硬物。朴硝，《神农本草经》谓其能化七十二种石。硝石，《神农本草经》不载，而《名医别录》载之，亦谓其能化七十二种石"。可见，此处取鸡内金的消化砂石功效，配伍硼砂、硝石、朴硝等以加强消化砂石之力。

（5）"生用"有效论

张锡纯认为，"鸡内金必须生用才有效验，若炒熟用之则无效矣"（《医学衷中参西录·论女子癥瘕治法》）。其理由是，其含有稀盐酸，是以善于化物。炒之，则其稀盐酸即飞去，所以无效。《医学衷中参西录》中使用鸡内金方剂12首，所用鸡内金大都注明黄色生者，因脾在色为黄，鸡内金色黄乃入脾胃经，取其黄色亦有固护脾胃之意。张氏尤其强调若鸡内金包有瓦石者，入丸散剂不合适，用药时若其中有瓦石糟粕，须拾拣干净，然后还原重量，方能使用。鸡内金有"生行熟止"的用法，生用鸡内金着重在于增强其化瘀消积之功效。

5. 代赭石

（1）色赤性凉质重坠，生血凉血镇逆气

关于代赭石的颜色与性味，张锡纯指出其"色赤，性微凉。能生血兼能凉血，而其质重坠，又善镇逆气，降痰涎，止呕吐，通燥结，用之得当，能建奇效"（《医学衷中参西录·赭石解》）。对于代赭石生血、凉血功效，张氏用现代科学知识予以阐释，"其原质为铁氧化合而成，其结体虽坚而层层如铁锈（铁锈亦铁氧化合），生研服之不伤肠胃，即服其稍粗之末亦与肠胃无损。且生服则养气纯全，大能养血"，与含氧化铁有关。其降气、通燥结之功，生用方有，"若煅用之即无斯效……且性甚和平，虽降逆气而不伤正气，通燥结而毫无开破，原无需乎煅也"（《医学衷中参西录·赭石解》）。若煅后复用醋淬，反而使代赭石具有"开破之性"，多用可令人泄泻。治疗漏下、月经不止，也宜用生赭石，"《本经》谓其治赤沃漏下；《日华》谓其治月经不止也。若煅用之即无斯效，煅之复以醋淬之，尤非所宜"。另外，代赭石入药应辨别优劣，"其形为薄片，迭迭而成，一面点点作凸形，一面点点作凹形者，方堪入药"（《医学衷中参西录·赭石解》）。

（2）降冲气，善治冲气逆之痰喘嗽

张锡纯认为，冲脉上隶于足阳明胃经，与胃气相贯通，下连属于足少阴肾经。生理情况下，肾气可摄纳冲气，胃气和降有助于冲气的敛藏。病理情况下，或因肾虚失于摄纳，或因"怒则气上"，肝气横逆，导致冲气上冲，可见胸膈烦热、头目眩晕、痰涎壅滞、喘促咳嗽、惊悸不寐等诸多见症。治疗上，宜镇冲降逆，方如参赭镇气汤，药用代赭石镇冲降逆为主，配伍芡实、山药等补肾收敛冲气之品。对于阴阳两虚，喘逆迫促，有将脱之势，或肾虚不摄，冲气上干，致胃气不降作满闷者，均可取生代赭石镇冲降逆。

（3）引血下行，善治"脑充血"和牙痛

张锡纯认为，代赭石质重，且含有金气，可镇肝息风，平肝潜阳，引上逆之气血下行，能制肝木之横逆，使其气不上干。"脑充血"为"脏腑之气化皆上升太过，而血之上注于脑者，亦因之太过，致充塞其血管而累及神经"（《医学衷中参西录·治内外中风方·镇肝熄风汤》）。因此，宜引上逆之气血下行，其创制镇肝熄风汤、建瓴汤，重用代赭石，借其下达之力，使上逆之气血可随之下降。对于气血夹热上冲之牙疼，用代赭石、牛膝引血下行，引浮越之火下行而治之。

（4）降胃气，善治胃气上逆之妊娠恶阻

胃主受纳，以通降为顺。若胃气不降，气机上逆，可导致饮食不能下行、腹中胀满、呃逆、呕吐等症，甚则迫血妄行，可导致呕血等症。代赭石重坠之力能引胃气下降，对于胃气上逆所致的呕吐，无论内伤或外感，均可用代赭石加减治疗。其医案中多次记载单用代赭石取效者，足见其降胃气上逆之功甚效。例如，治疗妊娠恶阻之安胃饮，本《内经》"有故无殒，亦无殒也"之旨，用代赭石配伍半夏、青黛治疗，因受妊之初，代赭石毫无破血之弊，故可放心使用。

（5）重镇安神，善治癫狂痫风

张锡纯认为，代赭石质重，重可去怯，能重镇安神，可用于多种精神失常类疾病。例如，治疗癫狂之荡痰汤，方中重用代赭石二两，平肝潜阳，坠痰定惊，能引痰火下行，神智自然恢复正常。治疗痫风证之加味磁朱丸，方中重用代赭石二两，以其善于镇气降气，坠痰涩。其平肝风、降逆之力，可协同黑铅、朱砂以坠痰镇惊。

6. 山茱萸

（1）收敛元气，固涩滑脱，兼调畅之性

山茱萸以补益肝肾、收敛固涩为用，为历代医家所共识。而《本经》

谓其"主寒湿痹",《名医别录》谓其"通九窍"则发挥不多。张锡纯认为,山茱萸"大能收敛元气,振作精神,固涩滑脱。因得木气最浓,收涩之中兼具调畅之性,故又通利九窍,流通血脉,治肝虚自汗,肝虚胁疼腰疼,肝虚内风萌动,且敛正气而不敛邪气,与他酸敛之药不同,是以《神农本草经》谓其逐寒湿痹也"。山茱萸不仅能固涩阴精,收敛元气,而且通利九窍,流通血脉,收涩之中兼具条达之性。山茱萸既敛又散,且敛正气而不敛邪气,故能逐寒湿痹。这是对《神农本草经》谓山茱萸"主寒湿痹"、《名医别录》谓能"通九窍"的阐发和发明。这一认识的取得,来源于张锡纯的临床实践。

(2)滋肝补虚,敛汗救脱

张锡纯认为,凡人之元气将脱,皆先脱在肝,故人极虚者,其肝风必先动;肝风动,为元气将脱之兆也。肝与胆相表里,胆为少阳,病主寒热往来;肝为厥阴,虚极亦为寒热往来,故多汗出。山茱萸既能敛汗又善补肝,对肝虚极而元气将脱者最为对证。如来复汤,方中重用山茱萸达二两,配伍生龙骨、生牡蛎、生杭芍、野白参、炙甘草等,治疗寒湿外感诸证瘥后不能自复,寒热往来,虚汗淋漓;或但热不寒,汗出而解,须臾又热又汗,目睛上窜,势危欲脱;或喘逆,或怔忡,或气虚不足以息等病症。

在诸多救脱药中,张锡纯首推山茱萸,以其为救脱第一要药,认为"萸肉救脱之功,较参、术、芪更胜。盖萸肉之性,不独补肝也,凡人身之阴阳气血将散者,皆能敛之。故救脱之药,当以萸肉为第一"(《医学衷中参西录·治阴虚劳热方·来复汤》)。临证时,张氏多重用山茱萸以挽脱势,甚至仅用山茱萸一味浓煎顿服,以敛肝固脱。

(3)补络补管,收敛止血

张锡纯认为,咳血源于肺,吐血源于胃,咳血、吐血久不愈,是内部血管或肺络破裂所致。山茱萸酸涩之性,善敛补其破裂之处,故可用于咳血、吐血久不愈者，如补络补管汤，方由生龙骨、生牡蛎、山茱萸、三七组成，用山茱萸配伍龙骨、牡蛎，性皆收涩，补肺络与胃中血管，以成止血之功。

（4）补肝通络，宣痹止痛

张锡纯认为，肝虚可使人腿作痛。肝主疏泄，调畅气血，肝经气血虚弱，不能疏泄，气血不能流行于周身，以致郁于经络之间，气血凝滞，而作热作疼。张氏认为，山茱萸得木气最厚，味虽酸敛，而性乃调畅，又通利九窍，流通血脉，肝气因虚不能调畅而作疼者，服之皆可奏效。例如，曲直汤治疗肝虚腿痛、肝虚臂痛，其重用山茱萸补肝，以知母泄热，更以当归、乳香、没药、丹参等活血化瘀、流通气血之药佐之。凡肝气虚弱，疏泄失职，致气血不能正常运行而作疼的虚痹，重用山茱萸，恰当配伍，皆获良效。

7. 龙骨、牡蛎

（1）收敛固涩，敛正气不敛邪

龙骨、牡蛎二药，功效相近，张氏常常将其相须并用，认为"龙骨，味淡，性平，质最黏涩，具有翕收之力，故能收敛元气，固涩滑脱。牡蛎味咸而涩。二药并用，敛正气而不敛邪气，故凡心气耗散，肺气息贲，肝气浮越，肾气滑脱，用之皆有捷效"（《医学衷中参西录·治淋浊方·清肾汤》）。龙骨、牡蛎用于虚汗淋漓、喘逆、滑脱，以及气阴外泄，势危欲脱之危重症。例如，来复汤用此二味，敛肺止咳，纳气平喘。

（2）宁心安神

张锡纯认为，人身阳之精为魂，阴之精为魄，魂魄安强，精神自足，虚弱自愈。龙骨入肝能安魂，牡蛎入肺能安魄，两药实为安魂强魄之良药。《本草纲目》云："龙骨逐邪气，安心神，止夜梦鬼交，虚而多梦纷纭"。因此，治疗气血虚损，惊悸不眠时，龙骨、牡蛎配伍养血安神之品，以安魂定魄。例如，安魂汤重用"龙眼肉以补心血，酸枣仁以敛心气，龙骨、牡蛎以安魂魄，半夏、茯苓以清痰饮，赭石以导引心阳下潜，使之归藏于阴，以成瞑睡之功也"(《医学衷中参西录·治心病方·安魂汤》)。

（3）平肝潜阳

龙骨、牡蛎性寒质重，能平肝而潜敛浮阳。因此，张氏对于肝气升发太过，肝阳上亢、生风，而见"脑充血"证、头目眩晕等，用龙骨、牡蛎平肝潜阳。例如，镇肝熄风汤与龟甲、芍药、代赭石、牛膝等同用，使肝火下行，肝阳自平。另外，对于因肝脏之气升发太过，而致肺气不降，肾气不摄，冲气胃气上逆者，也用龙骨、牡蛎平肝潜阳，降逆纳气。

8. 芍药

（1）赤白有别，以性味识功效、明应用

芍药分白芍、赤芍两种，汉代不分，《本经》通称芍药。《神农本草经集注》首言其有赤、白两种，且赤、白异功。成无己在《注解伤寒论》中指出"白补而赤泻，白收而赤散"。张锡纯继承先贤的认识，并进行发挥。其言"芍药原有白、赤二种，以白者为良，故方书多用白芍。至于化瘀血，赤者较优，故治疮疡者多用之，为其能化毒热之瘀血不使溃脓也"。张氏根据多年临床实践，并结合药物性味与功效之间的内在联系，认为白芍"味苦微酸，性凉多液（单煮之其汁甚浓），善滋阴养血，退热除烦，能收敛上焦浮越之热下行自小便泻出，为阴虚有热小便不利者之要药"；"为其味酸，故能入肝以生肝血；为其味苦，故能入胆而益胆汁；为其味酸而兼苦，且又性凉，又善泄肝胆之热，以除里急后重（痢后重者，皆因肝胆之火下迫），疗目疾肿疼（肝开窍于目）"(《医学衷中参西录·芍药解》)。由此可见，张氏对白芍的功效做了详尽的解读。

在临床上，张氏就芍药的配伍应用，也另有见地，"与当归、地黄同用，则生新血；与桃仁、红花同用，则消瘀血；与甘草同用，则调和气血，善治腹疼；与竹茹同用，则善止吐衄；与附子同用，则翕收元阳下归宅窟。唯力近和缓，必重用之始能建功"(《医学衷中参西录·芍药解》)。可见，张氏之论颇有心得。

（2）清肝火泄胆热，调肝抑肺理后重

张锡纯认为，芍药"为其味酸，故能入肝以生肝血；为其味苦，故能入胆而益胆汁；为其味酸而兼苦，且又性凉，又善泄肝胆之热，以除里急后重"。因此，张氏善借白芍清泻肝胆火热效用，或抑肺止咳喘，或调理大肠治里急后重。例如，治阴分亏损已久，侵至肺虚有痰，咳嗽劳喘，或兼肺有结核之参麦汤，应用芍药，"因肝为肺之对宫，肺金虚损，不能清肃下行以镇肝木，则肝火恒恣横而上逆，故加芍药以敛其火"（《医学衷中参西录·治阴虚劳热方·参麦汤》）。治下痢、噤口痢之燮理汤，使用芍药"能泻肝胆之火，肝胆火戢，则脓血自敛也"。

（3）滋阴液，利小便

张锡纯认为，芍药"味苦微酸，性凉多液，善滋阴养血，退热除烦，故能敛上焦浮越之热下行自小便泻出，为阴虚有热小便不利之要药"。因此，治疗淋证，张氏常使用芍药滋阴清热、利小便。其创设治疗淋浊方剂14首，其中9首应用生白芍，即取其"利小便兼能滋阴清热"，"又善引诸药之力至膀胱"之故，如理血汤、膏淋汤、气淋汤、劳淋汤、砂淋丸、寒淋汤、毒淋汤、澄化汤、清肾汤之用白芍。白芍经过不同配伍，可用于淋证寒热虚实各种情况，也体现了张锡纯善用白芍滋阴利尿的临床经验之丰富。

（4）二便闭塞，须重用始能建功

张锡纯认为，芍药"唯力近和缓，必重用之始能建功"。在其应用芍药为主药的7个附案中，芍药的用量为一至六两不等。对于阴虚二便不通病症，张氏主张芍药宜重用。《医学衷中参西录·芍药解》记载，一妇人阴虚小便不利，水肿，大便亦旬日不通。友人高夷清为出方，"用生白芍六两，煎汁两大碗，再用生阿胶二两融化其中"，尽剂而二便皆通，肿亦顿消。张氏对此解释说："此必阴虚不能化阳，以致二便闭塞，白芍善利小便，阿胶能滑大便，二药并用，又大能滋补真阴，使阴分充足以化其下焦偏盛之阳，则二便自能利也。"而对于血虚之证，芍药则多为常规用量。例如，《医学衷中参西录·治女科方·资生通脉汤》记载资生通脉汤原方主治"室女月闭血枯，饮食减少，灼热咳嗽"，白芍仅用三钱以养血。张氏在方后指出："小便不利者，加生车前子三钱，地肤子二钱，或将芍药加重。"可见，芍药的用量在利尿时宜大不宜小，特别是在治疗阴虚小便不利时，更应加大用量。

9. 桂枝

（1）遵从《本经》、仲景原旨，阐发桂枝升降气机散邪

桂枝作为一味散寒解肌药物，为医家所共识。然而张锡纯认为，桂枝"味辛微甘，性温，力善宣通，能升大气（即胸之宗气），降逆气（如冲气肝气上冲之类），散邪气（如外感风寒之类）"（《医学衷中参西录·桂枝解》）。他根据《本经》论牡桂（即桂枝）主咳逆上气，以及《伤寒杂病论》的论述，提出"仲景苓桂术甘汤用之治短气，是取其能升也；桂枝加桂汤用之治奔豚，是取其能降也；麻黄、桂枝、大小青龙诸汤用之治外感，是取其能散也。而《本经》论牡桂（即桂枝），开端先言其主咳逆上气，似又以能降逆气为桂枝之特长，诸家本草鲜有言其能降逆气者，是用桂枝而弃其所长也"。桂枝既可升气，又可降逆气，具有降气定喘功效。张氏从小青龙汤加减治喘中悟到，"小青龙汤原桂枝、麻黄并用，至喘者去麻黄加杏仁而不去桂枝，诚以《神农本草经》原谓桂枝主吐吸（吐吸即喘），去桂枝则不能定喘矣。乃医者皆知麻黄泻肺定喘，而鲜知桂枝降气定喘，是不读《神农本草经》之过也"。

桂枝升降气机、宣通三焦之功效，张锡纯认为与肝、脾、胃及三焦、膀胱有关。他指出："桂枝善抑肝木之盛使不横恣，又善理肝木之郁使之条达也，为其味甘，故又善和脾胃，能使脾气之陷者上升，胃气之逆者下降，

脾胃调和则留饮自除，积食自化。其宣通之力，又能导引三焦下通膀胱以利小便。"由于桂枝性温，故张锡纯指出一般热证禁用，如"小便因热不利者禁用……唯上焦有热及恒患血证者忌用"。然而，出于中医"反佐用药"的配伍原则，有时"亦有用凉药利小便而少加之作向导者"。

后世治疗表寒，有"无汗用麻黄，有汗用桂枝"之说，故桂枝散邪气，是通过发汗，还是非发汗？对于桂枝如何散邪，张锡纯认为桂枝既不能发汗，也不能止汗，其关键是通过半散半补、调节表里之间的半虚半实，从而达到治疗效应。其言："桂枝非发汗之品，亦非止汗之品，其宣通表散之力，旋转于表里之间，能和营卫、暖肌肉、活血脉，俾风寒自解，麻痹自开，因其味辛而且甘，辛者能散，甘者能补，其功用在于半散半补之间也。故服桂枝汤欲得汗者，必啜热粥，其不能发汗可知；若阳强阴虚者，误服之则汗即脱出，其不能止汗可知。"

（2）升举大气，治大气下陷之喘逆

张锡纯认为，桂枝乃升降气机之药，可升举大气。其升举大气有以下特点：调补中气以助大气；肺主一身之气，桂枝入手太阴祛风散寒，复肺脏之宣肃；入血分助行血，借大气之旁注以复本气；升左路乙癸同源之气入胸中反哺大气。因而，即便单用桂枝治疗，其效亦如神。例如，张氏治一妇人怒吞鸦片救后喘逆气息停顿案。"救愈，忽发喘逆，迫促异常，须臾又呼吸停顿，气息全无，约十余呼吸之顷，手足乱动，似有蓄极之势，而喘复如故，若是循环不已，势近垂危。张氏诊其脉左关弦硬，右寸无力，思之乃肝胆之火夹冲气上冲致使肺胃气不降，故见喘逆迫促。逆气上干填塞胸膈，排挤胸中大气使下陷，故见右寸脉无力。遂单用桂枝尖四钱煎汤饮下，须臾气息调和如常"。张氏解释说桂枝既"能降逆气，又能升大气可知"（《医学衷中参西录·治喘息方·参赭镇气汤》）。

（3）疏肝，降肺胃逆气

张锡纯认为，"桂枝善抑肝木之盛使不横恣，又善理肝木之郁使之条达也"（《医学衷中参西录·桂枝解》）。他采用取象比类的方法，来认识桂枝疏肝功能。桂枝花开于中秋，是桂之性原得金气而旺，且味辛属金，故善抑肝木之盛而使不横恣，又善降敛诸逆气；而桂之枝形如鹿角，直上无曲，故又善理肝木使之条达。临证时，常用桂枝疏肝平肝、降肺降胃，对于肝木气机失常，或肝胃气机失常，或肺气不降之疾常选用桂枝。《医学衷中参西录·太阳病小青龙汤证》云："诚以喘虽由于外感，亦恒兼因元气虚损不能固摄，麻黄虽能定喘，其得力处在于泻肺，恐于元气素虚者不宜，是以不取麻黄之泻肺，但取桂枝之降肺，更加杏仁能降肺兼能利痰祛邪之品以为之辅佐，是以能稳重建功也。"

（4）升降兼具，调理脾胃

大凡中气虚寒，有饮食不节，脾胃自病者，有他脏克制而成者，张氏运用桂枝治疗脾胃疾病，是对桂枝升大气、疏肝降逆功用认识的深化，加上桂枝味甘而芳香，故能调理脾胃。其"曾治有饮食不能消化，服健脾暖胃之药百剂不效。诊其左关太弱，知系肝阳不振，投以黄芪（其性温，升肝木之性亦温，升有同气相求之义），故为补肝之主药，黄芪一两，桂枝尖三钱，数剂而愈"（《医学衷中参西录·论肝病治法》）。脾胃气郁，中轴难转，脾不升清，左不能助肝条达，胃失和降，右不能助肺降浊，则一身气机呆滞，桂枝一药升降兼具，用以调理脾胃气机，常见奇效。

10. 三七

（1）止血散瘀，化瘀而不伤新血

三七为止血要药，多用于出血证的治疗。而张氏认为，三七为理血妙品，止血散瘀，化瘀血而不伤新血，除用于治疗出血证外，也用于女子癥瘕、月事不通等证。三七"味苦微甘，性平，善化瘀血，又善止血妄行，为吐衄要药，病愈后不至瘀血留于经络证变虚劳。兼治二便下血，女子血崩，痢疾下血鲜红久不愈，肠中腐烂，浸成溃疡，所下之痢色紫腥臭，杂以脂膜。为其善化瘀血，故又善治女子癥瘕，月事不通，化瘀血而不伤新血，允为理血妙品。外用善治金疮，以其末敷伤口，立能血止疼愈。若跌打损伤，内连脏腑经络作疼痛者，外敷、内服奏效尤捷。疮疡初起肿疼者，敷之可消"（《医学衷中参西录·三七解》）。由此可见，三七内服、外用均可止血化血。张氏通过观察所见，认为"三七之性，既善化血，又善止血，人多疑之，然有确实可征之处。如破伤流血者，用三七末擦之则其血立止，是能止血也；其破处已流出之血，着三七皆化为黄水，是能化血"。由此可见，张氏对于三七药性认识之细致入微。

（2）使用三七治危症

三七治疗血证的古今文献甚多，但单味治疗重病则属少见。《医学衷中参西录》载有验案一则：牧童被强屈项背而气息已断，经"捶其腰背，多时方苏，唯觉有物填塞胸膈，压其胸中大气，妨碍呼吸，剧时气息仍断，目翻身挺。此必因在裤中闷极之时，努挣不出，热血随努挣之气上溢而停于膈上也。俾单用三七细末三钱，开水送服，两次痊愈"（《医学衷中参西录·治吐衄方·化瘀理膈丹》）。针对其血瘀病机，张锡纯心细术精，敢于使用三七化瘀通脉，使病人转危为安。

（3）灵活配伍使用，拓宽三七主治

张锡纯重视三七药物配伍使用，用药配伍的原则是取其药性化合，借彼药之长，以济此药之短，用三七配伍其他药物治疗血证，疗效卓著。常用配伍如下。

三七配伍代赭石、龙骨、牡蛎等降逆止血，治疗吐血、衄血，如镇冲降胃汤。三七与龙骨、牡蛎等配伍，收敛止血，治咳血、吐血久不愈，如补络补管汤。三七配伍花蕊石、血余炭等化瘀止血，治咳血，兼治吐衄，

能化瘀血，止二便下血，如化血丹。三七粉配伍黄芪、山药等益气化瘀止痛，治疗胃脘痛。三七粉与鸦胆子合用，行血解毒止痢，用三七取"行血则便脓自愈，调气则后重自除"之意，如解毒生化丹、通变白头翁汤、三宝粥等，皆以三七、鸦胆子并用，化腐生肌以治血痢。三七配伍大黄，二药研细末外用，治疮疡。三七粉与大黄末醋调，外敷金创疮口及疮疡初起肿疼之处，可使疮肿消散。

11. 生硫黄

（1）生硫黄无毒论

历代医家皆畏硫黄有毒而鲜用之。张锡纯认为："硫黄原禀火之精气，其夹有杂质者有时有毒，若其色纯黄，即纯系硫质，分毫无毒，为补相火暖下焦之主药。"（《医学衷中参西录·论痢证治法》）

张锡纯力主硫黄无毒论，并亲身尝验。"使少服不觉热，即于人分毫无损，故不用制熟即可服，更可常服也"；"择其纯系硫质者用之，原分毫无毒，亦无须多方制之也"（《医学衷中参西录·论痢证治法》）。这一认识的得出，是源于张锡纯自身实验，"唯径用生者系愚之创见，而实由自家徐徐尝验，确知其功效甚奇，又甚稳妥，然后敢以之治病"（《医学衷中参西录·治阳虚方·敦复汤》）。

（2）硫黄大热，功胜桂附，善治阳虚重证

张锡纯认为，"硫黄之性，温暖下达，诚为温补下焦第一良药"。"自古论硫黄者，莫不谓其功胜桂附，唯径用生者系愚之创见"（《医学衷中参西录·治阳虚方·敦复汤》）。因此，凡一切沉寒痼冷之症，如黎明泄泻、小儿久泻、胃寒呕吐、寒饮咳喘、水肿、痛痹、肠风下血、水肿等，"常自觉寒凉"，脉"甚沉细""甚沉濡"或"脉微弱欲无者"，皆可用之。

（3）提倡小量渐加使用

张锡纯认为，温暖下焦以生硫黄为佳。通过自身体验，他指出"觉服

制好之熟硫黄，犹不若径服生者其效更捷。盖硫黄制熟则力减，少服无效，多服又有燥渴之弊，服生硫黄少许，既有效而又无他弊也"（《医学衷中参西录·治阳虚方·敦复汤》）。

张氏根据患者年龄大小、体质盛衰、病情轻重，决定生硫黄用量，"徐徐加多，以服后移时觉微温为度"。通过大量临床实践，张氏总结出"其用量，初次可服细末一钱，不觉热则渐渐加多，一日之极量，可至半两，然须分四五次服下"（《医学衷中参西录·治阳虚方·敦复汤》）。对于数月孺子，用"生硫黄末三厘许，乳汁送服"。成年人，或服绿豆粒大，或如黄豆粒大，或如玉米粒大，日2次口服。可见，张锡纯运用生硫黄随着年龄不同，用量逐渐增加，为"因人制宜"之典范。

12. 牛膝

（1）补益兼行，引血引火下行

牛膝补益肝肾，性善下行，而张锡纯倍加重视其下行之性，指出其"原为补益之品，而善引气血下注，是以用药欲其下行者，恒以之为引经。故善治肾虚腰疼、腿疼，或膝疼不能屈伸，或腿痿不能任地，兼治女子月闭血枯，催生下胎。又善治淋疼，通利小便，此皆其力善下行之效也"。这从引血下行、导热下泄、引气下行而使肝阳下潜等方面进行了阐述。"《名医别录》又谓其除脑中痛，时珍又谓其治口疮齿痛者，何也？盖此等证，皆因其气血随火热上升所致，重用牛膝引其气血下行，并能引其浮越之火下行，是以能愈也。愚因悟得此理，用以治脑充血证，伍以赭石、龙骨、牡蛎诸重坠收敛之品，莫不随手奏效，治愈者不胜记矣"。在推崇牛膝引导下行功效的同时，张氏也强调"为其性专下注，凡下焦气化不固，一切滑脱诸证皆忌之"（《医学衷中参西录·牛膝解》），对使用牛膝的注意事项也做了论述。

（2）引气血下行，治疗闭经、难产

女子闭经原因很多，其主要原因为肝肾精亏，血海失充。而牛膝味甘微酸，善补肝肾，引气血下达，故张锡纯用其治女子经闭、难产。《医学衷中参西录·牛膝解》云牛膝"善引气血下注……善治肾虚腰疼……兼治女子月闭血枯"。张氏常用牛膝配蟅虫治疗闭经。

（3）引热下行，治疗头面诸热及淋证

牛膝功擅泄降，引热下行，降上炎之火，或下潜上浮之元阳，故张氏常用其调治虚实之火上攻头面所致的牙疼、头痛、口舌生疮、牙龈肿痛、面红目赤，或上热下寒，虚阳上越之咽痛、颜面潮热及"脑充血"等，以及热邪引起的淋证。例如，镇肝熄风汤重用牛膝引热下行，与代赭石、生牡蛎、生龟甲等配伍，折肝阳使之下潜治疗"脑充血"；治疗牙疼久不愈，屡次服药无效，俾用怀牛膝、生代赭石、生地黄而取效。

13. 水蛭

（1）阐发《本经》旨意，破瘀血而不伤新血

水蛭为破血逐瘀之品，作用较为峻猛。历代医家将其列为妊娠禁忌药物，如《本草品汇精要》云"妊娠不可服"，对于妇女瘀血之证也多避之，以防伤及气血。而《本经》谓水蛭主"无子"。张锡纯对此认为，水蛭"味咸，色黑，气腐，性平。为其味咸，故善入血分；为其原为噬血之物，故善破血；为其气腐，其气味与瘀血相感召，不与新血相感召，故但破瘀血而不伤新血。且其色黑下趋，又善破冲任中之瘀，盖其破瘀血者乃此物之良能，非其性之猛烈也。《神农本草经》谓主妇人无子，因无子者多系冲任瘀血，瘀血去自能有子也"（《医学衷中参西录·水蛭解》）。张氏从治疗冲任瘀血而有子中，悟到水蛭破瘀血而不伤新血的特性。

（2）提倡水蛭生用

一般方书皆认为水蛭当炮制后使用。张锡纯认为，水蛭最宜生用，甚

忌火炙，因水蛭原得水之精气而生，炙后则伤水之精气，破血消癥的作用则会减少；并以自己治妇人少腹癥瘕、不产育，先用炙水蛭不效，后改用生水蛭癥瘕尽消，且生一男验案为例，说明水蛭生用破瘀效果明显优于炙用，并认为"唯水蛭味咸专入血分，于气分丝毫无损"。水蛭生用量为1.5g（研末），开水送服，日服2次。

（3）重视水蛭配伍应用

张锡纯在长期的临床实践中体会到，水蛭虽为破血逐瘀之品，医者多畏其峻猛，但若配伍恰当，可以广泛用于瘀血性疾病。

其一，水蛭合鸡内金增强化瘀消癥功效。鸡内金实有善通血、善消瘀积之功效，是消化瘀积之要药。水蛭性原和平，而具有善化瘀血之良能。总论破瘀血之药，当以水蛭为最。因水蛭与鸡内金合用则可以加强破血消癥瘕功效，常用生鸡内金9g与水蛭同用。二药合用，无论任何脏腑何处有瘀积，皆能消之。例如，张锡纯用鸡内金配合水蛭治疗瘀血闭经，他说："盖鸡内金善化瘀血，即能催月信速于下行也……而月信仍不至者，不妨再加䗪虫、水蛭诸药。"（《医学衷中参西录·鸡内金解》）

其二，水蛭与人参、黄芪、白术、当归等补气药配伍使用，既可益气，推动血液运行，助破血消癥，又可扶正气，减少水蛭性猛悍易伤正的副作用。尽管"水蛭味咸专入血分，于气分丝毫无损"，但对于癥瘕长期用水蛭治疗，张氏强调要配伍人参、黄芪、白术、当归等补益之品，既可益气推动血行以助破血消癥，又可减缓正气消耗。

（二）善用"药对"，协同增效

张锡纯临证组方，常常使用"药对"（包括三味药、四味药组成者）。在《医学衷中参西录》中，多处可见药对的灵活使用。据统计，书中人参药对有5个；三七药对有10个；干姜药对有3个；山茱萸药对有8个；山药药对有16个；五味子药对有1个；五倍子药对有1个；甘草药对有3

个；石膏药对有 14 个；龙眼肉药对有 2 个；生地黄药对有 2 个；代赭石药
对有 9 个；白术药对有 6 个；白头翁药对有 2 个；白芍药对有 4 个；半夏
药对有 6 个；台党参药对有 4 个；朴硝药对有 3 个；当归药对有 2 个；朱
砂药对有 4 个；蜈蚣药对有 2 个；鸡内金药对有 6 个；连翘药对有 2 个；
茵陈药对有 2 个；鸦胆子药对有 5 个；柴胡药对有 4 个；海螵蛸药对有 1
个；黄芪药对有 28 个；滑石药对有 3 个；硼砂药对有 2 个；熟地黄药对有
3 个；川楝子药对有 2 个。张氏通过不同药对的配伍，达到不同的治疗效
应。张氏对药对使用的巧妙与精湛，实为其精晓医理、精通药性、灵活运
用之体现（表 1 ）。

表 1　张锡纯常用药对一览表

药对组成		功效	适应证	代表方剂
人参	人参、山药	补气生津补肾敛冲	肺肾气阴两虚之喘脱、吐衄、泄泻、自汗、多梦，虚劳发热喘嗽	十全育真汤、醴泉饮
	人参、麦冬	补气生津清心除烦	脾肺气阴亏虚之劳嗽、小便不利、倒经	宣阳汤、济阴汤、参麦汤
	人参、蜈蚣、穿山甲	补气通经活络搜风	偏枯	振颓丸
	人参、柴胡	补气扶正逐邪外出	疟久气虚	加味小柴胡汤
	人参、马钱子	大补元气通行经络	偏枯，痹证	振颓丸
三七	三七、山药	固气摄血	气虚吐血、便血	保元寒降汤
	三七、龙骨	收敛止血化瘀生新	吐血、咳血久不愈	补络补管汤

	药对组成	功效	适应证	代表方剂
	三七、生地	化瘀止血 清热凉血	上焦烦热吐血	保元寒降汤
	三七、代赭石	寒温相济 降逆止血	吐血	保元寒降汤
	三七、白芍	行血和营 缓急止痛	吐血上焦烦热，久痢腹痛	保元寒降汤
	三七、血余炭	补血止血 化瘀生新	咳血、吐血、便血	化血丹
	三七、花蕊石	化瘀生新 止血	咳血、吐血、便血	化血丹
	三七、牡蛎	收敛止血 化瘀生新	咳血、吐血	补络补管汤
	三七、鸦胆子	清热解毒 化瘀生肌	花柳毒淋，尿血	化瘀理膈丹、毒 淋汤、三宝粥
	三七、花蕊石	化瘀止血	咳血、吐血、便血、尿血	化血丹
干姜	干姜、白芍	宣通阳气 利痰化饮 养肝敛阴	吐衄脉虚迟；心肺阳虚， 饮邪上溢化热之喘满短气	理饮汤
	干姜、朴硝	散寒攻下	恣食生冷，寒火郁结大肠 而致大便干结	赭遂攻结汤
	干姜、桂枝	助中下焦之阳 宣通水饮	水肿、小便不利、自觉寒 冷，心肺阳虚	理饮汤
山茱萸	山茱萸、三七	收敛止血 祛瘀生新	吐衄血久不愈者	补络补管汤

药对组成		功效	适应证	代表方剂
	山茱萸、山药	滋补脾肾敛肝固脱	消渴,下焦元气虚损之喘促	
	山茱萸、龙骨	平肝潜阳固涩收敛安神定志	阴阳两虚之喘脱,心虚怔忡,咳血、吐血、血崩	定心汤、熄风汤、补络补管汤
	山茱萸、党参	补益元气固阳救逆敛汗固脱	外感虚汗,下元虚喘脱,类中风,吐泻神昏、视物乏力	来复汤、镇摄汤
	山茱萸、当归、丹参	养血活血补肝通络	肝虚腿痛、左脉虚弱	曲直汤
	山茱萸、牡蛎	平肝潜阳固涩收敛安神定志	大病后阳脱于上,阴脱于下,而见寒热往来、虚汗淋漓、喘脱、心悸怔忡咳血、咯血、脾气下陷之小便不禁,类中风,血崩	既济汤、定心汤、熄风汤、补络补管汤
	山茱萸、乳香、没药	益气活血补肝活络	肝虚腿痛、左脉微弱,心虚怔忡	定心汤、曲直汤
	山茱萸、白芍、熟地黄	滋补肝肾敛阴固涩	类中风,突然昏倒、不省人事	熄风汤
山药	山药、人参	健脾补气滋阴固下补肾敛冲	虚劳,倒经,脾胃真气外泄、气虚血脱,膏淋,下利	敦复汤
	山药、车前子	滋阴厚肠胃利小便固大便	阴虚肾燥,小便不利、大便泄泻,虚劳痰嗽	澄化汤、薯蓣苤苢粥

续表

药对组成	功效	适应证	代表方剂
山药、牛蒡子	止嗽定喘 滋阴固下	虚劳发热、喘嗽、小便频数、咳嗽	资生汤、薯蓣纳气汤、滋培汤、澄化汤、燮理汤
山药、龙眼肉	补脾健胃 资血养心	月经闭止、血枯，饮食减少	扶中汤
山药、生地黄	滋阴清热	消渴，虚劳，发热，膏淋	膏淋汤
山药、代赭石	补脾胃 固气化 降逆平冲 滋阴养血	虚劳发热、喘嗽、吐衄、霍乱、脉数弱、饮食减少	醴泉饮方、滋培汤
山药、白术	温而不燥 温补而不腻 补脾胃之气 健脾滋阴	虚劳，吐衄、脉虚濡迟，泄利，饮食减少，血枯经闭	资生汤、滋培汤
山药、玄参	滋阴清热 养肺止嗽	痨瘵阴虚，虚劳咳嗽	醴泉饮方、资生汤
山药、半夏	补降敛降结合 降逆安冲	因虚胃气上逆、冲气上逆、倒经	镇摄汤、薯蓣半夏粥
山药、芡实	滋补收敛脾胃之气	脾胃冲气上逆，胸膈满闷	镇摄汤、参赭镇气汤、膏淋汤
山药、鸡子黄	益气养阴 涩肠止泻	泄泻久，肠滑不固者	薯蓣鸡子黄粥、宁嗽定喘饮
山药、鸡内金	补消结合 滋补脾胃 资生通脉	羸弱食少，血枯经闭，消渴，癥瘕，积聚，气郁痞胀、不能食，久泻滑肠	资生汤、敦复汤

	药对组成	功效	适应证	代表方剂
	山药、柿霜饼	健脾补肾 润肺滋阴	肺脾肾阴虚，劳嗽虚喘、虚热、饮食减少	沃雪汤、珠玉二宝粥
	山药、黄芪	补脾益阴 敛精固涩	肺痨喘嗽，消渴	玉液汤、滋膵饮
	山药、滑石	补渗结合 利小便实大便 滋阴清燥 清热利湿 健脾止泻	泄泻，小便不利，喘促、肌肤热，心中躁渴	天水涤肠汤、加味天水散、滋阴宣解汤、滋阴固下汤
	山药、薏苡仁	补渗结合 健脾补虚 润肺滋阴	肺脾阴分亏损，饮食懒进、虚热劳嗽，治疗一切阴虚之证	珠玉二宝粥
五味子	五味子、干姜	敛不碍邪 散不伤正 利肺气 平喘逆化痰饮 止咳嗽	肺寒喘逆	小青龙汤
五倍子	五倍子、甘草	补敛固清结合 补虚通淋 固精止遗	淋久气化不固，遗精白浊者	秘真丸
甘草	甘草、玄参、沙参	润肺养阴 利痰宁嗽	虚劳喘嗽	清金益气汤、清金解毒汤
	甘草、知母	补肺益气 清金解毒 清润化痰	劳热咳嗽，肺痿失音，频吐痰涎，肺痈肺结核，经水短少，寒热往来	玉烛汤

	药对组成	功效	适应证	代表方剂
	甘草、茯苓	健脾渗湿 利痰化饮	水肿小便不利，痰饮	加味苓桂术甘汤、理饮汤
石膏	石膏、人参	寒热清补结合 清热益气 生津止渴	赤白下痢，寒温实热，阳明腑实，气阴两伤，大便燥结，中风瘟疫，高热中暑	变通白虎加人参汤、石膏知母以山药代粳米汤、护心至宝丹、搜风汤
	石膏、山药	清补结合 滋阴清热	赤白下痢，寒温实热，阳明腑实	变通白虎加人参汤、石膏知母以山药代粳米汤
	石膏、甘草	质重清解 甘缓脾胃 清热	胸中蕴热，温病肌肤壮热，温病表里俱热	流水石膏饮、清解汤、凉解汤、和解汤、石膏知母以山药代粳米汤、青盂汤
	石膏、代赭石	清里热 降胃气 开肠结	寒温实热；阳明腑实，大便燥结呕吐者	镇逆承气汤
	石膏、半夏	清降结合 寒温相制 清热降逆 止呕	阳明热盛呕逆；伤寒温病邪传胃腑，心下满闷	镇逆白虎汤、搜风汤
	石膏、连翘、蝉蜕	质重清热 轻清达表 解表邪 清里热	温病表里俱热，汗出皮疹，头痛，身有束缚之意	寒解汤、和解汤、犹龙汤、清疹汤

	药对组成	功效	适应证	代表方剂
	石膏、阿司匹林	解表清热	外感发热，虽入阳明仍有表证者；关节肿痛外有实热	石膏阿司匹林汤
	石膏、知母	重坠苦降相并清解肺胃实热	温病周身壮热、心热口渴、瘟疫表里俱热、小儿出疹	青盂汤、镇逆白虎汤、石膏知母以山药代粳米汤、清疹汤
	石膏、麻黄	寒温升降结合外散风寒内清里热宣肺平喘	外寒里热，劳嗽喘逆、痰涎壅盛	加味越婢加半夏汤、流水石膏饮
	石膏、粳米	健运中气清解气分	温病初期身体壮热，一切感冒不恶寒、心中发热，寒温阳明证表里俱热	石膏粳米汤
	石膏、薄荷	清里热散表邪	温病初得，骨节酸痛、肌肤壮热、小儿出疹、喉痛、声音嘶哑	清解汤、清疹汤
	石膏、玄参、连翘	清解阳明经热邪	寒温阳明证	仙露汤
	石膏、僵蚕、防风	清热祛风息风止痉	内外中风证	搜风汤
	石膏、半夏、柿霜饼	清热解表燥湿化痰润燥化痰	内外中风证	搜风汤
龙眼肉	龙眼肉、龙骨、牡蛎	补益心血安神定志	心虚怔忡，惊悸不眠，多汗	定心汤、调气养神汤

续表

药对组成		功效	适应证	代表方剂
	龙眼肉、酸枣仁	养心血 敛心气 安神	心气血亏虚怔忡	定心汤
生地黄	生地黄、白芍	清热利尿 滋阴养血止血	膏淋，吐血月经过多，漏下	膏淋汤
	生地黄、硼砂	滋阴清火 消肿止痛	咽喉肿痛	咀华清喉丹
代赭石	代赭石、牛膝	平肝潜阳 降胃安冲 引火下行 降血压	内中风证，脉弦长有力，上盛下虚，高血压，胃气不降，牙痛	镇肝熄风汤、建瓴汤
	代赭石、甘遂	攻结涤痰 降逆	宿食结于肠间，大便多日不行；顽痰凝结，癫狂失心	赭遂攻结汤、荡痰加甘遂汤
	代赭石、生麦芽	左生肝 右降胃 调和肝胃 降压止血	肝郁胃不降，吐血咳嗽，脑充血头痛，肺痨咳嗽，不寐	镇肝熄风汤
	代赭石、瓜蒌仁	降胃利痰 重坠止血 通便	吐衄血，寒温结胸，痰饮、外邪凝结，不寐、惊悸、呼吸不利、满闷短气，兼疫证结胸	寒降汤、代大陷胸丸、荡胸汤
	代赭石、芡实	降敛结合降胃 固冲固肾纳气	脾胃冲气上逆，胸膈满闷、喘促、吐衄、呃逆	参赭镇气汤
	代赭石、黄芪	补降温凉结合 补气活血镇肝 潜阳降逆	高血压，脑梗死，脑出血	起痿汤

续表

	药对组成	功效	适应证	代表方剂
	代赭石、磁石	生血凉血 益肾纳气 重坠止血	崩漏，失眠，心悸，癫痫，虚喘，目暗耳鸣	加味磁朱丸
	代赭石、朴硝	重坠引痰下行	癫狂，失心，脉滑实	荡痰汤
	代赭石、朱砂	降逆止呕 降心气 解毒安神	霍乱吐泻，精神昏昏，气息奄奄	急救回阳汤
白术	白术、龙眼肉	健脾止泻 补气生血	泄泻不止，气血亏虚，血枯经闭，饮食减少	扶中汤
	白术、鸡内金	补中有宣 健补脾胃 消瘀化积	痨瘵羸弱，饮食减少；经闭血枯；气郁鼓胀；脾胃虚郁，饮食不化	益脾饼
	白术、黄芪、陈皮	健脾益气固表 理气化痰除湿	历节风证，周身关节皆痛，或但四肢痛，足不能行步，手不能持物	加味黄芪五物汤
	白术、乳香、没药	健补脾胃 祛寒湿 化瘀止痛	腰腿痛，饮食减少	振中汤
	白术、橘皮、厚朴	健补脾胃 行气祛寒湿	腰腿痛，饮食减少	振中汤
	白术、黄芪、防风	黄芪固皮毛 白术实肌肉 防风预防中风	治破伤风后，预防中风，或已中风后而瘛疭，或房事不戒而中风	加味玉屏风散
白头翁	白头翁、阿胶	补清结合 清热通淋 育阴止血	血淋	理血汤

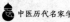

续表

	药对组成	功效	适应证	代表方剂
	白头翁、秦皮	苦寒直折 清解收涩 清热解毒 凉血治痢	热痢下重	变通白头翁汤
白芍	白芍、甘草	甘苦化阴 缓中止痛 补肺健脾养血 清热利湿 利痰化饮	肺阴虚喘嗽，吐衄伤阴，小便频数涩痛，痰饮证，胃阴虚大便泻、里急后重，初期泻痢	化滞汤、燮理汤、解毒生化丹、天水涤肠汤、加味桂枝代粥汤、宣解汤
	白芍、牡蛎	镇肝息风 滋阴潜阳 收敛固涩 清热利湿	内中风，肝阳上亢，血崩阳脱于上、阴脱于下，小便频涩痛，遗精白浊，血淋，膏淋，痰热神志不宁	理血汤、膏淋汤、清肾汤、从龙汤
	白芍、阿胶	利小便 滑大便 滋补真阴 养血止血	血淋、劳淋，阴虚小便不通、大便不利，水肿	理血汤
	白芍、茯苓	滋阴利小便 淡渗利小便	痰饮证	理痰汤
半夏	半夏、代赭石	降逆平冲 清痰理气 止血止呕	痰饮，吐衄，隔食，癫狂，恶阻	温降汤、清降汤、龙蚝理痰汤
	半夏、竹茹	寒热互制 降胃安冲 和胃止呕	吐衄血，伤寒温病，胃气上逆，心下满闷	寒降汤

	药对组成	功效	适应证	代表方剂
	半夏、芡实	降胃敛肾 健脾化痰	脾胃真气外泄，冲气上逆，痰饮满闷，短气，喘促，惊悸，哕逆，肢体麻木，眩晕，筋骨牵引痛	理痰汤
	半夏、茯苓	降逆利湿化痰	心下痰饮，惊悸，不眠	理痰汤、龙蚝理痰汤
	半夏、秫米	通阴阳 和脾胃	脾胃虚弱失眠，胆热型带状疱疹	半夏秫米汤
	半夏、黑芝麻、柏子仁	降胃滋肾化痰	痰饮壅塞胸膈，满闷短气	龙蚝理痰汤
台党参	台党参、代赭石	温凉升降结合 补气降逆 凉血安冲催生	虚劳喘嗽，隔食，吐血衄血，类中风，难产，霍乱	参赭镇气汤、保元寒降汤、保元清降汤、镇逆承气汤
	台党参、麦冬	益气滋阴润燥	肺阴虚喘嗽，肺气虚小便不利	宣阳汤
	台党参、威灵仙	补中有散 补气宣阳 利尿通闭	气虚小便不利，水肿小便不利，下焦受寒小便不通	宣阳汤
	台党参、苏子	补肺降逆平喘	肺虚痰喘，冲气上逆，胃气不降	参赭镇气汤
朴硝	朴硝、甘遂	攻结通便 清热逐痰	宿食结于肠间便秘；顽痰凝结癫狂，脉滑实	赭遂攻结汤

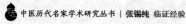

续表

药对组成		功效	适应证	代表方剂
	朴硝、莱菔子	通下燥结	大便燥结久不通，身体兼羸瘦者	硝菔通结汤
	朴硝、硝石	降下软坚化石	砂淋，石淋	砂淋丸
当归	当归、丹参	活血化瘀降糖降压	痃癖，癥瘕，心腹疼痛，腿痛；痹痛，内外疮疡	活络效灵丹
	当归、代赭石	活血催产开交骨	难产小儿头至产门者	大顺汤
朱砂	朱砂、冰片	解毒救急醒神开窍	霍乱吐泻转筋，头目眩晕，咽喉肿痛，急性淋证	张氏急救回生丹
	朱砂、龙骨、牡蛎	重镇安神清心敛肝	心肝火旺失眠，知觉错乱	调气养神汤
	朱砂、蜈蚣	镇惊息风止痉	小儿绵风	定风丹
	朱砂、磁石	镇惊息风止痉	痫风	加味磁朱丸
蜈蚣	蜈蚣、全蝎	息风止痉	小儿绵风，中风抽掣，破伤风抽掣	定风丹
	蜈蚣、防风	息风止痉	中风抽掣，破伤风抽掣	搜风汤加减方
鸡内金	鸡内金、白芍	健脾消食行水消聚	气郁成鼓胀，脾胃虚饮食不能运化	鸡胵汤
	鸡内金、柴胡	疏肝健脾胃消积化滞	饮食积滞证	鸡胵汤
	鸡内金、白茅根	健脾消聚行气利水	水臌气臌并病，单腹胀，单气鼓胀，单水鼓胀	鸡胵汤
	鸡内金、硼砂	通淋消石	砂淋，石淋	砂淋丸
	鸡内金、白术	健脾消食化痰	脾虚饮食不化生痰	健脾化痰丸

	药对组成	功效	适应证	代表方剂
	鸡内金、芡实	健脾消食 消磨瘀积 敛冲固气 统摄下焦气化	老人肾虚，痰气郁结，痰涎壅盛，胸胁满闷痛，疝气	期颐饼
连翘	连翘、蝉蜕	辛凉解表 解毒利咽明目	周身壮热，心中热渴	寒解汤
	连翘、石膏、知母	清热解毒 消肿散结	周身壮热，心热口渴，脉洪滑，周身有束缚之意	寒解汤
茵陈	茵陈、川楝子、生麦芽	泄肝热 疏肝气	内中风证，肝火旺、肝郁，胃气不降，胁痛黄疸	镇肝熄风汤
	茵陈、生麦芽	疏肝气 顺肝性	类中风肝肾阴虚，肝阳上亢，胃气不降，不寐、胁痛黄疸	镇肝熄风汤
鸦胆子	鸦胆子、硫黄	寒热相济 解毒止痢	久痢脓血腥臭，寒热错杂，阿米巴痢疾	鸦胆子25～50粒，去皮，仁有破者不用，白糖水米粥送下；硫黄3～8分，研粉送服
	鸦胆子、金银花、三七	解毒化瘀 清热	热淋尿血，久痢肠烂	毒淋汤、解毒生化丹
	鸦胆子、丈菊子	解毒通淋	花柳毒淋	清毒二仙丹
	鸦胆子、白头翁	解毒清湿热	热痢下腹痛	通变白头翁汤

	药对组成	功效	适应证	代表方剂
	鸦胆子、地榆	清热凉血解毒止痢	热痢，赤痢，二便因热下血	燮理汤
柴胡	柴胡、当归	养肝血疏肝气	疏肝养血	理郁升陷汤
	柴胡、乳香、没药	疏肝理气活血止痛	肝郁血瘀	理郁升陷汤
	柴胡、橘皮	升降结合行气健脾	气郁鼓胀兼脾胃虚郁，饮食不化，胸闷短气	理脾疏肝汤
	柴胡、桂枝	疏肝升脾降逆气散邪气	胸中大气下陷，气分郁结，肝乘脾胃，升降失司，胸中满闷、短气	理郁升陷汤
海螵蛸	海螵蛸、茜草	化瘀止血	崩漏，血淋，尿血，便血，赤白带下	安冲汤、固冲汤、清带汤
黄芪	黄芪、三棱、莪术	补气化瘀破血消癥善理肝胆之郁善开至坚之结	虚劳肌肤甲错，形体羸瘦，腿痛腰痛因气虚，气虚癥瘕经闭，瘰疬	理冲汤、健运汤
	黄芪、干姜	升大气补脾气温脾阳	心肺阳虚，大气下陷，心凉短气；寒饮阻胃，饮食不化	回阳升陷汤、理饮汤
	黄芪、山茱萸	益气升阳敛阴止汗固肾救脱固冲任	糖尿病，脾气下陷小便失禁，大气下陷，崩漏，多汗	醒脾升陷汤

194

续表

药对组成	功效	适应证	代表方剂
黄芪、山药	金水相生 肺肾双补 益气养阴 补脾固肾	虚劳，消渴，咳逆，喘促，精气不固	黄芪膏
黄芪、牛膝	升降结合 补气活血 引血下行 降血压	肢体痿废，脉象和平	振颓汤
黄芪、升麻、柴胡	黄芪升气于中 升麻升气于右 柴胡升气于左	胸中大气下陷，气短，满闷，怔忡，寒热往来，干咳，神昏，健忘，脉沉尺微弱，关前尤甚；脏器脱垂，大小便失禁，崩中，带下，转胞，小便淋沥不通	升陷汤、升麻黄芪汤
黄芪、丹参	气血双补 补气化瘀通络 托疮生肌	虚劳肌肤甲错；经络受寒，四肢发搐，身体软弱，肢体不遂，头重目眩，神昏健忘；上气不足；瘰疬疮疡破后，气血亏损，久不愈合	活络祛寒汤、健运汤、加味补血汤
黄芪、甘草	补气益肺 托毒生肌	肺金虚损；瘰疬疮疡破后，气血亏损，不能化脓，久不愈合；脾虚下陷，小便不禁	醒脾升陷汤、清金益气汤、回阳升陷汤、加味桂枝代粥汤

药对组成	功效	适应证	代表方剂
黄芪、石膏	清补升散 寒温结合 补气益阳 清肺宁嗽	肺虚稍受寒即喘嗽，冬时益甚；大气下陷兼伏气化热证	黄芪膏
黄芪、龙骨、牡蛎	补肝疏肝 消癥软坚 升陷止遗 固冲止血	胸中大气下陷，胁下撑胀痛；脾虚下陷小便不禁，妇女经水多、崩漏	理郁升陷汤、醒脾升陷汤
黄芪、龙眼肉	补气养血摄血	身体软弱，肢体渐觉不遂，头重目眩，神昏健忘（脑贫血），大便下血，产后下血	加味补血汤
黄芪、生地	温凉相济 调理阴阳 补脾益肺 滋肾润肺	少气，肺痿，消渴，寒热往来，月经量少，闭经	清金益气汤
黄芪、白术	补气健脾 益卫固表	肝郁脾虚下陷，不能饮食，痿废，崩漏；脾胃虚黄疸；中风瘫痪；历节风证	醒脾升陷汤、升降汤、培脾舒肝汤
黄芪、白芍	温凉相济 补气升提 滋阴清热 善利小便	气淋，石淋	气淋汤、砂淋丸、培脾舒肝汤、加味桂枝代粥汤
黄芪、玄参	温凉相济 补气滋阴清热	虚劳脉弦细数，少乳气血虚，大气下陷多汗	清金化痰汤、清金解毒汤、十全育真汤

药对组成	功效	适应证	代表方剂
黄芪、当归	补气生血活血 和血息风补肝 调肝调经固崩	胸中大气下陷,气分郁结经络,瘀阻痹痛,中风抽掣,产后受风发搐,历节风证,身体软弱,肢体渐觉不利,痿痹,经少乳少,妇女阴挺	加味补血汤、回阳升陷汤、理郁升陷汤、活络祛寒汤、健运汤、加味补血汤、补偏汤、振颓汤
黄连、肉桂	寒热并用 调理阴阳 交通心肾 泻南补北	下痢,寒热互结	燮理汤
黄芪、防风	补气固表祛风	伤寒有汗,中风瘛疭,破伤风,产后受风发搐	和血熄风汤
黄芪、鸡内金	补消结合 益气生津 消瘀化积 通淋排石	消渴,石淋,血枯经闭,癥瘕积聚,气郁满闷、痞胀、不能饮食	砂淋丸
黄芪、知母	温补凉润 益气养阴 滋阴清热 升阳	消渴元气不升、真阴不足,肺阴虚少气劳嗽,淋证白浊,胸中大气下陷,外感气阴两虚,寒热往来,经少经闭,气血虚产后少乳,肝气虚阴挺	清金化痰汤、清金解毒汤、十全育真汤、砂淋丸、气淋丸、理郁升陷汤、健运汤、加味桂枝代粥汤、振颓汤

药对组成	功效	适应证	代表方剂
黄芪、乳香、没药	补气疏肝 流通经络 活血化瘀 消肿止痛 敛疮生肌	肺脏损烂；气虚血瘀淋证；胸中大气下陷，经络血瘀，腿痹痛，肢体痿废，胁痛，阴挺，瘰疬	清金解毒汤、理郁升陷汤、活络祛寒汤、健运汤、加味补血汤、振颓汤
黄芪、桂枝	升补宣通并用 升降两善其功 益气解表 补脾疏肝 温通经脉 回阳升陷	伤寒有汗、肾虚风入证；肝郁脾弱，经络受寒四肢抽掣；心肺阳虚，大气下陷，心冷背紧，恶寒，短气喘促	舒和汤、回阳升陷汤、理郁升陷汤、升降汤、培脾舒肝汤、活络祛寒汤、加味桂枝代粥汤
黄芪、桔梗	补气升阳 益卫固表 宣开肺气 载药上行	胸中大气下陷，气短不足以吸，努力呼吸有似乎喘，气息将停，危在旦夕	升陷汤
黄芪、桑寄生	升补肝气 填补大气 补肾止遗	脾虚下陷，小便不禁	舒和汤、醒脾升陷汤
黄芪、草薢	温补固涩 补气固元止遗 为固涩下焦要药	小便失禁证属大气下陷，或脾气虚极下陷	醒脾升陷汤
黄芪、鹿角胶	补气升阳 补肾补脑髓 化瘀生新	肢体痿废偏枯，脉象极细无力者	加味补血汤、干颓汤、加味补血汤

	药对组成	功效	适应证	代表方剂
	黄芪、葛根	益气生津止渴	糖尿病元气不升	玉液汤
	黄芪、橘皮、厚朴	补脾健脾疏肝燥湿化痰宽中下气	肝郁脾弱，胸胁胀满，不能饮食，短气	升降汤、培脾舒肝汤
滑石	滑石、山药、白芍、甘草	滋阴清燥利小便实大便	婴幼儿腹泻，肠结核，温热泄泻久则伤阴	滋阴清燥汤
	滑石、甘草	清暑热清热利湿止痢利水通淋	久痢不愈，夏季泄泻，小便不通，肌肤热，心中烦渴	滋阴清燥汤
	滑石、白芍	清热养阴利尿通淋	下焦实热，膀胱肿胀	滋阴清燥汤
硼砂	硼砂、朴硝	清热通淋排石	石淋	砂淋丸
	硼砂、朱砂	清热解毒化腐生肌	瘰疬溃烂，诸疮溃破	硼砂9g，朱砂0.6g，研细外用
熟地黄	熟地黄、龟甲	峻补真阴补肾益肺	阴虚小便不利	济阴汤
	熟地黄、白芍	温凉并用滋润通利并用滋阴养血通利小便	阴虚小便不利，阴虚泄泻	济阴汤
	熟地黄、白茅根	温凉补清结合滋阴补肾清热利尿	阴虚水肿	阴虚水肿处方

续表

	药对组成	功效	适应证	代表方剂
川楝子	川楝子、三棱、莪术	疏肝止痛 化瘀止痛	胁肋焮痛	金铃泻肝汤
	川楝子、乳香、没药	疏肝止痛 使气之郁融化于无形	胁肋焮痛	金铃泻肝汤

（三）善用生药，颇多心悟

　　张锡纯经过大量的临床实践，对很多种药物的药性有深入的研究和体会。《医学衷中参西录》以大量篇幅探讨了单味药物的应用与配伍法则，特别是一些药物的生用，丰富和补充了其药理认识，对中药学的发展具有较大贡献。例如，关于石膏、代赭石、山茱萸、鸡内金、水蛭等生熟使用的药性问题，张氏从临床疗效的角度，阐明了其生用机理。石膏生用性寒凉，具有发表之性，胜似金丹；若煅用，即通鸩毒，误人性命。山药性平，宜生用，煮之饮之，可以常服多服，益肾有神；山药不可炒用，炒用服之无效。鸡内金其性微温，能助消化，善化瘀积，"鸡内金必须生用，方有效验，若炒熟用之则无效矣"；现代研究证实，对于小肠推进率的影响以生品最高，从实验角度对张锡纯生用鸡内金的认识提供了佐证。对于水蛭的用法，"最宜生用，甚忌火炙"，在《医学衷中参西录·水蛭解》中记载一则验案，单用香油炙透水蛭一两为末，每服五分，日2次，治疗妇人少腹癥瘕无效，而改用生者，如前服法，一两犹未服完，癥瘕尽消，逾年即生男儿。其生用起效原因在于"此物生于水中，而色黑味咸气腐，原得水之精气而生。炙之，则伤水之精气，故用之无效"。有研究证实，水蛭生用在活血化瘀等药效方面确实优于传统烫制品。

（四）中西医汇通，重析理增效

中药和西药是两种完全不同的体系。凡是以中国传统医药理论指导采集、炮制、制剂，说明作用机理，指导临床应用的药物，统称为中药。西药则是相对于中药而言，指西医所用的药物，通常用合成的方法制成，或从天然药物中提取有效成分而成。张锡纯从医学"以活人为宗旨，原不宜有中西之界限存于胸中"的认识出发，致力于中西药物的汇通工作，提倡"中西之药原宜相助为理"；在理论与临床上，主张"用药多取西药之所长，以济吾中药之所短"，对中西药理进行汇通阐释。

一是参考西说解释中药的作用原理。例如，地黄具有滋阴养血功效，张氏认为是因为地黄能"补铁"，"西人谓其中含铁质，人之血中，又实有铁锈。地黄之善退热者，不但以其能凉血滋阴，实有以铁补铁之妙，使血液充足而蒸热自除也"。再如，鸦胆子能治疗痢疾，是因其"有消除痢中原虫之力也"，即西医认识到的鸦胆子能杀灭阿米巴原虫作用。

二是对西药的性能用中医析理。《医学衷中参西录》记述了当时常用的43种西药，并以其性味和功用逐一介绍。例如，阿司匹林"其味甚酸，其性最能发汗散风，除热及风热着于关节疼痛；其发表之力又善表瘰疹；其退热之力若少用之又可治虚劳灼热、肺病结核"。在中医辨证论治前提下，将西药纳入中医理论范围内使用。

三是兼取中西医理论合解药物性能。例如，张氏认为，黄芪是"脑充血"之禁品，其理论依据既有西医"脑充血"有关病理认识，也有中医关于黄芪功效的记述。"因黄芪之性补而兼升，气升则血必随之上升，致脑中之血充而益充，排挤脑中血管可致溢血，甚或致破裂而出血，不可救药者多矣"。因此，"脑充血证……初起最忌用黄芪，误用之即凶危立见"。

四是提倡中西药并用以提高临床疗效。在临床中，张氏常常中西药并用，甚或合中西医于一方。例如，有名的"石膏阿司匹林汤"，由石膏、阿司匹林组成；治疗肺结核，常在玄参、沙参等滋养剂中，兼用阿司匹林发汗退热，认为寓发散于滋阴之中，无汗出伤阴之弊。治疗出血病证，在投以中药以图治本时，常取西药麦角、醋酸铅之类以收缩血管而迅奏止血之效，达到治标之用。这些中西药结合使用或合方使用体现了张氏"不妨以西药治其标，中药治其本，则见效必速"的汇通思想。

七、张锡纯自创新方

（一）治阴虚劳热方

张锡纯自创治阴虚劳热方共 11 首，体现益气、养阴、消食、止咳利咽、破血行气健胃、重镇降逆、健脾化痰、养血平肝、补肾纳气、温补肾阳 10 法。益气，用白术、野台参、人参、生黄芪；养阴，用山药、玄参、知母、天冬、干麦冬、柿霜、大熟地、山茱萸；消食，用鸡内金；止咳利咽，用牛蒡子、甘草；破血行气健胃，用三棱、莪术；重镇降逆，用生龙骨、生牡蛎、代赭石；健脾化痰，用清半夏、茯苓；养血平肝，用生杭芍；补肾纳气，用核桃仁、生芡实；温补肾阳，用乌附子（表 2）。

表 2　治阴虚劳热方一览表

方剂	组成	主治	配伍特色
资生汤	生山药、玄参、白术、生鸡内金、牛蒡子	治痨瘵羸弱已甚，饮食减少，喘促咳嗽，身热脉虚数者；亦治女子血枯不月	山药、玄参滋胃阴，白术补胃气，牛蒡子止嗽定喘，鸡内金健胃消食

方剂	组成	主治	配伍特色
十全育真汤	野台参、生黄芪、生山药、知母、玄参、生龙骨、生牡蛎、丹参、三棱、莪术	治虚劳，脉弦数细微，肌肤甲错，形体羸瘦，饮食不壮筋力，或自汗，或咳逆，或喘促，或寒热不时，或多梦纷纭，精气不固	黄芪、山药、野台参补肺脾肾之气阴；三棱、莪术活血开胃；生龙骨、生牡蛎平喘止咳，敛汗固精，安神；玄参滋阴，丹参活血；知母配生黄芪，补而不热
醴泉饮	生山药、大生地、人参、玄参、生代赭石、牛蒡子、天冬、甘草	治虚劳发热，或喘，或嗽，脉数而弱	人参补气，玄参、天冬补阴；代赭石配人参，补益之力下行至涌泉，引上焦之逆气、浮火下行；牛蒡子配山药，最善滋阴止嗽；甘草配天冬，最善润肺
一味薯蓣饮	生怀山药	治痨瘵发热，或喘，或嗽，或自汗，或心中怔忡；或因小便不利，致大便滑泄；一切阴分亏损之证	山药滋阴利湿，滑润收涩，补肺补肾兼补脾胃，在滋补药中，诚为无上之品
参麦汤	人参、干麦冬、生山药、清半夏、牛蒡子、苏子、生杭芍、甘草	治阴分亏损已久，浸至肺虚有痰，咳嗽劳喘，或兼肺有结核者	人参配麦冬，滋阴退热；麦冬配半夏，滋阴止嗽化痰；山药配人参，补气；山药配麦冬，补阴；山药配牛蒡子，滋而不腻，止喘嗽；牛蒡子配半夏，和降肺胃；苏子伍人参，补虚降气逆；生杭芍配甘草，酸甘化阴，甘苦化气，味近人参
珠玉二宝粥	生山药、生薏米、柿霜饼	治脾肺阴分亏损，饮食懒进，虚热劳嗽；并治一切阴虚之证	山药、薏米皆清补脾肺；柿霜饼之凉可润肺，甘能归脾。本品不但疗病，并可充饥

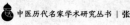

续表

方剂	组成	主治	配伍特色
沃雪汤	生山药、牛蒡子、柿霜饼	治同前证，更兼肾不纳气作喘者	山药配牛蒡子，滋阴止咳平喘；柿饼霜，润肺补脾
水晶桃	核桃仁、柿霜饼	治疗肺肾两虚，或咳嗽，或喘逆，或腰膝酸疼，或四肢无力，以治孺子尤佳	核桃仁配柿霜，补肾肺气阴，甘凉滑润，金水相生，肺肾同补，小儿尤佳，为食中佳品
既济汤	大熟地、山茱萸、生山药、生龙骨、生牡蛎、茯苓、生杭芍、乌附子	治大病后阴阳不相维系，阳欲上脱，或喘逆，或自汗，或目睛上窜，或心中摇摇如悬旌；阴欲下脱，或失精，或小便不禁，或大便滑泻。一切阴阳两虚，上热下凉证	大熟地配山药，峻补真阴以助潜阳；附子配生杭芍，辛热益元气，酸苦寒敛降肝气；山茱萸配龙骨、牡蛎，以收敛之，使其阴阳固结，元阳不复上脱，真阴亦永不下脱
来复汤	山茱萸、生龙骨、生牡蛎、生杭芍、野台参、甘草	寒温外感诸证，大病瘥后不能自复，寒热往来，虚汗淋漓；或但热不寒，汗出而热解，须臾又热又汗，目睛上窜，势危欲脱；或喘逆，或怔忡，或气虚不足以息，诸证若见一端，即宜急服	重用山茱萸二两，配合生杭芍、生龙骨、生牡蛎、甘草，补阴救脱；生杭芍配甘草，酸甘化阴，苦甘化气。山茱萸救脱之功，较参、术、芪更胜。盖山茱萸之性，不独补肝，凡人身之阴阳气血将散者，皆能敛之，故救脱之药，当以山茱萸为第一

续表

方剂	组成	主治	配伍特色
镇摄汤	野台参、生代赭石、生芡实、生山药、山茱萸、清半夏、茯苓	治胸膈满闷,其脉大而弦,按之似有力,非真有力。此脾胃真气外泄,冲脉逆气上干之证,慎勿作实证治之。若用开通之药,凶危立见。服此汤数剂后,脉见柔和,即病有转机,多服自愈	生芡实、生山药大补真阴,收敛元阴,兼补脾胃;山茱萸收敛肝阴;野台参配生代赭石,补脾胃气,并降冲气、胃气直达下焦;脾胃为生痰之源,故用清半夏、茯苓健脾化湿祛痰,和降胃气

(二)治喘息方

张锡纯自创治喘息方共3首,体现重镇降逆、补肾敛肾、降气归肾、养血敛肝、润肺止咳、健脾益气6法。重镇降逆,用生代赭石;补肾敛肾,用生山药、山茱萸、芡实、大熟地;降气归肾,用苏子、生牡蛎、生龙骨、山茱萸;养血敛肝,用白芍;润肺止咳,用柿霜饼、牛蒡子、苏子、甘草、玄参;健脾理气,用白术、广陈皮(表3)。

表3 治喘息方一览表

方剂	组成	主治	配伍特点
参赭镇气汤	野台参、生代赭石、生芡实、生山药、山茱萸、生龙骨、生牡蛎、生杭芍、苏子	阴阳两虚,喘逆迫促,有将脱之势;亦治肾虚不摄,冲气上干,致胃气不降所致满闷	生代赭石、人参同用,借代赭石下行之力,挽回将脱之元气;山药、山茱萸、芡实同用,补肾敛肾;生杭芍养肝血敛肝气;苏子与生牡蛎、生龙骨、山茱萸并用,降气归肾

续表

方剂	组成	主治	配伍特点
薯蓣纳气汤	生山药、熟地黄、山茱萸、柿霜饼、生杭芍、牛蒡子、苏子、甘草、生龙骨	治肾阴虚，肾不纳气作喘逆	熟地黄、山药补肾；山茱萸、龙骨补肝即以敛肾；生杭芍、甘草甘酸化阴，配柿霜养阴；苏子、牛蒡子清痰降逆，使逆气下行，引药力下达。本方体现凡降肺必降胃，凡纳气必健中、敛肝、固肾、敛肾之妙
滋培汤	生山药、白术、广陈皮、牛蒡子、生杭芍、玄参、生代赭石、炙甘草	治虚劳喘逆，饮食减少，或兼咳嗽；并治一切阴虚羸弱诸证	山药配玄参，养肺胃滋阴；代赭石、陈皮、牛蒡子皆能清痰涎、降肺胃；甘草配生杭芍，甘苦化合，酸苦化合，益补脾胃之阴

（三）治阳虚方

张锡纯自创治阳虚方1首，同时附有服硫黄法，体现补气、养阴、温阳、健脾、消食5法。补气用野台参；养阴用生山药、山茱萸；温阳用乌附子、补骨脂、核桃仁、生硫黄；健脾用茯苓；消食用生鸡内金（表4）。

表4 治阳虚方一览表

方剂（方法）	组成	主治	配伍特点
敦复汤	野台参、乌附子、生山药、补骨脂、核桃仁、山茱萸、茯苓、生鸡内金	治下焦元气虚惫，相火衰微，致肾弱不能作强，脾弱不能健运，或腰膝酸疼，或黎明泄泻，一切虚寒诸证	人参配山茱萸、茯苓，收敛下行，大补元气，旺相火；乌附子配补骨脂，大热纯阳助相火之热；核桃仁之温润，补肾壮相火之基；附子伍人参，回元阳；补骨脂伍核桃仁，名青娥丸，助相火；重用生山药滋下焦真阴，固下焦气化；鸡内金健运脾胃，流通补药之滞，收涩膀胱，逗留热药之性

方剂（方法）	组成	主治	配伍特点
服用生硫黄法	生硫黄末3～6g，或黄豆大，或绿豆大	治一切阳分衰惫之病证	硫黄原无毒，其毒也即其热也，使少服不令觉热，即于人分毫无损，故不用制熟即可服，亦可常服。宜食前嚼服，服后即以饭压之。若不能嚼服者，为末开水送服亦可，且其力最长，即一日服1次，其热亦可昼夜不歇

（四）治心病方

张锡纯自创治心病方2首，体现养血安神、敛心气补心气、重镇安神、活血化瘀、燥湿化痰、健脾化痰6法。养血安神用龙眼肉；敛心气补心气用酸枣仁、柏子仁、山茱萸；重镇安神用生龙骨、生牡蛎、生代赭石；活血化瘀用生明乳香、生明没药；燥湿化痰用半夏；健脾化痰用茯苓（表5）。

表5 治心病方一览表

方剂	组成	主治	配伍特点
定心汤	龙眼肉、酸枣仁、山茱萸、柏子仁、生龙骨、生牡蛎、生明乳香、生明没药	治心虚怔忡	龙眼肉配酸枣仁、柏子仁，补心血敛心气；龙骨配牡蛎，入肝以安魂，入肺以定魄；山茱萸配龙骨、牡蛎，大能收敛心气之耗散，并三焦之气化亦可因之团聚；乳香配没药，活血通脉，使龙眼肉补而不滞
安魂汤	龙眼肉、酸枣仁、生龙骨、生牡蛎、清半夏、茯苓片、生代赭石	治心中气血虚损，兼心下停有痰饮，致惊悸不眠	龙眼肉配酸枣仁，补心血，敛心气；龙骨配牡蛎，安魂魄；半夏配茯苓，清痰饮；代赭石导引心阳下潜，使之归藏于阴，以成安魂助眠之功

（五）治肺病方

张锡纯自创治肺病方5首，体现补气、养阴、清热、止咳平喘、活血

化瘀、通利肺窍、安敛肺叶 7 法。补气用生黄芪；养阴用净蜂蜜、生怀山
药、生地黄、知母、玄参、沙参；清热用石膏；凉血散热用鲜茅根；止咳
平喘用粉甘草、川贝母、牛蒡子、桑叶、苏子；活血化瘀用生明乳香、生
明没药、三七、丹参；通利肺窍用硼砂；安敛肺叶用儿茶（表 6）。

表 6　治肺病方一览表

方剂	组成	主治	配伍特点
黄芪膏	生黄芪、生石膏、净蜂蜜、粉甘草、生怀山药、鲜茅根	治肺有劳病，薄受风寒即喘嗽，冬时益甚者	生黄芪配山药、鲜茅根，补肺肾之阴阳以通肺之窍；石膏配黄芪、鲜茅根，凉调黄芪之热，其散助鲜茅根之通；甘草配蜂蜜，益脾生金，清肺润肺，利痰宁嗽；鲜茅根导引肝木之气入肺以宣散之
清金益气汤	生黄芪、生地黄、知母、粉甘草、玄参、沙参、川贝母、牛蒡子	治尪羸少气，劳热咳嗽，肺痿失音，频吐痰涎，一切肺金虚损之病证	生黄芪配玄参、沙参、生地黄，补肺之气阴，清肺热；黄芪补肺金生水，防木旺侮金；牛蒡子配川贝母、甘草，清肺止咳，健脾益气化痰
清金解毒汤	生明乳香、生明没药、粉甘草、生黄芪、玄参、沙参、牛蒡子、贝母、知母、三七	肺脏损烂，或将成肺痈，或咳嗽吐脓血者；又兼治肺结核	生黄芪配玄参、沙参、知母，益气养阴清肺；牛蒡子配贝母、甘草，清肺止咳，健脾益气化痰；乳香配没药、三七、甘草，化瘀止痛，止血解毒
安肺宁嗽丸	嫩桑叶、儿茶、硼砂、苏子、粉甘草，蜂蜜为丸	肺郁痰火或阴虚肺热所致之咳嗽；兼治肺结核	桑叶、苏子配甘草、蜂蜜，宣降肺气定喘，益土生金，润肺清燥，治嗽甚效；硼砂凉滑，通利肺窍；儿茶凉涩，能安敛肺叶
清凉华盖饮	甘草、生明没药、丹参、知母	肺中腐烂，浸成肺痈，时吐脓血，胸中隐隐作疼，或旁连胁下亦疼者	甘草配没药、丹参、知母，解毒、化瘀、清肺热

（六）治呕吐方

张锡纯自创治呕吐方2首，体现重镇降逆、和胃化痰止呕、清肝热、健脾益气4法。重镇降逆用生代赭石；和胃化痰止呕用半夏、生姜、吴茱萸；清肝热用青黛、龙胆草、生杭芍；健脾益气用野台参、生山药，体现了注重肝胃、平调寒热的治疗思想（表7）。

表7 治呕吐方一览表

方剂	组成	主治	配伍特点
镇逆汤	生代赭石、青黛、清半夏、生杭芍、龙胆草、吴茱萸、生姜、野台参	治呕吐，因胃气上逆，胆火上冲者	生代赭石配清半夏、生姜、吴茱萸，和胃降逆，酸收止呕；青黛、龙胆草配生杭芍，清肝胆热兼滋阴敛肝；野台参健脾益气，防肝胆热伤脾。该方寒温并用，姜、萸均为去性取用
薯蓣半夏粥	生山药、清半夏	治胃气上逆，冲气上冲，以致呕吐不止，闻药气则呕吐益甚，诸药皆不能下咽者	生山药平补肺脾肾之气阴，清半夏燥湿化痰，和胃止呕。该方寒热之证均可适用。有热，可加柿霜代砂糖；凉者，用粥送服干姜细末半钱许。本品因口感适宜，故男女老少均可服用；尤其是闻药气则呕吐益甚，诸药皆不能下咽者，更佳

（七）治膈食方

张锡纯自创治膈食方1首，体现降胃、益气养阴、润肠通便3法。降胃用代赭石、半夏；益气养阴用人参、知母、天冬、柿霜饼；润肠通便用当归、肉苁蓉（表8）。

表8 治膈食方一览表

方剂	组成	主治	配伍特点
参赭培气汤	潞党参、天冬、生代赭石、清半夏、淡苁蓉、知母、当归身、柿霜饼（服药后含化，徐徐咽之）	治膈食	重用代赭石、半夏，配人参，大补中气，降胃安冲；知母配天冬、当归、柿霜饼，清热润燥，生津生血；肉苁蓉与当归、代赭石并用，其润便通结之功甚效

（八）治吐衄方

张锡纯自创治吐衄病11首，体现重镇降逆、降气、清肝热、清肺热、清胃热、益气、养阴、化瘀止血、降胃止血、凉血化瘀止血、收敛止血11法，体现治吐衄先降肺胃冲气而不独止血的治疗思想。重镇降逆用生代赭石；降气用瓜蒌仁、牛蒡子、半夏、竹茹、生姜、干姜、川厚朴；清肝热用生杭芍；清肺热用牛蒡子、知母；清胃热用大黄、鸦胆子；益气用白术、生山药、野台参；养阴用山茱萸、生山药、生地黄、生芡实；化瘀止血用三七、花蕊石、血余炭；降胃止血用大黄配肉桂，寒温并用；凉血化瘀止血用鲜茅根配鲜藕、大蓟、小蓟；收敛止血用龙骨、牡蛎、山茱萸（表9）。

表9 治吐衄方一览表

方剂	组成	主治	配伍特点
寒降汤	生代赭石、清半夏、瓜蒌仁、生杭芍、竹茹、牛蒡子、粉甘草	治吐血、衄血，脉洪滑而长或上入鱼际	生代赭石配清半夏、竹茹，寒降胃气，和冲气；瓜蒌仁配牛蒡子，化痰，寒降肺气；生杭芍滋阴清肝热。全方共奏降气清气之功，治吐血、衄血
温降汤	白术、清半夏、生山药、干姜、生代赭石、生杭芍、川厚朴、生姜	治吐衄，脉虚濡而迟，饮食停滞胃口，不能消化	生代赭石配清半夏、生姜、干姜，温降和胃；川厚朴配生杭芍，降气降肝气；白术配生山药，健脾益气阴

方剂	组成	主治	配伍特点
清降汤	生山药、清半夏、山茱萸、生代赭石、牛蒡子、生杭芍、甘草	阴分亏作热，不能纳气作喘；冲气虚而上干，呃逆，眩晕；心血虚甚，怔忡，惊悸不寐；或咳逆；或自汗诸虚证	生代赭石配清半夏、牛蒡子，清降肺胃；生杭芍、甘草酸甘化阴，合生山药、山茱萸，滋养肝胃之阴
保元寒降汤	生山药、野台参、生代赭石、知母、大生地、生杭芍、牛蒡子、三七	治吐血过多，气分虚甚，喘促咳逆，血脱而气亦将脱；其脉上盛下虚，上焦兼烦热者	生山药配野台参，大补元气以滋阴；知母配大生地、生杭芍，甘寒泻相火；生代赭石配牛蒡子，寒降肺胃火；三七化瘀止血
保元清降汤	野台参、生代赭石、生芡实、生山药、生杭芍、牛蒡子、甘草	治吐衄证，其人下元虚损，中气衰惫，冲气胃气因虚上逆，其脉弦而硬急，转似有力者	生山药配野台参、生芡实，补肾固肾；生杭芍配甘草，酸甘化阴；生代赭石配牛蒡子，清降肝胃肺火
秘红丹	川大黄、油肉桂、生代赭石	治肝郁多怒，胃郁气逆，致吐血、衄血及吐衄之证，屡服他药不效者，无论因凉因热，服之皆有捷效	大黄配肉桂，寒热相济，性归和平，降胃止血平肝；生代赭石重坠，力专下行，降胃气
二仙饮	鲜茅根、鲜藕	治虚劳证，痰中带血	鲜茅根配鲜藕，滋阴凉血，化瘀止血；茅根善清虚热而不伤脾胃，藕善化瘀血而兼滋新血，合用之为涵养真阴之妙品

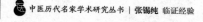
续表

方剂	组成	主治	配伍特点
三仙饮	即前方加鲜小蓟根二两	治同前证兼有虚热者	大蓟、小蓟皆能清血分之热，以止血热之妄行，而小蓟尤胜
化血丹	花蕊石、三七、血余炭	治咳血，兼治吐衄，理瘀血及二便下血	三七配花蕊石，止血化血之圣药，化瘀血而不伤新血；血余炭化瘀止血，补血之功胜于三七、花蕊石
补络补管汤	生龙骨、生牡蛎、山茱萸、三七	治咳血吐血，久不愈者	龙骨、牡蛎、山茱萸性皆收涩，又兼具开通之力，故补肺胃络，止血不留瘀
化瘀理膈丹	三七、鸦胆子	治力小任重，努力太过，血瘀膈上，短气；吐血未愈，多服补药或凉药或炭药，皆宜服此药化之	三七配鸦胆子，化瘀破滞

（九）治消渴方

张锡纯自创治消渴方2首，体现益气升阳、养阴、清热、以脏补脏4法。益气升阳用黄芪配葛根；养阴用生山药、知母、天花粉、生地黄、山茱萸、五味子、天花粉；清热用知母；以脏补脏用鸡内金、生猪胰子（表10）。

表10　治消渴方一览表

方剂	组成	主治	配伍特点
玉液汤	生山药、生黄芪、知母、生鸡内金、葛根、五味子、天花粉	治消渴	黄芪配葛根，能升补元气；山药配知母、天花粉，大滋真阴，使阳升阴应，云行雨施；鸡内金助脾胃强健，化饮食中糖质为津液
滋膵饮	生黄芪、生地黄、生怀山药、山茱萸、生猪胰子	治消渴	黄芪配生地黄，能补脾肺肾中之气阴，上潮以润肺；生山药配山茱萸，以补脾肺肾，封固肾关，止渴润肺；猪胰子以脏补脏

（十）治癃闭方

张锡纯自创治癃闭方9首，体现燮理下焦阴阳、斡旋中焦气机升降、升举上焦大气、调和营卫以利尿的治疗思想。治法有行滞利尿、滋阴利尿、大补元气、养血和血、滋阴潜阳、清泻相火、温阳祛湿、补气升阳、健脾化积、升降气机、调和营卫、温通利尿12法。行滞利尿用地肤子、威灵仙；滋阴利尿用滑石、白芍、白茅根；大补元气用野台参、人参；养血和血用当归；滋阴潜阳用麦冬、熟地黄、龟甲；清泻相火用知母、黄柏；温阳祛湿用茯苓、桂枝、白术、甘草、干姜、附子；补气升阳用生黄芪、升麻、柴胡；健脾化积用鸡内金配白术、白茅根；升降气机用柴胡、陈皮、白茅根；调和营卫用芍药配生姜；温通利尿，用椒目配茴香，或配威灵仙（表11）。

表11　治癃闭方一览表

方剂	组成	主治	配伍特点
宣阳汤	野台参、威灵仙、寸麦冬、地肤子	治阳分虚损，气弱不能宣通，致小便不利	野台参配麦冬，大补元气，并济参之热；威灵仙利尿通便，以行参之滞；地肤子通利小便，为向导药
济阴汤	熟地黄、生龟甲、生杭芍、地肤子	治阴分虚损，血亏不能濡润，致小便不利	熟地黄配龟甲，滋阴潜阳以助熟地黄之润；芍药滋阴利尿，以行熟地黄之滞；少加地肤子利尿，为向导药
白茅根汤	白茅根一斤，掘取鲜者，去净皮与节间小根，细切	治阴虚不能化阳，小便不利，或有湿热壅滞，以致小便不利，积成水肿	白茅根鲜者，煮稠汁饮之，性微凉，味甘淡。凉能祛实火，甘清虚热；其淡利小便，又宣通脏腑，畅达经络，兼治外感之热，利周身之水
温通汤	椒目、小茴香、威灵仙	治下焦受寒，小便不通	椒目配茴香，滑而温，香而热者，散凝寒，通窍络；威灵仙温窜，化三焦凝滞以达尿管

续表

方剂	组成	主治	配伍特点
加味苓桂术甘汤	白术、桂枝尖、茯苓片、甘草、干姜、人参、乌附子、威灵仙	治水肿小便不利，其脉沉迟无力，自觉寒凉者	苓桂术甘汤助上焦之阳，甘草配茯苓能泻湿满；人参协同甘草、干姜，助中焦之阳；人参配附子、桂枝，助下焦之阳；威灵仙与人参并用，治气虚小便不利，又运化术、草之补力
寒通汤	滑石、生杭芍、知母、黄柏	治下焦蕴蓄实热，膀胱肿胀，溺管闭塞，小便滴沥不通	滑石配生杭芍，滋阴清热利尿；知母配黄柏，清热泻火，滋阴润燥，共奏滋阴利尿通淋之效
升麻黄芪汤	生黄芪、当归、升麻、柴胡	治气虚清阳不升而致小便淋涩不通之证	生黄芪配当归，补气养血，阴中求阳；升麻配柴胡，升阳明、少阳之气。全方共奏补气升阳、浊阴自降之效
鸡胵汤	生鸡内金、白术、生杭芍、柴胡、广陈皮、生姜	治气郁成鼓胀，兼治脾胃虚而且郁，饮食不能运化	鸡内金配白术健补脾胃，善化有形瘀积；鸡内金配柴胡、陈皮，一升一降，消肠胃中饮食瘀积；芍药配生姜，善利小便，调和营卫，使周身之气化流通
鸡胵茅根汤	生鸡内金、生白术、鲜白茅根	治水臌气臌并病，兼治单腹胀，以及单水鼓胀，单气鼓胀	鸡内金配白茅根，健胃，化瘀积，利水理气；鸡内金配白术，健补脾胃，化瘀消积

（十一）治淋浊方

张锡纯自创治淋浊方 15 首，体现滋阴、补气、养血、止血、清热解毒、清热祛湿、利尿通淋、止痛、收敛、化石、升提、温阳、疏肝散风寒 13 法。滋阴用生山药、芡实、地黄、知母；补气用党参、生黄芪、桑寄生；养血用当归；止血用茜草、三七化瘀止血，阿胶补血止血，小蓟凉血止血；清热解毒用白头翁、鸦胆子、朱砂、金银花、甘草梢、牛蒡子；清热祛湿用海金沙、石韦；利尿通淋用芍药、丈菊子、车前子、骨湃波；止痛用生明乳香、生明没药；收敛用五倍子、龙骨、牡蛎、海螵蛸；化石用鸡内金和硼砂；升提用柴胡；温阳用小茴香、椒目；疏肝散风寒用桂枝尖（表12）。

表12 治淋浊方一览表

方剂	组成	主治	配伍特点
理血汤	生山药、生龙骨、生牡蛎、海螵蛸、茜草、生杭芍、白头翁、真阿胶	治血淋及溺血、大便下血，证之由于热者	山药配阿胶，以补肾脏之虚；白头翁清肾脏之热；茜草配海螵蛸，化凝滞固滑脱；龙骨配牡蛎，固其滑脱而兼化凝滞；生杭芍利小便，兼滋阴清热
膏淋汤	生山药、生芡实、生龙骨、生牡蛎、生地黄、潞党参、生杭芍	治膏淋	山药配芡实，补虚收摄；龙骨配牡蛎，以固其脱兼化滞；生地黄配生杭芍，清热利便；潞党参总提气化而斡旋之
气淋汤	生黄芪、知母、生杭芍、柴胡、生明乳香、生明没药	治气淋	生黄芪配柴胡，升补气化，疏肝解郁；知母、生杭芍滋阴清热利便，流通气化；生明乳香、生明没药理气化瘀止痛
劳淋汤	生山药、生芡实、知母、真阿胶、生杭芍	治劳淋	山药配芡实，补阴兼收摄；知母、生杭芍滋阴清热利便，流通气化；真阿胶滋阴养血止血
砂淋丸	黄色生鸡内金、生黄芪、知母、生杭芍、硼砂、朴硝、硝石	治砂淋、石淋	鸡内金消化砂石；硼砂善治骨鲠，故亦善消硬物，化七十二种石；加黄芪，补气助运化药力；黄芪配知母、生杭芍，补而不热，以解热滋阴；生杭芍善引药至膀胱
寒淋汤	生山药、小茴香、当归、生杭芍、椒目	治寒淋	生山药配生杭芍，滋肾阴通淋；小茴香配椒目，温下焦，利尿通淋；当归养血活血，防温燥伤阴

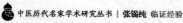

续表

方剂	组成	主治	配伍特点
秘真丸	五倍子、粉甘草	治诸淋证已愈，因淋久气化不固，遗精白浊者	五倍子配粉甘草，酸涩甘寒，降火，固精，补气，解毒
毒淋汤	金银花、海金沙、石韦、牛蒡子、甘草梢、生杭芍、三七、鸦胆子	治花柳毒淋，疼痛异常，或兼白浊，或兼溺血	金银花合甘草梢、鸦胆子，清热化瘀解毒；海金沙合石韦，利湿清热通淋；牛蒡子配生杭芍，泻肺利肠，滋阴利尿；生杭芍合甘草，酸甘化阴，缓急止痛；三七化瘀止痛
清毒二仙丹	丈菊子、鸦胆子	治花柳毒淋，无论初起、日久，凡有热者，服之皆效	丈菊俗名向日葵，其花善催生，子善治淋；鸦胆子解毒通淋
鲜小蓟根汤	鲜小蓟根	治花柳毒淋，兼血淋者	小蓟根，清热凉血止血
朱砂骨湃波丸	朱砂、骨湃波，以熟麦粉为丸	花柳毒淋，久不愈者	骨湃波，决明科树中树脂，最善治毒淋；朱砂凉而解毒，合用善治毒淋
澄化汤	生山药、生龙骨、牡蛎、牛蒡子、生杭芍、粉甘草、生车前子	治小便频数，遗精白浊，或兼疼涩，其脉弦数无力；或咳嗽，或自汗，或阴虚作热	生山药配生杭芍、粉甘草、生车前子，滋肾阴，利尿通淋，清热；生龙骨配牡蛎，滋阴潜阳，收敛固摄兼通滞；牛蒡子清热滑肠通淋

方剂	组成	主治	配伍特点
清肾汤	知母、黄柏、生龙骨、生牡蛎、海螵蛸、茜草、生杭芍、生山药、泽泻	治小便频数疼涩，遗精白浊，脉洪滑有力，确系实热者	知母配黄柏，善泻相火；生龙骨配生牡蛎，收敛固摄，兼具开通之力，兼重镇安神，潜阳补阴，软坚散结；海螵蛸合茜草，收敛止血，涩精止带，清热活血凉血；生杭芍滋阴利尿；生山药补肾阴利尿，补肾气摄尿；泽泻利水渗湿，泄热
舒和汤	桂枝尖、生黄芪、续断、桑寄生、知母	治小便遗精白浊，因受风寒者，其脉弦而长，左脉尤甚	生黄芪配知母，补肺气而不热，以达金克木；续断配桑寄生，补肾气以滋水涵木；桂枝尖疏肝散风寒

（十二）治痢方

张锡纯自创治痢方7首，体现泻肝、行气化滞、活血化瘀、止痛、温阳祛寒、补气养阴、解毒泄热、清湿热、清热凉血止血9法。泻肝常用生杭芍；行气化滞常用莱菔子；活血化瘀常用当归、山楂、三七；止痛常用生杭芍配甘草酸甘化阴、缓急止痛，三七化瘀止痛；温阳祛寒常用肉桂、生姜；补气养阴常用山药、人参；解毒泄热常用金银花、鸦胆子、牛蒡子、甘草、白头翁、秦皮、石膏；清湿热用滑石、黄连；清热凉血止血用生地榆（表13）。

表 13 治痢方一览表

方剂	组成	主治	配伍特色
化滞汤	生杭芍、当归、山楂、莱菔子、甘草、生姜	治下痢赤白，腹疼，里急后重初起者	生杭芍以泄肝之热，甘草以缓肝之急，莱菔子以开气分之滞，当归、山楂以化血分之滞；生姜与生杭芍并用，又善调寒热之互相凝滞；当归之汁液最滑，痢患滞下而以当归滑之
燮理汤	生山药、金银花、生杭芍、牛蒡子、甘草、黄连、肉桂	治下痢服前药未痊愈者；若下痢已数日，亦可直接服此汤；又治噤口痢	黄连以治其火，肉桂以治其寒；生杭芍亦燮理阴阳之妙品，且生杭芍能泻肝胆之火；山药滋脏腑之真阴，又收涩，更能固下焦之气化；生杭芍善利小便，牛蒡子能通大便；金银花与甘草同用，善解热毒，可预防肠中之溃烂
解毒生化丹	金银花、生杭芍、粉甘草、三七、鸦胆子	治痢久郁热生毒，肠中腐烂，时时切疼、后重；所下多似烂炙，且有腐败之臭	金银花配鸦胆子，清热解毒；生杭芍配粉甘草，缓急止痛；三七化瘀止痛
天水涤肠汤	生山药、滑石、生杭芍、潞党参、白头翁、粉甘草	治久痢不愈，肠中浸至腐烂，时时切疼，身体因病久羸弱者	生山药配合潞党参，补脾肾气阴；滑石配甘草，清热利尿；生杭芍配甘草，酸甘化阴，缓急止痛；白头翁配粉甘草，清热解毒
通变白头翁汤	生山药、白头翁、秦皮、生地榆、生杭芍、甘草、旱三七、鸦胆子	治热痢下重腹疼，以及患痢之人，从前曾有鸦片之嗜好者	生山药健脾补肾，滋阴益气，兼收涩大便；白头翁、秦皮清热解毒；生地榆清热凉血止血；生杭芍配甘草，酸甘化阴，缓急止痛，善除里急后重；旱三七配鸦胆子，化瘀止血，清热解毒

续表

方剂	组成	主治	配伍特色
三宝粥	生山药、三七、鸦胆子	治痢久，脓血腥臭，肠中欲腐，兼下焦虚惫，气虚滑脱者	生山药健脾补肾，三七化瘀止血，鸦胆子清热解毒。诸药合用，补助正气，清热解毒，凉血止血，止痢
通变白虎加人参汤	生石膏、生杭芍、生山药、人参、甘草	治下痢，或赤，或白，或赤白参半，下重腹疼，周身发热，服凉药而热不休，脉象确有实热者	此方即白虎加人参汤，以生杭芍代知母，以山药代粳米。人参配石膏，使深陷之邪徐徐上升外散；生杭芍配甘草，理下重腹疼；山药滋阴固下

（十三）治燥结方

张锡纯自创治燥结方 2 首，另外还有通结用葱白熨法，体现软坚通结、化痰导滞、降胃气、降水气、寒温并用、温阳外熨法 6 法。软坚通结用朴硝；化痰导滞用鲜莱菔；降胃气用代赭石、干姜；降水气用甘遂；寒温并用常用干姜、朴硝开寒火之凝滞；温阳外熨法常用葱白配米醋（表 14）。

表 14　治燥结方一览表

方剂（方法）	组成	主治	配伍特色
硝菔通结汤	净朴硝、鲜莱菔	治大便燥结久不通，身体兼羸弱者	朴硝软坚通结，鲜莱菔化痰导滞，同煎数次，朴硝之咸被莱菔提出，莱菔之汁浆，与朴硝融化
赭遂攻结汤	生代赭石、朴硝、干姜、甘遂	治宿食结于肠间，不能下行，大便多日不通。其证或因饮食过度，或因恣食生冷，或因寒火凝结，或因呕吐既久，胃气、冲气皆上逆而不下降	甘遂辛窜之性，引胃中之水直达燥结之处；朴硝因水气流通，乃得大施其软坚之力，顺流而下；代赭石镇逆，干姜之降逆，协力下行，以参赞甘遂成功；且干姜性热，朴硝性寒，二药并用，善开寒火之凝滞

方剂（方法）	组成	主治	配伍特色
通结用葱白熨法	大葱白、干米醋	治宿食结于肠间，不能下行，大便多日不通。其证或因饮食过度，或因恣食生冷，或因寒火凝结，或因呕吐既久，胃气、冲气皆上逆不下降	葱白温阳开窍，米醋软坚通其大便，外熨内攻

（十四）治泄泻方

张锡纯自创治泄泻方 7 首，体现健脾祛湿、益气养血、温胃、消食、滋阴、清湿热、温阳 7 法。健脾祛湿用白术；益气养血用熟枣肉、粉甘草；温胃用干姜；消食用鸡内金；滋阴用山药、鸡子黄；清湿热用滑石；温阳用补骨脂、吴茱萸、肉豆蔻、花椒、硫黄（表 15）。

表 15　治泄泻方一览表

方剂	组成	主治	配伍特色
益脾饼	白术、干姜、鸡内金、熟枣肉	治脾胃湿寒，饮食减少，常作泄泻，完谷不化	白术健脾祛湿，干姜温胃止呕，鸡内金健脾消食，熟枣肉益气养血。诸药合用，健脾益气，止泻消食
扶中汤	白术、生山药、龙眼肉	治泄泻久不止，气血俱虚，身体羸弱，将成痨瘵之候	龙眼肉味甘能补脾，气香能醒脾，为脾家要药；且心为脾母，龙眼肉色赤入心，又能补益心脏，俾母旺自能荫子
薯蓣粥	生怀山药	治阴虚劳热，或喘，或嗽，或大便滑泻，小便不利，一切羸弱虚损之证	山药脾肾双补，在上能清，在下能固，利小便而止大便；又为寻常服食之物，以之作粥，少加砂糖调和，小儿必喜食

方剂	组成	主治	配伍特色
薯蓣鸡子黄粥	生怀山药、熟鸡子黄	治泄泻久而肠滑不固者	鸡子黄有滋阴、固摄大肠之功，且较鸡子白易于消化；薯蓣健脾止泻
薯蓣苤苢粥	生山药、生车前子	治阴虚肾燥，小便不利，大便滑泄，兼治虚劳有痰作嗽	山药能固大便，而阴虚小便不利者服之，又能利小便；车前子能利小便，而性兼滋阴，助山药以止大便。二药皆汁浆稠黏，同作粥服之，能留恋肠胃，是以效也
加味天水散	生山药、滑石、粉甘草	治暑日泄泻不止，肌肤烧热，心中燥渴，小便不利，或兼喘促	天水散可清溽暑之热；而甘草分量三倍于原方，与滑石之至淡者相济，又能清阴虚之热；又重用山药，大滋真阴，大固元气
加味四神丸	补骨脂、吴茱萸、五味子、肉豆蔻、花椒、生硫黄、大枣、生姜	治黎明腹疼泄泻	补骨脂补命门火；吴茱萸温补肝胆；肉豆蔻辛温，以暖补脾胃；姜、枣同煎，而丸以枣肉，使辛甘化合，自能引下焦之阳，以达于中焦；加花椒、硫黄之大补元阳

（十五）治痰饮方

张锡纯自创治痰饮方5首，另外还有治痰点天突穴法，并附捏结喉法、明矾汤、麝香香油灌法，体现温阳化痰、健脾化痰、燥湿化痰、滋阴利尿、降胃敛冲、滋阴补肾、镇心潜阳、清化痰热、健脾消食、补心、化痰开窍、滋阴通便12法。温阳化痰用桂枝、干姜；健脾化痰用白术、茯苓、橘红、陈皮、甘草；燥湿化痰用厚朴、半夏、白矾；滋阴利尿用白芍；降胃敛冲用半夏、代赭石、芡实；滋阴补肾用芝麻、柏子仁、芡实；镇心潜阳用龙骨、牡蛎；清化痰热用朴硝；健脾消食用生鸡内金；补心用白面；化痰开窍用麝香；滋阴通便用香油（表16）。

表16　治痰饮方一览表

方剂（方法）	组成	主治	配伍特点
理饮汤	白术、干姜、桂枝尖、炙甘草、茯苓片、生杭芍、橘红、川厚朴	治心肺阳虚所致短气，喘促，咳吐黏涎；心肺之阳不能畅舒，转郁而作热者	桂枝、干姜以助心肺之阳，而宣通之；白术、茯苓、甘草以理脾胃之湿，而淡渗之；厚朴可使胃中阳通气降，运水谷速于下行；橘红助白术、茯苓、甘草以利痰饮；白芍其用有四：平者主降，制虚火之浮游，滋肝胆之阴、预防肝胆之热，善利小便
理痰汤	生芡实、清半夏、黑芝麻、柏子仁、生杭芍、陈皮、茯苓片	治短气，喘促咳逆，不寐，哕呃，肢体麻木，或偏枯，俯仰不利，牵引作疼；眩晕，不能坐立	半夏为君，以降冲胃之逆；重用芡实，以收敛冲气，更以收敛肾气；芝麻、柏子仁润半夏之燥，兼能助芡实补肾；生杭芍、茯苓，一滋阴以利小便，一淡渗以利小便；陈皮行气之力，佐半夏以降逆气，并行芡实、芝麻、柏子仁之滞腻
龙蚝理痰汤	清半夏、生龙骨、生牡蛎、生代赭石、朴硝、黑芝麻、柏子仁、生杭芍、陈皮、茯苓	思虑生痰，因痰生热，神志不宁	此方即理痰汤以龙骨、牡蛎代芡实，又加代赭石、朴硝，旨在加重镇心潜阳、清降痰热之力；用芡实，犹恐痰涎过盛，消之不能尽消，故又加代赭石、朴硝以引之下行
健脾化痰丸	生白术、生鸡内金	脾胃虚弱，运化失常而生痰	生白术健脾益气，生鸡内金消食健胃

方剂（方法）	组成	主治	配伍特点
期颐饼	生芡实、生鸡内金、白面、白砂糖	治老人气虚，不能行痰，致痰气郁结，胸次满闷，胁下作疼。凡气虚痰盛之人，服之皆效，兼治疝气	鸡内金补助脾胃，大能运化饮食，消磨瘀积，食化积消，痰涎自除；芡实大能敛冲固气，统摄下焦气化，治老人下焦虚惫，气化不摄，痰涎随冲气上泛；麦面与之同用，补心兼补肾，使心肾相济，水火调和，痰气自平
治痰点天突穴法（附捏结喉法、明矾汤、麝香香油法）	以手点天突穴，捏结喉；明矾汤：生白矾二钱，化水饮；麝香香油灌法：香油二两炖热，调麝香一分灌之	点天突穴以治痰厥；若有寒痰杜塞，必兼用点天突穴，捏结喉法，方能挽救。明矾汤治痰热，急证用之，诚有捷效。中风不醒、痰厥不醒者，麝香香油灌之	当气塞不通时，以手点天突穴，其气即通；捏结喉，必痒嗽吐痰后，其气乃通，故二法宜相辅并用 白矾汤：白矾外用解毒杀虫、燥湿止痒，内用止血、止泻、化痰 麝香香油灌法：麝香化痰开窍，香油清热滋阴润肠

（十六）治癫狂方

张锡纯自创治癫狂方 3 首，体现清化痰热、降胃化痰、理气疏肝、攻逐水饮、滋养心肝、化痰开窍、镇静安神、疏肝清热 8 法。清化痰热用大黄、朴硝；降胃化痰用代赭石、半夏；理气疏肝用郁金；攻逐水饮用甘遂；滋养心肝用龙眼肉、柏子仁、天冬；化痰开窍用远志、石菖蒲；镇静安神用朱砂、铁锈水；疏肝清热用生麦芽、甘松（表 17）。

表 17　治癫狂方一览表

方剂	组成	主治	配伍特点
荡痰汤	生代赭石、大黄、朴硝、清半夏、郁金	治癫狂失心，脉滑实者	大黄、朴硝降痰热于上，使从大肠出，并有化瘀软坚清热之功，并助代赭石敛神入阴；半夏燥湿化痰，郁金疏肝解郁。诸药合用，有理气化痰、清热敛神之功
荡痰加甘遂汤	荡痰汤加甘遂末	治癫狂失心，脉滑实，顽痰凝结之甚者，非其证大实不可轻投	代赭石摄引痰火下行，使窍络皆通，心脑相助，神明自复；代赭石镇甘遂，使之下行，不至作呕；甘遂性猛烈走窜，为下水之圣药
调气养神汤	龙眼肉、柏子仁、生龙骨、生牡蛎、远志、生地黄、天冬、甘松、生麦芽、石菖蒲、甘草、镜面朱砂，磨取铁锈浓水煎药	治其人思虑过度，伤其神明；或更因思虑过度，暗生内热；其心肝之血，消耗日甚，致心火肝气上冲头部，扰乱神明	龙眼肉补心之气血，柏子仁多善养肝兼镇肝；天冬清心宁神，开燥痰；远志、石菖蒲开心窍，利痰涎，且通神明；朱砂、铁锈水，镇安心神，定心平肝；生麦芽善疏肝气；甘松清热、开瘀、逐痹

（十七）治大气下陷方

张锡纯自创治大气下陷方 4 首，体现补气、升气、清热、温阳、养血、滋阴、利尿、疏肝、活血、固摄、补肾 11 法。补气用生黄芪、白术；升气用柴胡、桔梗、升麻，升补肝气用黄芪、桑寄生、续断；清热用知母；温阳用桂枝、干姜、甘草；养血用当归；滋阴用山茱萸；利尿用萆薢；疏肝用桂枝尖、柴胡；活血用乳香、没药；固摄用山茱萸、龙骨、牡蛎；补肾用桑寄生、川续断、山茱萸（表 18）。

表 18　治大气下陷方一览表

方剂	组成	主治	配伍特点
升陷汤	生黄芪、知母、柴胡、桔梗、升麻	治胸中大气下陷,气短不足以息;或气息将停,危在顷刻;或寒热往来;或咽干作渴;或满闷怔忡;或神昏健忘	黄芪补气升气,以知母之凉润济之;柴胡自左上升少阳之气,升麻自右上升阳明之气;桔梗载诸药之力上达胸中,为舟楫之剂
回阳升陷汤	生黄芪、干姜、当归身、桂枝尖、甘草	治心肺阳虚,大气下陷者,其人心冷、背紧、恶寒,常觉短气	黄芪升补胸中大气;桂枝、甘草辛甘化阳,助心肺阳气;干姜温暖脾肺阳气;当归质润,养血和血,以达"阴中求阳"。诸药合用,补气升气,回阳升陷
理郁升陷汤	生黄芪、知母、当归身、桂枝尖、柴胡、乳香、没药	治胸中大气下陷,又兼气分郁结,经络湮瘀者	黄芪升补胸中大气;知母凉润,制约黄芪之热;柴胡、桂枝疏肝理气开郁;当归养血和血,配柴胡疏肝解郁;乳香、没药疏肝理气,化瘀止痛。诸药合用,以达理郁升陷之功效
醒脾升陷汤	生黄芪、白术、桑寄生、川续断、山茱萸、龙骨、牡蛎、川草薢、甘草	脾气虚极下陷,小便不禁	方中用黄芪、白术、甘草升补脾气;黄芪同桑寄生、续断,以升补肝气;龙骨、牡蛎、山茱萸、川草薢,固涩小肠,补而不滞。人之胸中大气旺,自能吸摄全身气化,不使下陷,黄芪与桑寄生并用,又为填补大气之要药

（十八）治气血郁滞肢体疼痛方

张锡纯自创治气血郁滞肢体疼痛方 8 首,另外还有热性关节肿疼用阿司匹林法,体现健脾益气、健脾降胃兼燥湿化痰、健脾消食、滋阴清热、疏肝理气、化瘀止痛、温中散寒、行气止痛、清热9法。健脾益气用野台参、生黄芪、白术；健脾降胃兼燥湿化痰用陈皮、川厚朴；健脾消食用生鸡内金；滋阴清热用生杭芍、山茱萸、知母、山药；疏肝理气用桂枝尖、柴胡、麦芽；化瘀止痛用川芎、生明乳香、生明没药、三棱、莪术、当归、丹参；温中散寒用桂枝尖、生姜；行气止痛用川楝子；清热用石膏、阿司匹林、白茅根（表19）。

表19　治气血郁滞肢体疼痛方一览表

方剂（方法）	组成	主治	配伍特点
升降汤	野台参、生黄芪、白术、广陈皮、川厚朴、生鸡内金、知母、生杭芍、桂枝尖、川芎、生姜	肝郁脾弱，胸胁胀满，不能饮食	野台参、生黄芪、白术健脾益气以升脾气；陈皮健脾化痰，生姜和胃温化水饮，与川厚朴理气燥湿化痰合用，以降"脾虚之痰"；生鸡内金消食健胃，治不能饮食；生杭芍滋阴敛肝，桂枝尖疏肝，配合川芎活血行肝气，共达治疗肝郁之效；知母清热养阴，一防补气药助火，二防肝郁化火
培脾舒肝汤	白术、生黄芪、陈皮、川厚朴、桂枝尖、柴胡、生麦芽、生杭芍、生姜	肝气不舒，木郁克土，致脾胃之气不能升降，胸中满闷，时常短气	白术、黄芪补脾胃；桂枝、柴胡助脾气之升；陈皮、厚朴助胃气之降；桂枝、柴胡与麦芽，皆为疏肝之妙品；生杭芍收敛肝胆之气，解黄芪、桂枝之热；生姜辛散温通，浑融肝脾之气
金铃泻肝汤	川楝子、生明乳香、生明没药、三棱、莪术、甘草	胁下焮疼	川楝子清热，行气止痛；生明乳香、生明没药化瘀止痛；三棱、莪术破气破血止痛；甘草调和诸药

方剂（方法）	组成	主治	配伍特点
活络效灵丹	当归、丹参、生明乳香、生明没药	治气血凝滞癥瘕，心腹疼痛，腿疼臂疼，内外疮疡，一切脏腑积聚，经络湮瘀	当归养血活血；丹参养血活血凉血；生明乳香、生明没药活血通络止痛
活络祛寒汤	生黄芪、当归、丹参、桂枝尖、生杭芍、生明乳香、生明没药、生姜	经络受寒，四肢发搐，妇女多有此证	生黄芪补脾肺之气，配合当归养血活血、丹参凉血活血、生杭芍养血柔肝以壮筋肉；桂枝尖温通血脉，祛散风寒，引经到上肢，配合生姜温散寒邪，以驱散经脉中寒邪；生明乳香、生明没药活血化瘀止痛
健运汤	生黄芪、野台参、当归、寸麦冬、知母、生明乳香、生明没药、莪术、三棱	腿疼、臂疼、腰痛，因气虚所致者	生黄芪、野台参补脾肺之气；当归、寸麦冬、知母养血滋阴；生明乳香、生明没药、莪术、三棱活血行气止痛
振中汤	白术、当归身、陈皮、厚朴、生明乳香、生明没药	腿疼、腰疼，饮食减少者	重用白术健补脾胃，脾胃健则气化自能旁达，且白术主风寒湿痹；辅以通活气血之药，当归身养血活血；陈皮、厚朴行气；生明乳香、生明没药化瘀止痛
曲直汤	山茱萸、知母、生明乳香、生明没药、当归、丹参	治肝虚腿疼，左部脉微弱者	山茱萸滋养肝阴；知母滋阴清热；当归、丹参养肝血活血；生明乳香、生明没药行气活血止痛，兼疏肝

方剂（方法）	组成	主治	配伍特点
热性关节肿疼用阿司匹林法	石膏、阿司匹林、白茅根、山药	急性关节肿痛	石膏清气分热；阿司匹林解热镇痛，消炎；白茅根清热利尿，解表透热；山药养阴益气

（十九）治伤寒方

张锡纯自创治伤寒方 6 首，体现疏散风寒，调和营卫，益气固表，宣通营卫，清热养阴，镇心平肝、益肺平喘，化痰止咳平喘，清敛肝阴，清气分热，清阳明热，和解少阳，疏散风热，益气养阴 13 法。疏散风寒用麻黄；调和营卫用桂枝、芍药、干姜、大枣；益气固表用黄芪；宣通营卫用防风；清热养阴用知母；镇心平肝、益肺平喘用龙骨、牡蛎；化痰止咳平喘用清半夏、苏子、牛蒡子、甘草；清敛肝阴用白芍；清气分热用石膏；清阳明热用大黄；和解少阳用柴胡；疏散风热用薄荷；益气养阴用山药、玄参、麦冬（表 20）。

表 20　治伤寒方一览表

方剂	组成	主治	配伍特点
麻黄加知母汤	麻黄、桂枝、甘草、杏仁、知母	伤寒恶寒	麻黄散皮毛风寒；桂枝、甘草辛甘化阳，温肌腠；杏仁降逆定喘；知母清汗出不透内郁之邪
加味桂枝代粥汤	桂枝、白芍、生姜、甘草、大枣、知母、生黄芪、防风	伤寒有汗	桂枝配白芍、生姜配大枣，调和营卫；甘草配桂枝，辛甘化阳，助桂枝调卫；甘草配白芍，酸甘化阴，助桂枝和营；生黄芪补气，以代粥补益之力；防风宣通营卫，以代粥发表之力；知母清热养阴，防黄芪温补化热

续表

方剂	组成	主治	配伍特点
从龙汤	龙骨、牡蛎、生杭芍、清半夏、苏子、牛蒡子	外感痰喘	龙骨镇心安神；牡蛎平肝潜阳，敛魂定魄，敛正气不敛邪气，以达平肝、镇心抑肺、平喘之效；清半夏、苏子、牛蒡子化痰止咳平喘；生杭芍滋阴敛阴，清肝，协助平肝抑肺
馏水石膏饮	生石膏、甘草、麻黄	治胸中先有蕴热，又受外感，胸中烦闷异常，喘息迫促，其脉浮洪有力，按之未实，舌苔白而未黄者	生石膏清胸中热；麻黄散风寒；甘草调和诸药
通变大柴胡汤	柴胡、薄荷、知母、大黄。此方若治伤寒，以防风易薄荷	伤寒温病，表证未罢，大便已实者	柴胡解少阳之邪；大黄攻泄阳明之热；薄荷辛凉解表；知母滋阴清热；防风辛温解表，外散风寒，故可代薄荷
加味越婢加半夏汤	麻黄、石膏、生山药、寸麦冬、清半夏、牛蒡子、玄参、甘草、大枣、生姜	素患劳嗽，因外感袭肺，而劳嗽益甚；或兼喘逆，痰涎壅滞者	用越婢加半夏汤，主治肺胀，咳嗽上气，胸满气喘；由麻黄、石膏、生姜、甘草、大枣、半夏，祛外袭之邪；复加山药、玄参、麦冬、牛蒡子，治其劳嗽

（二十）治温病方

张锡纯自创治温病方 10 首，体现辛凉解表、辛甘寒清热、滋阴清热、敛阴清热、清热利湿、益气养阴、清热利咽平喘、收敛固涩、化瘀止痛、疏肝理气止痛 10 法。辛凉解表用薄荷、蝉蜕、连翘；辛甘寒清热用石膏；

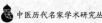

滋阴清热用知母；敛阴清热用白芍；清热利湿用滑石；益气养阴用山药、野台参、熟地黄、甘草；清热利咽平喘用牛蒡子；收敛固涩用酸石榴；化瘀止痛用丹参、没药；疏肝理气止痛用柴胡、川楝子（表 21）。

表 21　治温病方一览表

方剂	组成	主治	配伍特点
清解汤	薄荷叶四钱、蝉蜕三钱、生石膏六钱、甘草一钱五分	温病初起，头疼，周身骨节酸疼，肌肤壮热，背微恶寒，无汗，脉浮滑者	薄荷气味近于冰片，最善透窍；蝉蜕有开破之力，退目翳，消疮疡，辛凉解表；石膏辛甘微寒，虽系石药，实为平和之品；甘草调和诸药
凉解汤	薄荷叶二钱、蝉蜕二钱、生石膏一两、甘草一钱五分	温病，表里俱觉发热，脉洪兼浮者	薄荷最善透窍，透达脏腑筋骨、腠理皮毛；蝉蜕发汗；石膏性微寒凉而能散。凉解汤辛凉解表力量减弱，而清解内热力量加强，故治表里俱觉发热，脉洪兼浮。而清解汤治表热重于里热之证
寒解汤	生石膏、知母、连翘、蝉蜕	周身壮热，心中热而且渴	石膏、知母清胃腑之热；复少用连翘、蝉蜕之善达表者，引胃中化而欲散之热，仍还太阳作汗而解；石膏性凉味微辛，有实热者，单服之即能解
石膏阿司匹林汤	生石膏、阿司匹林	治同前证	生石膏辛甘寒，清热散热；阿司匹林清热镇痛
和解汤	连翘、蝉蜕、生石膏、生杭芍、甘草	温病表里俱热，时有汗出，舌苔白，脉浮滑者	连翘配蝉蜕，辛凉解表；生石膏辛甘寒，清热透表；生杭芍敛阴清热；甘草调和诸药

方剂	组成	主治	配伍特点
宣解汤	滑石、甘草、连翘、蝉蜕、生杭芍	小便赤涩，或小便不利，大便滑泻，兼治湿温初得	滑石配甘草，为六一散，清解湿热，利尿；生杭芍滋阴利尿；连翘、蝉蜕辛凉解表，解毒清热
滋阴宣解汤	滑石、甘草、连翘、蝉蜕、生杭芍、生山药	温病，燥渴多饮，滑泻；燥渴益甚，或喘，或自汗，或小便秘；温疹	滑石性近石膏，能清胃腑之热，淡渗利窍，能清膀胱之热；同甘草生天一之水，又能清阴虚之热；山药大滋真阴，大固元气；用连翘、蝉蜕之善达表者，以解未罢之太阳；且蝉之性，饮而不食，有小便无大便，故其蜕，又能利小便而止大便
滋阴清燥汤	滑石、甘草、生山药、生杭芍	滑泻，或兼喘息，或兼咳嗽，频吐痰涎	此方为滋阴宣解汤去连翘、蝉蜕。因外表已解，故去辛凉解表之连翘、蝉蜕；滑石配甘草，清化湿热痰热从小便而走；生山药配生杭芍，大滋肾阴清肝热，以"滋阴清燥"
滋阴固下汤	生山药、熟地黄、野台参、滑石、生杭芍、甘草、酸石榴	滑泻不止，其人或兼喘逆，或兼咳嗽，或自汗，或心中怔忡	山药健脾益肺止泻；野台参、熟地黄益心气，养肾阴，以固肾司二便；滑石、甘草清热利尿；配伍生杭芍，以养阴利尿，以达"利小便实大便"；酸石榴收敛固摄，或以牡蛎酸涩止泻，代替酸石榴止泻；山茱萸为固摄要药，故可于出汗过多时使用

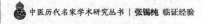

方剂	组成	主治	配伍特点
犹龙汤	连翘、生石膏、蝉蜕、牛蒡子	胸中素蕴实热，又受外感；内热为外感所束，不能发泄，时觉烦躁，或喘，或胸胁疼，其脉洪滑而长者	方中重用连翘解毒清热，辛凉解表；配蝉蜕辛凉解表，去除外感风热；石膏清肺胃之热，兼辛凉透热于外；牛蒡子利咽平喘。诸药合用，解表清热。胸中疼为热壅血瘀，不通则痛，可加丹参、没药活血化瘀止痛；胁下疼者，为邪热阻滞，肝气不疏，不通而痛，可加柴胡、川楝子行气止痛

（二十一）治伤寒温病同用方

　　张锡纯自创治伤寒温病同用方 8 首，体现清阳明热、补脾胃、滋阴清热、和胃化痰降逆、益气养阴、化痰宽胸降肺气、软坚泄下 7 法。清阳明热用石膏、连翘；补脾胃用粳米、粉甘草；滋阴清热用玄参、知母、甘蔗、酸石榴、生鸡子黄；和胃化痰降逆用半夏、竹茹、生代赭石；益气养阴用人参、潞党参、山药；化痰宽胸降肺气用瓜蒌仁、苏子、莱菔子；软坚泄下用芒硝（表 22）。

表 22　治伤寒温病同用方一览表

方剂	组成	主治	配伍特点
仙露汤	生石膏、玄参、连翘、粳米	寒温阳明证，或有时背微恶寒者	石膏辛甘微寒，清解阳明气分热邪；玄参之甘寒，助石膏清解热邪；连翘解阳明在经之热；粳米清和甘缓，辅助发汗
石膏粳米汤	生石膏、生粳米	温病初得，一切感冒初得，身不恶寒而心中发热者	石膏辛甘微寒，清气分热，兼解表透热；粳米甘微温，补益脾胃。二药共用，清解温热，用于温病初期

方剂	组成	主治	配伍特点
镇逆白虎汤	生石膏、知母、清半夏、竹茹粉	伤寒、温病邪传胃腑，燥渴身热，白虎证俱；胃气上逆，心下满闷者	石膏之辛寒，以祛外感之邪；知母之凉润，以滋内耗之阴；半夏、竹茹代之，取二药之降逆，以参赞石膏、知母成功也
白虎加人参以山药代粳米汤	生石膏、知母、人参、生山药、粉甘草	寒温实热已入阳明之腑，燥渴嗜饮凉水，脉象细数者	石膏、知母清解气分之热；人参合生山药补气养阴；粉甘草调和诸药，兼益气解毒
宁嗽定喘饮	生怀山药、甘蔗自然汁、酸石榴自然汁、生鸡子黄	伤寒温病，阳明大热已退，或喘，或嗽	山药健脾补肾益肺，纳气平喘；甘蔗甘寒，大补脾胃阴津，清虚热；酸石榴自然汁甘酸寒，增津液，敛肺涩肠，平喘嗽；生鸡子黄大补肾阴
荡胸汤	瓜蒌仁、生代赭石、苏子、芒硝	寒温结胸；兼治疫证结胸	瓜蒌仁化痰宽胸，润肠通便，导胸中痰热从大便而出；苏子降肺气，化痰止咳，下气平喘；生代赭石重镇降胃气；芒硝软坚散结，通大便
一味莱菔子汤	莱菔子	治气虚清阳不升而致小便淋涩不通之证	莱菔子用于饮食停滞，脘腹胀痛，大便秘结，积滞泻痢，痰壅喘咳
镇逆承气汤	芒硝、代赭石、生石膏、潞党参	治寒温阳明腑实，大便燥结	生石膏清解肺胃热邪；潞党参补脾胃之气，使中气足可降下有力；重用代赭石重镇降胃气；芒硝软坚散结，通大便

（二十二）治瘟疫瘟疹方

张锡纯自创治瘟疫瘟疹方 3 首，体现清热解毒、凉血解毒、辛凉透疹、重镇安神、清气分热 5 法。清热解毒用金线重楼、牛黄；凉血解毒用羚羊角、犀角、僵蚕；辛凉透疹用荷叶、石膏、连翘、薄荷、蝉蜕；重镇安神用朱砂；清气分热用生石膏、知母（表 23）。

表 23　治瘟疫瘟疹方一览表

方剂	组成	主治	配伍特点
青盂汤	荷叶、生石膏、真羚羊角、知母、蝉蜕、僵蚕、金线重楼、粉甘草	瘟疫表里俱热，头面肿疼，其肿或连项及胸；亦治阳毒发斑疹	荷叶载清火解毒之药，上至头面，解毒逐秽；金线重楼，一名蚤休，味甘而淡，解毒；羚羊角与犀角，皆性凉而解毒清胃热，犀角消心热，羚羊角善清肝胆之火；石膏配荷叶、连翘，轻清升浮，透发温疫斑疹毒火郁热
护心至宝丹	生石膏、人参、犀角、羚羊角、朱砂、牛黄	瘟疫自肺传心，其人无故自笑，精神恍惚，言语错乱	生石膏清气分热，人参益气养阴，犀角清心胃热毒，羚羊角清肝胃热毒，朱砂重镇安神，牛黄清热解毒
清疹汤	生石膏、知母、羚羊角、金线重楼、薄荷、蝉蜕、僵蚕	小儿出疹，表里俱热，或烦躁引饮，或喉疼声哑，或喘逆咳嗽	生石膏、知母清解气分之热，止渴生津；薄荷、青连翘、蝉蜕辛凉散外热；配合金线重楼，清热解毒，消肿止血；羚羊角、僵蚕凉血清肝热

（二十三）治疟疾方

张锡纯自创治疟疾方 1 首，体现和解少阳、祛太阳之寒、清阳明之热、豁痰截疟、消食、补气、软坚消积、补脾胃 8 法，和解少阳用柴胡；祛太阳之寒用草果、生姜；清阳明之热用黄芩、知母；豁痰截疟用半夏、常山；消食用酒曲；补气用人参；软坚消积用鳖甲；补脾胃用甘草、大枣（表 24）。

表 24　治疟疾方一览表

方剂	组成	主治	配伍特点
加味小柴胡汤	柴胡、黄芩、知母、潞党参、鳖甲、清半夏、常山、草果、甘草、酒曲、生姜、大枣	久疟不愈，脉象弦而无力	柴胡升少阳之邪；草果、生姜以祛太阳之寒；黄芩、知母清阳明之热；半夏、常山豁痰；酒曲以消食；用人参，因其疟久气虚；用鳖甲，因疟久则胁下结有痞积，消其痞积，然后能断疟之根株；甘草、大枣，化常山之猛烈，服之不至瞑眩

（二十四）治霍乱方

张锡纯自创治霍乱方 3 首，体现疏散风寒、辛凉解表、清热解毒、开窍辟秽、益气养阴、敛阴固摄、重镇降逆 7 法。疏散风寒用细辛、香白芷；辛凉解表用薄荷冰；清热解毒用甘草、朱砂；开窍辟秽用冰片；益气养阴用潞党参、山药；敛阴固摄用生杭芍、山茱萸；重镇降逆用代赭石（表 25）。

表 25　治霍乱方一览表

方剂	组成	主治	配伍特点
急救回生丹	朱砂、冰片、薄荷冰、粉甘草	治霍乱吐泻转筋，诸般痧证暴病，头目眩晕，咽喉肿疼，赤痢腹疼，急性淋证	朱砂清热解毒；冰片清热解毒，芳香开窍辟秽；薄荷冰辛凉解表，利咽；粉甘草解毒利咽
卫生防疫宝丹	粉甘草、细辛、香白芷、薄荷冰、冰片、朱砂	治霍乱吐泻转筋，下痢腹疼，一切痧证。平素口含化服，能防一切疠疫传染	细辛散少阴寒止痛，香白芷散阳明寒止痛，薄荷冰辛凉解表利咽，冰片利咽清热，朱砂重镇安神解毒，甘草调和诸药
急救回阳汤	潞党参、生山药、生杭芍、山茱萸、炙甘草、代赭石、朱砂	治霍乱吐泻已极，精神昏昏，气息奄奄，至危之候	潞党参配生山药，益气养阴，生杭芍、山茱萸滋阴敛阴固摄；代赭石重镇和胃降逆；朱砂重镇安神；炙甘草调和诸药

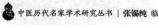

（二十五）治内外中风方

张锡纯自创治内外中风方 8 首，体现祛风、补气、养血、活血止痛、化痰、清热、重镇降逆、滋阴敛阴、温阳、平肝潜阳、护膜原、引血下行、疏肝泻肝、通窍开闭、调养神经 15 法。祛风用防风、秦艽、桂枝散外风，蜈蚣入络搜风；补气用人参、黄芪、白术；养血用当归、龙眼肉；活血止痛用丹参、乳香、没药；化痰用半夏配柿霜饼，半夏以降痰，柿霜以润痰；清热用石膏；重镇降逆用代赭石；滋阴敛阴用生怀山药、熟地黄、山茱萸、生杭芍、玄参、天冬、柏子仁、铁锈浓水；温阳用乌附子、鹿角胶；平肝潜阳用牡蛎、龙骨、龟甲；护膜原用黄蜡、白矾；引血下行用怀牛膝；疏肝泻肝用茵陈、麦芽、川楝子；通窍开闭用麝香、梅片；调养神经用甘松、制马钱子（表 26）。

表 26　治内外中风方一览表

方剂	组成	主治	配伍特点
搜风汤	防风、真辽人参、清半夏、生石膏、僵蚕、柿霜饼、麝香	中风	重用防风，以麝香为引，深入脏腑以搜风；用人参大补元气，扶正即以逐风外出；用石膏清风蕴脏腑之内热，防人参补气助阳生热；僵蚕因风而僵，与风为同类，故善引祛风之药至于病所；用半夏配柿霜饼，半夏以降痰，柿霜饼以润，痰涎自息
熄风汤	人参、代赭石、熟地黄、山茱萸、生杭芍、乌附子、龙骨、牡蛎	类中风，剧者忽然昏倒，不省人事，所谓尸厥证	人参大补元气；代赭石重镇降冲胃之气；熟地黄、山茱萸、生杭芍滋阴敛阴；乌附子温补肾阳；龙骨、牡蛎平肝潜阳
逐风汤	生黄芪、当归、羌活、独活、全蝎、全蜈蚣	中风抽掣及破伤后受风抽掣者	蜈蚣善搜风，贯串经络脏腑，无所不至；黄芪、当归保摄气血

方剂	组成	主治	配伍特点
加味黄芪五物汤	生黄芪、白术、当归、桂枝尖、秦艽、广陈皮、生杭芍、生姜	历节风证，周身关节皆疼，或但四肢作疼，足不能行步，手不能持物	白术健脾补气；当归生血，血活自能散风；秦艽为散风之润药，性甚和平，祛风而不伤血；陈皮为黄芪之佐使，能引肌肉经络之风达皮肤，由毛孔而出
加味玉屏风散	生黄芪、白术、当归、桂枝尖、防风、黄蜡、生白矾	破伤后预防中风，或已中风而瘛疭，或因伤后房事不戒致中风	黄芪固皮毛；白术实肌肉；黄蜡、白矾护膜原；当归、防风、桂枝活血散风，防风、桂枝之分量特轻者，诚以此方原为预防中风而设
镇肝熄风汤	怀牛膝、生代赭石、生龙骨、生牡蛎、生龟甲、生杭芍、玄参、天冬、川楝子、生麦芽、茵陈、甘草	内中风证	牛膝引血下行；龙骨、牡蛎、龟甲、生杭芍镇息肝风；代赭石降胃降冲；玄参、天冬清肺气；茵陈泄肝热兼疏肝郁；麦芽善顺肝木之性使不抑郁；川楝子善引肝气下达，又能折其反动之力
加味补血汤	生黄芪、当归、龙眼肉、真鹿角胶、丹参、明乳香、明没药、甘松；或加麝香、梅片、制马钱子	内中风证之偏虚寒者	黄芪补气助血上升；龙眼肉助当归生血；鹿角胶善补脑髓；丹参、乳香、没药通气活血以化经络之瘀滞；甘松引诸药至脑，以调养其神经；麝香、梅片能通窍开闭；制马钱子，"取其能瞤动脑髓神经使之灵活也"

方剂	组成	主治	配伍特点
建瓴汤	生怀山药、怀牛膝、生代赭石、生龙骨、生牡蛎、生怀地黄、生杭芍、柏子仁，磨取铁锈浓水煎药	脑充血证	生怀山药、生怀地黄大补肾阴；怀牛膝补肝肾，引气血下行；生代赭石平冲降胃气；生龙骨、生牡蛎安定魂魄，散瘀化痰；生杭芍、柏子仁养肝阴敛肝魂；磨取铁锈浓水煎药，入血分达金克木之效

（二十六）治小儿风证方

张锡纯自创治小儿风证方 2 首，体现行气化瘀、镇惊息风、平肝息风、清泻肝火、重镇降冲降胃、安神、化痰、散外风 8 法。行气化瘀用乳香、没药；镇惊息风用朱砂、蜈蚣、全蝎；平肝息风用钩藤钩、羚羊角；清泻肝火用龙胆草、青黛；重镇降冲降胃用生代赭石；安神用朱砂、磨浓生铁锈重镇安神，茯神健脾安神；化痰用僵蚕、清半夏；散外风用薄荷（表 27）。

表 27　治小儿风证方一览表

方剂	组成	主治	配伍特点
定风丹	生明乳香、生明没药、朱砂、全蜈蚣、全蝎	初生小儿绵风，其状逐日抽掣，绵绵不已，亦不甚剧	乳香、没药行气化瘀，除小儿绵风之原由；加以镇惊息风之朱砂、蜈蚣、全蝎
镇风汤	钩藤钩、羚羊角、龙胆草、青黛、清半夏、生代赭石、茯神、僵蚕、薄荷、朱砂，磨浓生铁锈水煎药	小儿急惊风。其风猝然而得，四肢搐搦，身挺颈痉，神昏面热；或目睛上窜，或痰涎上壅，或牙关紧闭，或热汗淋漓	钩藤钩、羚羊角平肝息风；龙胆草、青黛清泻肝火；清半夏、生代赭石重镇降冲降胃；茯神健脾安神；僵蚕化痰；朱砂、磨浓生铁锈重镇安神；薄荷散外风

（二十七）治痫风方

张锡纯自创治痫风方 3 首，体现重镇潜阳、重镇安神、重镇降逆、化痰降气、养心安神、温阳、清热、养阴 8 法。重镇潜阳用磁石；重镇安神用朱砂；重镇降逆用代赭石；化痰降气用半夏；养心安神用铁锈；温阳用硫黄；清热用铅；养阴用熟麦曲（表 28）。

表 28　治痫风方一览表

方剂	组成	主治	配伍特点
加味磁朱丸	磁石、代赭石、清半夏、朱砂	痫风	磁石入肾，镇养真阴，使肾水不外移；朱砂入心，镇养心血，使邪火不上侵；加代赭石、半夏，既善理痰，又善镇气降气
通变黑锡丹	铅灰、硫化铅、麦曲	痫风，上盛下虚之证	硫黄与铅化合，治上热下凉；和熟麦曲为丸，滋阴助药下达，以治痫风数日一发，甚效
一味铁氧汤	长锈生铁，和水磨取其锈，磨至水皆红色，煎汤服之	痫风及肝胆之火暴动，或胁疼，或头疼目眩，或气逆喘吐，上焦烦热；一切上盛下虚之证皆可	用其汤煎药，又兼能补养血分。铁锈为铁与氧气化合而成，其善于镇肝胆，借金以制木，其善治上盛下虚之证，因其性重坠，善引逆上之相火下行

（二十八）治肢体痿废方

张锡纯自创治肢体痿废方 6 首，体现补气、活血通脉、搜风通络、祛风消痰、温阳散寒、清热、平肝息风、引血下行、养阴 9 法。补气用黄芪、白术、人参；活血通脉用当归、乳香、没药；搜风通络用甘松、全蜈蚣、穿山甲、马钱子；祛风消痰用威灵仙；温阳散寒用鲜姜、干姜、附子；清热用知母、石膏；平肝息风用龙骨、牡蛎；引血下行用牛膝；养阴用天花粉、水胶（表 29）。

表 29 治肢体痿废方一览表

方剂	组成	主治	配伍特点
补偏汤	生黄芪、当归、天花粉、天冬、甘松、乳香、没药；病在左，加鹿茸、鹿角、鹿角霜；病在右，加虎骨、虎骨胶。初服此汤，加羌活、全蜈蚣	偏枯，偏气阴亏血瘀者	生黄芪补气；当归养血活血；天花粉配天冬补阴；甘松活血通脉，镇静安神；乳香、没药活血止痛
振颓汤	生黄芪、知母、野台参、白术、当归、生明乳香、生明没药、威灵仙、干姜、牛膝	痿废偏气血亏，血瘀受风者	黄芪补大气；白术健脾胃；当归、乳香、没药流通血脉；威灵仙祛风消痰；人参气血兼补；干姜开气血之痹；知母解干姜、人参之热；其痿专在于腿，可但用牛膝以引之下行
振颓丸	人参、白术、当归、马钱子、乳香、没药、全蜈蚣、穿山甲	痿废之剧者，可兼服此丸，或单服此丸亦可；并治偏枯、痹木诸证	人参大补元气；白术补脾胃；当归养血活血；乳香、没药、全蜈蚣、穿山甲活血通络；马钱子健胃，通经络，透达关节。诸药合用，益气养血，活血通络，透达关节
姜胶膏	鲜姜自然汁、明亮水胶。若证因受风而得者，拟用细辛细末掺于膏药之中；或将其他祛风猛悍之药掺于其中，其奏效更捷	肢体受凉疼痛；或有凝寒阻遏血脉，麻木不仁	鲜姜之辛辣开通，热而能散，故能温暖肌肉，深透筋骨，以除其凝寒痼冷，而焕然若冰释；水胶（黄牛皮胶）滋阴润燥，养血止血，消肿敛疮，借其黏滞之力，可熬之成膏

方剂	组成	主治	配伍特点
干颓汤	生黄芪、当归、甘枸杞果、山茱萸、生乳香、生没药、鹿角胶	肢体痿废，或偏枯，脉象极微细无力者	重用黄芪以升补胸中大气；当归为生血之主药，山茱萸性善补肝；枸杞子性善补肾；乳香、没药善开血痹，血痹开则痿废者久瘀之经络自流通；鹿角胶善补脑髓
补脑振痿汤	生黄芪、当归、龙眼肉、山茱萸、胡桃肉、䗪虫、地龙、生乳香、生没药、鹿角胶、制马钱子末	肢体痿废偏枯，脉象极微细无力，服药久不愈者	黄芪配当归、龙眼肉、山茱萸益气养血；胡桃肉可代枸杞子补肾填精以生血，且有强健筋骨之效；鹿角胶温肾阳；乳香、没药、地龙、䗪虫活血通络；加制马钱子者，以其能活血通络、化瘀止痛

（二十九）治女科方

张锡纯自创治女科方 17 首，体现益气、养血、破血通经、疏肝、滋阴清热、温阳、收敛固摄、补肾固肾、温肾阳、凉血活血止血、降胃化痰、补肾气、泻肝火、益阴平冲、祛风、活血化瘀、清热解毒 17 法。益气用生黄芪、党参、白术、甘草；养血用当归、丹参、大枣、真阿胶、龙眼肉、生杭芍；破血通经用生三棱、生莪术、生鸡内金、水蛭、穿山甲、六路通、王不留行；疏肝用柴胡、香附；滋阴清热用干寸冬、生地黄、知母、玄参、生山药、天花粉、生杭芍、枸杞子；收敛固摄用生龙骨、生牡蛎、山茱萸、海螵蛸、棕边炭、五倍子；补肾固肾用川续断；温肾阳用乌附子、肉桂、补骨脂、小茴香、核桃仁、紫石英、真鹿角胶；凉血活血止血用茜草、白茅根；降胃化痰用清半夏、瓜蒌；补肾气用菟丝子、桑寄生、川续断；泻肝火用净青黛；益阴平冲用赤石脂；祛风用防风、荆芥；活血化瘀用川芎、红花、生桃仁、生明乳香、生明没药；清热解毒用连翘、金银花（表 30）。

表30 治女科方一览表

方剂	组成	主治	配伍特点
玉烛汤	生黄芪、生地黄、玄参、知母、当归、香附、柴胡、甘草	妇女寒热往来，或先寒后热，汗出热解；或月事不调，经水短少	黄芪补气更能升气；辅以柴胡之升举，香附之宣通；其月事恒多不调，经血恒多虚损，故用当归以调之，生地黄以补之；知母、玄参与甘草，甘苦化阴以助之，则经血得其养
理冲汤	生黄芪、党参、白术、生山药、天花粉、知母、三棱、莪术、生鸡内金	妇女经闭不行，或产后恶露不尽，结为癥瘕；室女月闭血枯并治男子痨瘵	生黄芪、党参、白术补气；山药、天花粉、知母补阴；三棱、莪术、生鸡内金活血化瘀。诸药合用，调节阴阳，活血消瘀
理冲丸	水蛭、生黄芪、生三棱、生莪术、当归、知母、生桃仁	妇女经闭不行；或产后恶露不尽，结为癥瘕；室女月闭血枯男子痨瘵	水蛭、生三棱、生莪术破血行气；生桃仁养血活血，治疗经闭；生黄芪补气，当归养血和血，以防破血药损伤气血；知母滋阴清热，以防黄芪之热加重出血
安冲汤	白术、生黄芪、生龙骨、生牡蛎、生地黄、生杭芍、海螵蛸、茜草、川续断	妇女经水行时多而且久；过期不止，或不时漏下	黄芪、白术补气统血；川续断补肾气，固下元；生地黄、生杭芍凉血养血止血，佐制补气药的温燥之热；生龙骨、生牡蛎收敛止血；海螵蛸补肾精，化瘀止血

方剂	组成	主治	配伍特点
固冲汤	白术、生黄芪、龙骨、牡蛎、山茱萸、生杭芍、海螵蛸、茜草、棕边炭、五倍子	妇女血崩	黄芪、白术健脾补气；山茱萸、生杭芍酸甘，养肝血，敛肝气，平冲气；龙骨、牡蛎重镇平冲止血，兼化瘀；海螵蛸补肾填精，化瘀止血；棕边炭、五倍子收敛止血。诸药合用，平肝补脾固肾，平冲止血
温冲汤	生山药、当归身、乌附子、肉桂、补骨脂、小茴香、核桃仁、紫石英、真鹿角胶	妇人血海虚寒不育	生山药甘平，补脾肺，滋肾阴；当归酸甘温养血；乌附子、肉桂、小茴香温阳散寒，暖宫助孕；补骨脂、紫石英、真鹿角胶、核桃仁温壮肾阳，填补肾精。诸药合用，补肾暖宫，温冲助孕
清带汤	生山药、生龙骨、生牡蛎、海螵蛸、茜草	妇女赤白带下	龙骨、牡蛎为收涩之品，而兼具开通之力；用龙骨、牡蛎以固脱；用茜草、海螵蛸以化滞，海螵蛸即乌贼鱼骨，咸温下行，固气益精补血，兼化瘀行血；茜草活血凉血止血
加味麦门冬汤	干寸冬、野台参、清半夏、生山药、生杭芍、丹参、甘草、生桃仁、大枣	妇女倒经	本方为麦门冬汤于大补中气以生津液药中用半夏一味，以降胃安冲；且以山药代粳米，以补肾敛冲，于是冲中之气安其故宅，冲中之血自不上逆，而循其故道；生杭芍、丹参、桃仁以开其下行之路，使至期下行，毫无滞碍

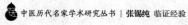

续表

方剂	组成	主治	配伍特点
寿胎丸	菟丝子、桑寄生、川续断、真阿胶	滑胎	菟丝子补肾，肾旺自能荫胎；桑寄生养血，强筋骨，能使胎气强壮；续断亦补肾之药；阿胶系驴皮所熬，最善伏藏血脉，滋阴补肾，能安胎
安胃饮	清半夏、净青黛、赤石脂	恶阻	清半夏和胃止呕，化痰下气；净青黛清泻肝火；赤石脂气大温，味甘酸辛，无毒，可滋阴益精，补髓益智，收敛肾精平冲气
大顺汤	野党参、当归、生代赭石	产难，不可早服，必胎衣破后，小儿头至产门者，然后服之	野党参益气，当归养血活血，生代赭石降气催产
和血熄风汤	当归、生黄芪、真阿胶、防风、荆芥、川芎、生杭芍、红花、生桃仁	产后受风发搐	本方为桃红四物汤以阿胶易熟地黄加荆防而成。当归重用一两为主药，配合真阿胶、生杭芍养血，黄芪补气以生血，川芎、红花、生桃仁活血，防风、荆芥疏风解表，去除经络之风邪
滋阴清胃汤	玄参、当归、生杭芍、甘草、白茅根	产后温病，阳明腑实，表里俱热者	玄参滋阴清热；当归养血和血；生杭芍配甘草，酸甘化阴；白茅根清热凉血，利尿散热

方剂	组成	主治	配伍特点
滋乳汤	生黄芪、当归、知母、玄参、穿山甲、六路通、王不留行	少乳	生黄芪补气升阳，益卫固表，利水消肿，托疮生肌；知母清热泻火，滋阴润燥凉润之，以平补肝脾之气；当归和玄参，养血滋阴，与黄芪、知母配伍，以达益气养血之妙；穿山甲、六路通、王不留行活血通络，通经下乳
消乳汤	知母、连翘、金银花、穿山甲、瓜蒌、丹参、生明乳香、生明没药	结乳肿疼或成乳痈，新起者，一服即消；并治一切红肿疮疡	乳肿疼，或成乳痈，为热壅血瘀痰凝。知母清热滋阴；连翘、金银花清热解毒，火郁发之；瓜蒌化痰散结清热；丹参、生明乳香、生明没药凉血活血，化瘀祛腐。诸药合用，清热散结，化瘀消痰
升肝舒郁汤	生黄芪、当归、知母、柴胡、生明乳香、生明没药、川芎	妇女阴挺，亦治肝气虚弱，郁结不舒之证	黄芪与柴胡、川芎并用，补肝即以疏肝，而肝气之陷者可升；当归与乳香、没药并用，养肝即以调肝，而肝气之郁者可化；又恐黄芪性热，与肝中所寄之相火不宜，故加知母之凉润者解其热
资生通脉汤	白术、生怀山药、生鸡内金、龙眼肉、山茱萸、枸杞子、玄参、生杭芍、桃仁、红花、甘草	室女，月闭血枯，饮食减少，灼热咳嗽	白术健胃之阳；山药、龙眼肉滋胃之阴；鸡内金运化诸补药之力，使之补而不滞；玄参、生杭芍退热；山茱萸、枸杞子补其肝肾；甘草为补脾胃之正药，与山茱萸并用；桃仁、红花为破血之要品，方中少用之，非取其破血

（三十）治眼科方

张锡纯自创治眼科方7首，体现清热解毒、解毒明目退翳、疏散风热、补气、养阴5法。清热解毒用鲜蒲公英、黄连；解毒明目退翳用炉甘石、硼砂、胆矾、人指甲、芒硝；疏散风热用薄荷、蝉蜕；补气用野台参；养阴用柏子仁、玄参、菟丝子、羊肝（表31）。

表 31　治眼科方一览表

方剂	组成	主治	配伍特点
蒲公英汤	鲜蒲公英	眼疾肿疼，或胬肉遮睛，或赤脉络目，或目睛胀疼，或目疼连脑，或羞明多泪，一切虚火实热之证	鲜蒲公英清热解毒，消肿散结，利湿通淋，清肝明目，主治痈肿疔毒、乳痈内痈、热淋涩痛、湿热黄疸、眼疾肿疼
磨翳水	生炉甘石、硼砂、胆矾、薄荷、蝉蜕	目翳遮睛	炉甘石解毒，明目退翳，收湿止痒，主治眼睛突然红肿、各种翳膜；硼砂具有清热解毒、消肿防腐、清肺化痰的功效，主治目赤肿痛、翳障等；胆矾催吐，祛腐，解毒，主治烂弦风眼；薄荷和蝉蜕疏散肝经风热
磨翳散	生炉甘石、硼砂、黄连、人指甲	目睛胀疼，或微生云翳，或赤脉络目，或目眦溃烂，或偶因有火视物不真	生炉甘石解毒，明目退翳，收湿止痒，主治眼睛突然红肿、各种翳膜；硼砂主治胬肉瘀突；黄连苦寒，清热解毒；人指甲为筋之余，可治目生翳障

方剂	组成	主治	配伍特点
明目硼硝水	硼砂、芒硝	眼疾暴发,红肿疼痛;或眦多胬肉;或渐生云翳;以及因有火而眼即发干昏花者	硼砂主治胬肉瘀突;芒硝用于两眼红肿、眼睑红烂,退翳明目
清脑黄连膏	黄连	眼疾热证	黄连苦寒,归心、脾、胃、胆、大肠经,清热燥湿,泻火解毒,用于肝胆热所致眼病
益瞳丸	山茱萸、野台参、柏子仁、玄参、菟丝子、羊肝	目瞳散大昏耗,或觉视物乏力	玄参色黑,滋补肾之阴;菟丝子性味辛甘平,可补肝肾,固精缩尿,安胎,明目,止泻;羊肝益血,补肝,明目,治血虚萎黄羸瘦、肝虚目暗昏花、雀目、青盲、障翳
羊肝猪胆丸	羊肝一具,用猪胆汁和为丸,朱砂为衣	目瞳散大昏耗,或觉视物乏力	羊肝味甘,性平,益血,补肝,明目,治血虚萎黄羸瘦、肝虚目暗昏花、雀目、青盲、障翳;猪胆汁咸寒,清热泻肝;朱砂镇心清火

(三十一)治咽喉方

张锡纯自创治咽喉方1首,体现滋阴,清热化痰、消肿止疼2法。滋阴用生地黄;清热化痰、消肿止疼用硼砂(表32)。

表32 治咽喉方一览表

方剂	组成	主治	配伍特点
咀华清喉丹	大生地黄、硼砂	咽喉肿疼	生地黄之性,能滋阴清火,无论虚热实热,服之皆宜;硼砂能润肺,清热化痰,消肿止疼

（三十二）治牙疳方

张锡纯自创治牙疳方 2 首，另外还有马疳敷藤黄法，体现清热解毒、清热祛湿、化腐生肌、杀虫收敛 4 法。清热解毒用朱砂、牛黄；清热祛湿用炉甘石；化腐生肌用珍珠；杀虫收敛用藤黄（表 33）。

表 33　治牙疳方一览表

方剂（方法）	组成	主治	配伍特点
古方马乳饮	青白马乳，或杂色马乳	青腿牙疳	马乳养血润燥，清热止渴，主治血虚烦热、虚劳骨蒸、消渴、牙疳
敷牙疳散药方	炉甘石、镜面朱砂、牛黄、珍珠	牙疳	炉甘石解毒，明目退翳，收湿止痒，敛疮；镜面朱砂解毒清热；牛黄苦寒，解毒清热；珍珠解毒、祛腐生肌。四药合用，解毒，清热，祛湿，治疗牙疳
牙疳敷藤黄法	藤黄，取屑而掺之	牙疳	藤黄性寒凉，酸涩，止血止痛，收口，除虫，消肿，攻毒，祛腐敛疮，止血

（三十三）治疮科方

张锡纯自创治疮科方 5 首，体现解毒杀虫、软坚散结、补气、养阴、养血、活血化瘀、解毒消肿、生肌敛疮 8 法。解毒杀虫用轻粉、净红粉、露蜂房；软坚散结用牡蛎、海带、生半夏、生山甲、生甘遂、生马钱子、皂角；补气用黄芪；养阴用核桃、天花粉；养血用丹参、生杭芍；活血化瘀用三棱、莪术、血竭、乳香、没药；解毒消肿用生半夏、硼砂、硇砂、明雄黄、冰片、甘草；生肌敛疮用朱血竭、煅炉甘石、天花粉（表 34）。

表 34　治疮科方一览表

方剂	组成	主治	配伍特点
消瘰丸	牡蛎、生黄芪、三棱、莪术、朱血竭、生明乳香、生明没药、龙胆草、玄参、浙贝母、海带	瘰疬	牡蛎、海带消痰软坚,为治瘰疬之主药;黄芪、三棱、莪术开胃健脾;三棱、莪术善开至坚之结;佐以血竭、乳香、没药通气活血,使气血毫无滞碍,瘰疬自易消散
消瘰膏	生半夏、生山甲、生甘遂、生马钱子、皂角、朱血竭	瘰疬	生半夏化痰软坚;生山甲软坚,活血化瘀通络;生甘遂泻水逐饮,破积通便;生马钱子通络止痛,消肿散结;皂角祛痰止咳,开窍通闭,杀虫散结;朱血竭内服,活血散瘀,定痛,外用止血生肌,敛疮
化腐生肌散	煅炉甘石、乳香、没药、硼砂、明雄黄、硇砂、冰片	瘰疬、疮疡,已溃烂者	煅炉甘石明目祛翳,收湿止痒,敛疮生肌;乳香、没药活血化瘀定痛;硼砂清热解毒,消肿防腐,清肺化痰;硇砂软坚,消积,化痰,散瘀消肿;明雄黄清热解毒杀虫,除燥湿,祛痰,截疟;冰片通诸窍,散郁火,开窍醒脑,祛翳明目,消肿止痛
内托生肌散	生黄芪、甘草、生明乳香、生明没药、生杭芍、天花粉、丹参	瘰疬、疮疡溃后,气血亏损,不能化脓生肌者	黄芪补气分以生肌肉,有丹参以开通之,则补而不滞;有天花粉、生杭芍以凉润之,则补而不热;又有乳香、没药、甘草化腐解毒,赞助黄芪以成生肌之功;甘草与生杭芍并用,能双补气血

方剂	组成	主治	配伍特点
洗髓丹	净轻粉、净红粉、露蜂房、核桃	杨梅疮毒蔓延周身，或上至顶，或下至足，或深入骨髓；无论陈、新、轻、剧，服之皆有奇效，三四日间，疮痂即脱落	净轻粉辛寒，有毒，入肝肾经，杀虫，攻毒，利水，通便；净红粉辛热，有大毒，拔毒提脓，祛腐生肌，燥湿杀虫；露蜂房祛风止痛，杀虫止痒，攻毒消肿；核桃补肾，滋阴，健脑

张锡纯

后世影响

一、历代评价 🦩

张锡纯（1860—1933）为近代一位卓越的中医临床家和"衷中参西"的代表人物，在中国医学史上占有重要的地位。其办学校、发论文、勤实践、创新方、汇中西，在医界产生很大影响。其志高洁，声名远播，与当时江苏陆晋笙、杨如候，广东刘蔚楚齐名，被誉为"医林四大家"，又与慈溪张生甫、嘉定张山雷并称为海内"名医三张"，被后世誉为"轩岐之功臣，医林之楷模""华北第一捷手"等称号。近现代很多医家，都对张锡纯其人、其书、其学有高度评价。

邓铁涛、程之范主编的《中国医学通史》说："张锡纯主张衷中参西，汇通中西医学，而他在临床医学上有很深的造诣，疗效卓绝，屡起沉疴危症。张锡纯与张山雷、张生甫'三张'，为医界公认的名医。其富有创造性的成就为，发扬生石膏治热病的功效；重用山茱萸救脱；创升陷汤治大气下陷证；创立丰富多彩的虚劳治方；同时，对当时霍乱、鼠疫防治作出贡献。他崇尚实验方法，反对空谈，终身治学不辍，桃李满天下。"

裘沛然主编的《中国医学籍大辞典》说："《医学衷中参西录》三十卷，张锡纯（字寿甫）撰，成书于清宣统元年（1909）。全书包括《处方学》八卷，《医论》八卷，《医话拾零》一卷，《三三医书评》一卷，《药物讲义》四卷，《伤寒讲义》四卷，'医案''附诗草'四卷。全书主张以中医为主体，撷取西医之长补中医之短，倡导'衷中参西'，力求中西医贯通为宗旨；在基础理论方面，以藏象学说和解剖生理相互印证，提出'肝左脾右'说及'脑为元神''心为识神'说；在临床治疗方面，尝试中西药并用，提出中药、西药不互相抵牾，应相济为用，认为西药治病之标，中药治病之本，标本相兼，可取实效；现存清宣统元年天津新华印书局铅印本（1957）、1974 年河北人民出版社铅印本等。"

《医学衷中参西录》前三期张序云："吾友寿甫张君，宿学士也，自幼读书即不落恒蹊，长而好学，笃志近思……志在济人，情殷觉世，指迷津，普慈航，一片婆心，唤醒梦梦。是不独收效于当时，尤将流泽于后世也……乃知道明德立之儒，不为良相必为良医，利用厚生之道与起死回生之能，其事异，其理同也。"（宣统二年季春愚弟张慎敬亭氏敬序）

《医学衷中参西录》前三期袁序云："吾友张寿甫君，盐山博雅士，素有穷经工夫，于《本经》《内经》及仲景以后诸名医著作，莫不探索其精奥；又兼通西人医学及西人化学之理，亦恒运用于方药之中，是以生平临证疏方活人无算，于内伤、外感诸要证，无不应手辄效。而其屡试屡验之方，久而恐其遗失，辄于方后各加诠解，并附载紧要医案，辑为八卷，名曰《医学衷中参西录》。实能阐发前人所未发，更能融汇中西为一致，见者争相传抄……此中殆有神灵欲我速成此书，以普济群生也。"（民国六年季秋奉天桓仁愚弟袁澍滋霖普序）

《医学衷中参西录》前三期苏序云："观审证精详，立方确当，究药性之宽猛，以老幼强弱为标准，不拘成法，不趋于险路，诚所谓独辟机缄如见肺肝者也。以之问世，临证必不胫而走……凡遵其方施治者，莫不立起沉疴，是真能振兴医学，大有进化者矣……俾百万苍生群跻寿域，则于不忍人之心庶乎近焉。"（民国七年三月九日苏中宣明阳氏序于沈阳天地新学社）

《医学衷中参西录》第四期序云："今之研究医学，著书立说者多矣，而其所著之书，诚能推之四海而准，传之千秋可法者，原旷世不一见也。吾师张寿甫先生，盐山名儒，自弱冠研究经学，于书无所不读，而又兼通医学。初志本期以注疏五经名世，后慨医学颓废，人多夭枉，遂专注重医学，以振兴中华医学为己任，著《医学衷中参西录》一书，出版三次，每次增加二十余万言，不胫而走，风行海内，远至台湾、香港，亦多有购此书者。宜《山西医学杂志》称为'医书中第一可法之书'也。近时各省所立医学校，多以此书为讲义；各处医学社会所出志报，又莫不以得登先生撰著为荣。"（癸亥季冬如皋门生李慰农敬序于如不及斋）

《医学衷中参西录》第五期序云："得见《衷中参西录》，披阅数篇，见其立方之奇、析理之精洵，堪为医界伟人。盖数百年来无此作矣，乃急观著者，原系同宗，详审地址，更系同郡，因仆常宦游在外，故郡有名医不知也。何幸生平所期望者，竟于寿甫宗兄之著作得赏也。盖先生为盐山名士，素怀济世之心，而抱负莫展。于斯幡然改计，藉医药活人，以遂其利济之怀，此范文正公'不为良相必为良医'之义也。向著《医学衷中参西录》出版四次，每次增加。《山西医志》称为'第一可法之书'，《绍兴医报》称为'医家必读之书'，《奉天医志》载高丽人称为'至贵至宝之救命书'。今又集其十余年各省登医学志报之论，细加修整，订作八卷，为《衷中参西录》五期。凡医家难治之证，若肺病、噎膈、霍乱、鼠疫、脑充血等证，莫不融汇中西，参以己见，立有妙论，专方用之必效。"（戊辰仲春同宗弟树筠相臣氏于津沽紫竹林）

《医学衷中参西录》第六期序云："是以所著《衷中参西录》自一期以至五期，医界莫不奉为金科玉律，无待仆之表彰也。今又著成《志诚堂医案》为六期。所出之书，其审病也，洞见隔垣，纤微悉彻；其用药也，化裁因心，措施咸宜。故无论证之至危、至险、至奇、至变，一经诊治，莫不立起沉疴，先生诚神明于医者哉。且自西法输入以来，中西医士恒相龃龉，而先生独博采兼收，举中医之理想、西医之实验，以互相发明。凡医理深奥之处，莫不昭然尽揭。如此汇通中西，先生以前未有也。是以医学志报，有称先生为医学革命家，当为医学开新纪元者，洵不误也。且先生书中，常发明养生之理，以辅医药所不逮。仆素读先生之书，于所论养生之处，初未知注意也，后因下焦常觉寒凉，每服补助相火之品，亦似有效，而旬余不服药则寒凉依旧，先生受以吸升呼降法（在三期敦复汤后），习之旬日，顿觉下焦元阳壮旺，始知凡经先生所发明者，皆可令人遵行。举凡欲习医者，果能于先生之书熟读深思，又何患不得真门径哉！"（通县后学李重儒澍田敬序于津沽紫竹林学舍）

《医学衷中参西录》第七期王序云："盐山张寿甫先生，寝馈医学，垂五十年，博综典籍，神明而变化之，辨天道之盈虚消长，察禀赋之南北各殊，因时辨方，按脉立法，会通今古，兼用中西。四方学者归之如云，而先生不厌不倦，复遂同人之请，设函授学校，以广流传。先生冲和直谅，济世为怀，延诊求方者，户屦常满，沉疴宿症，无不立应，应无不效……长公子春生兄，梓函授遗篇，为《衷中参西录》第七期以行世，是未读《伤寒论》者，固不可不读；已读《伤寒论》者，尤不可不读之书也。虽止于《伤寒论》，而大要可以类推。"（甲戌暮春河间王居迪惠安）

《医学衷中参西录》第七期高序云："吾先师张寿甫先生，品学身世，于本集各期序文及前三期自序已见崖略，称之为良医，洵无愧色矣。及读先生之书，仰见肫肫恳恳之诚，流露行间字里，其善气迎人之概，求之他书未之有也。发明医理，本诸载籍，以求弦外之音。如畅论大气，发人之所未发；化裁经方，言人之所不敢言。以古今禀赋不同，为体以亲尝药力之特效，为用不空谈、不讳过，立身于不败之地。语可惊人，而效归实用，求之前贤亦未之有也。故《衷中参西录》前出六期，久已名重医林，风行海内，私淑名流，遵用方论救人无算，先生意犹未足。于癸西春，发起医学函授，先生时年七十有四岁，精神矍铄，乐此不疲，手制讲义夜分不倦。函授要目，首重伤寒；继之以温病、杂病，以及临床医话，范围愈广，预定四年毕业……长公子春生君，衰辑讲义成书付梓，公之于世，名曰《衷中参西录》第七期，与前六期合为集，成先志也。"（中华民国二十有三年甲戌春二月通县受业高崇勋砚樵谨序）

《医学衷中参西录》第七期林序云："所著《医学衷中参西录》凡六集，不仅风行遍国中，西人亦译为番文，奉为圭臬……今春生大兄，汇集诸稿，梓为《衷中参西录》第七期以行世，诚度世之金针，救时之宝筏，岂独垂名于当世，尤当流泽于千秋也。"（甲戌清和月受业门人长乐林书丹谨识）

《医学衷中参西录》第七期张序云："先生盐山名儒，经史淹通，举凡中外科学，天文、算数、声光、电化，莫不研究有得。居常以天下事自任，其后怀才不遇，遂隐于医，历游国内通商大埠，南至汉皋，东抵辽沈，所至博采旁搜，以资医理之研究。后乃卜居津门，以其平生经验，著《医学衷中参西录》，先后出书凡六期，共二十五卷，风行全国，远至异邦。千古疑难大症，前贤所委为不治者，先生皆自立新方，效如桴鼓。海内贤达，率为师资者有年矣……先生复设函授医学，手著讲义，经验与理想同归，哲学与科学相合，融冶古今，汇通中外，独辟能系，列为成书。古代医圣之心传，一语道及，石破天惊，为中华医界开一新纪元。"（民国二十三年甲戌正月授业门人深县张堃方舆敬序）

《医学衷中参西录》第七期刘序云："我师寿甫先生当代名儒，怀抱利器，不得志于场屋，遂绝意仕，进而隐于医擅，九折之良，得轩岐之秘，垣方洞见，著手春成，奇论鸿篇，化通微莫。前著《衷中参西录》已出版者凡六期，久已名满天下，无待予之饶舌矣。癸酉春复设函授医学，所著讲义，首论伤寒，凡古人未发之意，先圣言外之旨，不惜倾囊倒箧而出，苦口婆心，唤醒梦梦，一正中医数千年之讹谬，诚度人之金针，救世之宝筏也。"（冀县受业刘明宝谨识）

《医学衷中参西录》第七期孙序云："我师张寿甫先生，黄卷功深，青囊学富，囊括中外，融贯古今，审证详而确，处方简而效，无论贫富，有求必应，故受其惠者不可胜数。诊余之暇，集四十余年之心得，成《衷中参西录》六期，都二十五卷。问世以来，风行全国，远至欧美，有口皆碑，勿待予之赘述矣。晚年卜居津门，复设中医函授学校，受业者遍全国。先生编著讲义，焚膏继晷，孜孜不倦，因劳苦过度于癸酉八月间谢世长辞，寿七十有四。呜呼，先生可谓鞠躬尽瘁于医界矣。先师生平著作，多发前人所未发，言今人所不敢言，时人称为医界革命第一人，询不污也。"（津受业门人孙玉泉静明谨识）

《医学衷中参西录》前三期题词

渊源仲景旧家声，博考旁通术益精，薄海同胞关痛痒，中华医界放光明。满腔热血如潮涌，到处阳春著手成，脉案方书千万卷，慈心济世独先生。（沈阳愚弟李树勋翰宸敬题）

抱负非凡韦布身，遭逢时世偃经纶，青囊小试活人术，大地酿成不老春。（安新愚弟杨世荣杏村敬题）

良医良相本相同，妙药功参造化功，万里相延来塞外，活人事业遍辽东。（铁岭愚弟刘尚清海泉敬题）

同胞疾苦最关心，费尽精神著等身，恍若旱苗齐待雨，权将灵素化甘霖。（沈阳愚弟苗兰生孟馥敬题）

八卷方书阐隐微，声名无羽六州飞，大悲阁上东风起，吹到尘寰转化机。（黄县同学社弟淳于兆禧廉溪敬题）

医界浮沉二十年，读君大著心豁然，从今识得活人术，历试群方妙胜仙。（铁岭同学社弟吴衷辑瑞五敬题）

阅遍方书意渺茫，偶读大著喜如狂，中西合撰发名论，医界撑持有栋梁。（柳河小弟王德一尊三敬题）

忆在荆门睹此书，精言名论近今无，署名喜出同宗手，一脉相传绍汉

初。（青县同宗弟树筠敬题）

仲景医宗众所钦，后先辉映古同今，著书尽泄苞符秘，具见先生济世心。（南昌愚弟万沄敬题）

冀北儒医矫不群，鲰生何幸接兰薰，雄谈汩汩河悬水，神态悠悠岫出云。胜日郊坰从遗兴，忘年樽酒快论文，匆匆半岁驹光尽，风雨鸡鸣辄忆君。（滦县愚弟桑麟祥素村敬题）

胸罗灵素费揣摩，腹贮奇才胜缓和，德被群黎消疫疠，功参造化济人多。（潜江愚弟朱登五敬题）

学贯天人医理通，此心久欲坐春风，活人无量恒河数，妙药深参造化功。（天门后学崔寿康兰亭敬题）

南阳而后道沉沦，医学纷更莫问津，幸有此编昭日月，农轩事业又重新。（同邑愚弟李恩绰曰纶敬题）

书著活人苦费心，学经阅历益深深，探源庖羲灵明辟，究极轩歧奥义寻。神术救时留宝笈，良方饷世度金针，宣传简册足千古，仲景风规又到今。（同邑愚弟黄祺海仙槎敬题）

鸿纲细目手编摩，医界指南受益多，精力过人成妙手，苦心救世洗沉疴。神灵默相追仓扁，诊断分明媲缓和，案列此书生异彩，震惊二竖不为魔。（津沽后学杨秀章学忱敬题）

远绍灵素得真传，医药活人到处然，济救苍生无限苦，学参造化贯人天。（沈阳受业王德峻子冈敬题）

心存匡济裕经猷，遭际偃蹇志莫雠，权托刀圭活众庶，良医良相本同流。（枣强受业李书刚毅伯敬题）

医国医人易地然，广行仁术遍坤乾，万言灵素罗胸臆，四海苍黎待保全。著作为经参造化，中西合撰费陶甄，心香一瓣留千古，君是长生不老仙。（同邑世晚李堉镕心泉敬题）

《医学衷中参西录》第五期题词

农轩事业久沉沦，国手挺生渤海滨，力挽狂澜回造化，神州世界庆长春。（歙县愚弟胡天宗敬题）

医家巨子震当今，融会中西细讨论，满幅珠玑快先靓，抱惭曾许是知音。（绩溪后学章洪钧敬题）

婆心苦口发慈悲，至理名言百世师，若非乾坤钟秀气，盐山那得此名医。（扬州徐韵英登杭州医报诗三首录一）

寻师万里赴辽东，幸坐春风两月中，八卷方书参造化，慈航普渡利无穷。（长沙受业朱静恒敬题）

《医学衷中参西录》第六期题词

活人事业本农黄，学富五车医更良，考据精深追汉代，诗歌典雅重三唐。韩康手制壶中药，抱朴心裁肘后方，著作等身参造化，群生普济同慈航。（桓仁愚弟袁澍滋霖普敬题）

先生同姓是长沙，作述当然为一家，仲景替人欣得见，从今医界增光华。（东台后学王锡先敬题）

独创奇方妙入神，农轩事业不沉沦，从今识得真门径，化雨春风惠我深。（天津受教弟宋志良谨识）

心血结晶书等身，名山著作起疴沉，不朽事业留天地，字字酿成万古春。（武清受业孙尚羲雨亭谨识）

合撰中西妙理传，名山书著活人篇，风行寰海消炎疬，亿万苍生跻大年。（辽源受业王守信止孚谨识）

医学混淆颓废年，挺生国手挽狂澜，活人书著消灾疬，普济群生遍海寰。（青县受业张燕杰毅武谨识）

医国医人理可通，良医良相本相同，生平抱负托灵素，立德立言更立功。（沈阳受业李春元子博谨识）

费尽心神五十秋，中西合撰几研究，瑶编字字皆珠玉，普济苍黎遍九州。（邑中受业孙蕊榜香苏谨识）

医界重开新纪年，中西合撰费陶甄，功堪救世功无量，书可活人书自传。一掬慈心同旭照，全凭国手挽狂澜，名山著作留终古，普济群生造化参。（天津受业刘诚柱砥中谨识）

《医学衷中参西录》第七期题词

余因感弟妹等染疫，误于庸手，乃从吾师张公寿甫习医。我师面命耳提，诲人不倦。余方庆略有进益，忽我师以编纂函授讲义，劳心过甚，遽归道山，至今思之余痛犹未已也。今春生学兄将伤寒讲义汇订成册，公诸医界，余因缅怀师恩，勉成七绝四章，自愧不工，着粪之讥，知所难免，抑亦聊志吾师之生平云尔。

妙术回春本自成，满腔心血为苍生，霖雨遍敷三千界，不见哀声见义声。

绛帐春风煦煦融，满门桃李拜张公，及时化雨原无价，卅卷青囊启众蒙。

七十高年又四秋，平生大愿未全酬，伤寒要义名千古，温病遗方与世留。

我师道满已登仙，犹忆灯前细细传，念念音容空幻想，行间字里自思研。（天津受业李宝和允中拜题）

《医学衷中参西录》第七期题记

先严寿甫府君，以医问世垂五十年，所著《医学衷中参西录》循期印行已至六期，历蒙海内医学名家交口称赞，游扬备至，先严感深知己，益乐道不倦。癸酉春，复有医学函授之组设，及门同学多为俊义，所授学理亦一洗肤浅，盖旨趣所寄，欲将毕生心血最后表见于世也。原定方策四年毕业，课程首先精研伤寒、温病、金匮杂证，而后殿以医话汇为大观。惜天不我佑，编发讲义伤寒甫毕，温病正在开端，先严竟于是年秋八月谢世，抱憾以终。呜呼可不痛哉！荫潮不肖，自幼随侍先严读书，耳提面命，少得绪余，何期惨遭大故。思有以勉继先志，谨将先严遗著《伤寒论讲义》及最后手泽温病验方十一首编辑成书，公之于世，为《衷中参西录》第七期。感蒙诸贤远道赐序，有光简册，并拟广征医林前辈以及同门硕彦，凡曾与先严通函、晤面、研摩医理、质疑问难，重要之简翰、谈片、集锦、零纨，缤纷下惠，继以荫潮生平所闻，于先严之医训，其理论为前所未发明者，汇为医话拾零，以作是集八期之续，盖亦继志述事之微意，唯海内贤达有以教之幸甚。（不肖男荫潮谨识）

二、学派传承

张锡纯之学术，在近现代产生了广泛的学术影响，有很多医家、学者对其学术思想和临证经验进行深入学习、整理与研究，并运用于临床实践；从多方面传承了张锡纯之学术精华，并出版和发表了大量的论著论文。下面仅就张锡纯的学术传承谱系做简要介绍。张锡纯的学术传承谱系，发轫于河北，奠基在津门，辐射至全国。经历四代的传承与发展，其后人及主要学术传人中，知名者 30 余人。第一代，以张锡纯为代表。第二代，以柳学洙为代表。第三代，以陈宝贵为代表。第四代，以陈宝贵弟子及学生为代表。以下就两位主要传承人及相关情况，加以简要介绍。

（一）柳学洙

柳学洙（1906—1988），字溥泉，号医海一沤，天津市武清县人，为武清县第一位主任中医师。1929 年拜张锡纯为师，成为其关门弟子。其介绍人是孙雨亭、赵云先生。从师三载，学徒期间，侍诊于张锡纯，直至先生与世长辞，得张锡纯之亲传，尤其对师著《医学衷中参西录》领悟极深。

柳学洙曾就读于陆渊雷的国医函授班,并与兰溪医校张山雷交往甚密。在张锡纯、陆渊雷、张山雷三师指点下不仅学业大进,而且医术渐高。中华人民共和国成立后,柳学洙曾在天津武清县医院工作,并任教于县中医专科学校。柳学洙行医 60 余载,晚年经回忆与其弟子陈宝贵共同整理了《产后发热证治辑要》《诊余漫笔》二书;后由北京中医药大学任应秋教授推荐,并给予题笺,将两书合为一册,题名《医林锥指》,由天津科技出版社出版,全国发行。

柳学洙的主要学术特点如下:①注重经典学习与运用:柳学洙重视对经典的学习,受师之影响,尤重视《黄帝内经》《伤寒论》《金匮要略》。对以上诸书重点章节都能背诵,且能熟练应用。②擅长治疗外感病和妇科病及疑难杂症。柳学洙治疗外感病善用张仲景治伤寒法,这也得力于其老师张锡纯之指点,如善用麻黄附子细辛汤、小青龙汤等。妇科病方面受张锡纯之影响,对很多病证有新的见解;尤其对产后发热及妇科调经保胎,更是独有见地;曾出版《产后发热证治辑要》一书。杂病方面,柳学洙亦经验丰富,对失音、肾炎、高血压等病的诊治都很有体会,发表的相关临证体会文章,对临床指导意义重大。③重视食疗之法:如在虚劳病中常使用山药,在儿科脾胃病中常使用鸡内金等。④倡导中西医结合思想:柳学洙认为西医在很多方面确有其长,中西医结合为历史之必然趋势,理论上虽不能完全结合,但在临床上可以结合使用。如柳学洙之验案中,多用中西医结合方法治疗,取得了很好的临床疗效。

(二)陈宝贵

陈宝贵(1949 年生),号碧湖,天津市武清区中医院名誉院长,主任医师,天津中医药大学教授,博士生导师,享受国务院政府特殊津贴专家,从医 40 余载,全国第三批、第四批老中医药专家学术经验继承工作指导老师。陈宝贵为柳学洙的关门弟子,从师 10 余载,得柳师之真传,继承并发扬了张锡纯和柳学洙的学术特色。

张锡纯学术传承方面的主要成果：发表"张锡纯治疗脾胃病学术思想研究""谈张锡纯先生的学术特点""津门张锡纯中西汇通流派传承脉络及学术思想概略"等论文多篇；指导博士研究生寇子祥完成学位论文《张锡纯中西医汇通流派脾胃病传承研究》；承担完成天津市中医药管理局课题"张锡纯中西汇通流派脾胃病学术思想临床经验及传承规律的研究"；指导学生刘建整理出版《张锡纯方剂歌括》《张锡纯对药》《张锡纯用药新解》《张锡纯论伤寒》等；依托国家级名老中医传承工作室、博士后工作站开展张锡纯学术传承与研究。

三、后世发挥

（一）恽铁樵对张锡纯气化学说的发挥

民国时期的恽铁樵（名树珏），是近代杰出的中医理论家，中西汇通派后期的代表人物。恽铁樵潜心研究中医学，也曾致力于中西汇通的探索，一生撰写了大量医学著作，辑为《药庵医学丛书》。其中，以《恽铁樵中医函授讲义》《伤寒论研究》与《群经见智录》为代表作。

恽铁樵认为，中医与西医是认识侧重点不同的两种学说。"西医之生理以解剖，《内经》之生理以气化"（《群经见智录·灵素商兑·结论》），是"根本不同、方法不同之两种学说"（《伤寒论研究·中西病理互证之难处》）。中西医之不同，乃由于中西文化之不同，指出"中西医学基础不同，外国以病灶定名，以细菌定名，中国则以脏腑定名，以气候定名，此因中西文化不同之故"（《医论集·对统一病名建议书之商榷》），"西医不能替代中医"（《论医集·医学平议》），"西方科学不是学术唯一之途径，东方医术自有立脚点"（《论医集·对于统一病名建议书之商榷》）。所谓立脚点，就是中医的实际效验。"西医之良者能愈重病，中医治《内经》而精者亦能愈重病，则殊途同归也"（《群经见智录·灵素商兑·灵素商兑之可商》），不该将中西医简单地求同，而应该取西医长"改进中医"。他说："欲寻出其相同之一节互相比较，此非贸然可能之事"（《伤寒论研究·中西病理互证之难处》），使"中医而有演进之价值，必能吸收西医之长，与之化合，以产生新中医"（《伤寒论研究·总论》）。但同时强调"断不能使中医同化于西医，只能取西医学理补助中医，可以借助他山，不能援儒入墨"（《论医集·呈中央国医馆意见书》）。所以，李经玮教授称其为"坚决、彻底和强有力的保存中医论者，代表了近代维护中医论的最高水平"（《西学东渐与中国近代医学思潮》）。恽铁樵的上述观点，是其对维护中医作出的重要贡献。这些观点的提出，与张锡纯的思想影响有关。

在恽铁樵之前，张锡纯在论述中医脏腑理论时，对脏腑的气化与形质做了详细的分析，强调中医脏腑的气化意义大于形质意义，这为恽铁樵后来论述藏象学说提供了参考依据。恽铁樵明确指出："西医之生理以解剖，《内经》之生理以气化"（《群经见智录·灵素商兑·结论》）；"《内经》之五脏，非解剖之五脏，乃气化之五脏"（《群经见智录·灵素商兑·灵素商兑之可商》）；"《内经》之五脏，非血肉的五脏，乃四时的五脏"（《群经见智录·四时为主·四时的五脏》）。恽铁樵认为，中医学五脏是以四时为基础的气化之五脏。这是对张锡纯关于中医脏腑的气化意义大于形质意义认识的深化与发挥。

再如，西医肝脏解剖部位在右，而中医认为肝脏居左。张锡纯用"气化"理论来阐释。恽铁樵则根据中医气化理论，将中医脏腑功能与解剖实体分离。在气化论基础上，提出"四时为主"，以"四时的五脏"立论，指出中医之肝，是时脏理论下的气化之肝。如其所言："今命肝为厥阴，胆为少阳，肾为少阴，膀胱为太阳，则与春、与冬有关……肝与春、肾与冬，非肝肾之实与春冬有关系，乃肝肾之名与春冬有关系。此所以言《内经》非解剖的脏腑，乃气化的脏腑，质言之，时序的脏腑耳"(《群经见智录·标本中气之研究·六气标本从天运来》)。对于肝病，也认为并非解剖的实体肝，指出"非解剖的肝脏为病，通常肝气病，乃指生气病也"(《内经讲义·六节藏象论》)。此为后世藏象学说的研究与阐释提供了重要的参考。由于张锡纯、恽铁樵为代表的近代先贤有了上述认知，启发多数近现代中医学者摆脱了"中医脏腑解剖是否有误"的纠缠，进而对中医藏象理论有了正确认识。

（二）施今墨受张锡纯"衷中参西"影响

施今墨非常崇尚张锡纯之学术，其中，受其"衷中参西"思想的影响，力倡"治中医必兼通西医，通西医而广中医，中西融通，西为中用"。其创办华北国医学院，中西医课程比例大致为 7∶3，自编教材，聘请中西医名家如赵锡武、朱壶山等贤达执教。自 1920 年起，施今墨每年到天津行医一两次，每次十余日，一直持续到中华人民共和国成立初期。施氏在津弟子众多，其中佼佼者如尉稼谦在 1931 年创办"天津国医专修学院"，自编函授教材，主张中医体系保持完整并兼取西医之长。

（三）张锡纯门人及子孙对其学术的发挥

1. 子承父业，付梓经籍

张锡纯成名较晚，但却桃李满天下，当时许多有志之士均拜师于其门下，如周禹锡、陈爱棠、李慰农等，后来这些门人弟子均成为中医界的栋梁之材。张锡纯之子荫潮、春生，亲炙其学，尽得其传，主要对其晚年力作《伤寒论讲义》进行了整理，内容包括张锡纯生前所著《伤寒论讲义》及未完成的《温病遗方》，一并付梓面世，对于传承和发扬张锡纯学说可谓居功至伟。

2. 版权捐献，不密私藏

张铭勋是荫潮之子，年少好学，早年即随张锡纯行医津门，白天侍诊问病，夜晚帮其著书立说，深得祖父张锡纯赏识。受祖父爱国、爱民、慈悲济世思想影响，中华人民共和国成立后，为使张锡纯医学思想发扬光大以启发后学，张铭勋不密私藏，将祖父张锡纯所著《医学衷中参西录》版权，无偿捐献给国家。当时，参与整理的盐山学人主要有张铭勋、刘振邦、张彦曾等，由河北省人民出版社出版发行。

3. 校点原著，系统研究

《医学衷中参西录》的版权，无偿捐献给国家后，其原著整理工作随即开展。先期由河北省人民出版社出版发行，后期由燕赵学者王云凯、杨医亚、李彬之校点，由河北科学技术出版社出版发行的《医学衷中参西录》即体现了本邑学人张铭勋、孙志芳、孙光周、刘金声、张远泰（张锡纯之玄孙）等众多学者对张锡纯学术思想进行的深入系统研究之成果。

（四）张锡纯学术现代研究文献概况

中华人民共和国成立后，学界深入研究张锡纯学术思想和临床经验，发表论文1639篇，学位论文34篇，目前已出版的研究专著有10余部。从内容来看分为两类：其一，是对张锡纯的著作内容，加以分类编纂，如《张锡纯医学全书》（五册，包括张锡纯经方讲习录、内科证治精华、医书拾遗、医论医案撮要、医方精粹），《重订医学衷中参西录》（上、下册），《张锡纯医学全书》（5册，包括伤寒论讲义、验案讲记、医论医话、中西药物讲义、奇效验方），《张锡纯医学全书》（5册，包括履试履效方、中药亲试记、中医论说集、医案讲习录、伤寒论讲义）等。其二，张锡纯学术整理研究著作，如《张锡纯医方精要》《张锡纯医案》《张锡纯用药新解》《张锡纯师承学堂外科讲记》《张锡纯师承学堂内科讲记》《张锡纯学术思想研究辑要》《张锡纯经典医案赏析》《张锡纯临证精华丛书》《张锡纯方剂歌括》《张锡纯论伤寒修订版》等。上述论文论著的内容，涉及张锡纯的生平介绍、著作梳理、学术思想、临证经验、方剂解析、用药规律、后世影响等。这对于传承和发扬张锡纯学术思想和经验起到促进作用。

综上所述，张锡纯是我国近代著名的中医学家，也是主张医学"衷中参西"的代表人物。张锡纯"衷中参西"思想的产生，不但与其自身因素有关，还与其所处历史社会环境相关。其生逢乱世——清末民初，西学东渐，是其"衷中参西"思想形成的外在历史社会环境因素。而其深谙中医之理，又有开放包容之心态及探索新知、捍卫中医之决心，是其"衷中参西"思想形成的内在因素。其以经典理论为本、继承张仲景学术、受金元四大家学说启发、汲取温病学之辨治理法，在多方面采纳各家学术之精华是其成为"中西医汇通学派"一代宗师的思想渊源；张锡纯先师基于自身的理论研究和临床实践，形成了独具特色的医学思想，积累了丰富的临床诊治经验，理法方药各方面皆有卓越建树。鉴于其杰出的历史贡献，被后世誉为"轩岐之功臣，医林之楷模""名医四大家之一""名医三张之一""华北第一捷手"等。张锡纯之学术，经过当代学者的整理、阐发、传承与发扬，在中国医学近现代史中留下了浓墨重彩的一笔。

张锡纯

参考文献

［1］张锡纯.医学衷中参西录［M］.王云凯，杨医亚，李彬之校点.石家庄：河北科学技术出版社，1985.

［2］张锡纯.张锡纯医学全书［M］.刘观涛点校.北京：学苑出版社，2007.

［3］张锡纯.张锡纯医学全书［M］.北京：中国医药科技出版社，2014.

［4］张锡纯.张锡纯医学全书［M］.郑腾飞，胡蓝方点校.北京：学苑出版社，2017.

［5］张锡纯.重订医学衷中参西录［M］.柳西河等重著.北京：人民卫生出版社，2018.

［6］黄帝内经素问［M］.（唐）王冰次注.（宋）林亿等校正.北京：人民卫生出版社，1956.

［7］灵枢经［M］.顾从德影宋本.北京：人民卫生出版社，1956.

［8］神农本草经［M］.顾观光重辑.北京：人民卫生出版社，1955.

［9］南京中医学院.难经校释［M］.北京：人民卫生出版社，2009.

［10］（汉）张仲景.伤寒论［M］.钱超尘，郝万山整理.北京：人民卫生出版社，2005.

［11］唐宗海.唐容川医学全书［M］.太原：山西科学技术出版社，2016.

［12］恽铁樵.群经见智录［M］.张家玮点校.福州：福建科技出版社，2006.

［13］孟凡红，杨建宇，李莎莎．恽铁樵内经讲义［M］．北京：中国医药科技出版社，2017.

［14］曹瑛，臧守虎．恽铁樵医著大成［M］．北京：中国中医药出版社，2019.

［15］李经纬，鄢良．西学东渐与中国近代医学思潮［M］．武汉：湖北科学技术出版社，1990.

［16］邓铁涛，程之范．中国医学通史［M］．北京：人民卫生出版社，2000.

［17］裘沛然．中国医籍大辞典［M］．上海：上海科学技术出版社，2002.

［18］董尚朴．张锡纯医方精要［M］．石家庄：河北科学技术出版社，2003.

［19］李静．张锡纯医学师承学堂：内科讲记［M］．北京：中国中医药出版社，2008.

［20］刘越．张锡纯医案［M］．北京：学苑出版社，2008.

［21］刘建．张锡纯方剂歌括［M］．北京：人民军医出版社，2008.

［22］刘建．张锡纯对药［M］．北京：人民军医出版社，2009.

［23］李静．张锡纯医学师承学堂：外科讲记［M］．北京：中国中医药出版社，2010.

［24］刘建．张锡纯用药新解［M］．北京：人民军医出版社，2010.

［25］李静．张锡纯医学师承学堂：妇科讲记［M］．北京：中国中医药出版社，2010.

［26］李静．张锡纯医学师承学堂：儿科讲记［M］．北京：中国中医药出版社，2010.

［27］李静．张锡纯医学师承学堂：皮科讲记［M］．北京：中国中医药出版社，2010.

［28］刘健，王立新.张锡纯论伤寒［M］.北京：人民军医出版社，2012.

［29］刘建.张锡纯论伤寒［M］.北京：人民军医出版社，2012.

［30］畅洪昇.张锡纯传世名方［M］.北京：中国医药科技出版社，2013.

［31］于永敏.张锡纯临证用药:《医学衷中参西录》药物选［M］.沈阳：辽宁科学技术出版社，2013.

［32］于永敏.张锡纯临证处方:《医学衷中参西录》处方选［M］.沈阳：辽宁科学技术出版社，2013.

［33］吕志杰.张锡纯活用经方论［M］.北京：中国中医药出版社，2014.

［34］恽铁樵.恽铁樵伤寒论研究［M］.陈清光点校.福州：福建科技出版社，2014.

［35］叶勇.张锡纯经典医案赏析［M］.北京：中国医药科技出版社，2015.

［36］李成文，露红.汇通学派医案［M］.北京：中国中医药出版社，2015.

［37］高元勃.中医人陈宝贵［M］.北京：中医古籍出版社，2015.

［38］李成文.张锡纯用石膏［M］.北京：中国医药科技出版社，2016.

［39］李成文，卫明.张锡纯用龙骨牡蛎［M］.北京：中国医药科技出版社，2016.

［40］李成文.张锡纯用姜［M］.北京：中国医药科技出版社，2016.

［41］李成文.张锡纯用赭石［M］.北京：中国医药科技出版社，2016.

［42］李成文.张锡纯用山萸肉［M］.北京：中国医药科技出版社，2016.

［43］李成文.张锡纯用山药［M］.北京：中国医药科技出版社，2016.

［44］李成文.张锡纯用桂枝肉桂［M］.北京：中国医药科技出版社，2016.

［45］李成文.张锡纯用人参［M］.北京：中国医药科技出版社，2016.

［46］李成文.张锡纯用小方［M］.北京：中国医药科技出版社，2016.

［47］李成文.张锡纯用黄芪［M］.北京：中国医药科技出版社，2016.

［48］李成文.张锡纯重剂医案精选［M］.北京：人民卫生出版社，2017.

［49］吴明珠.张锡纯伤寒学术经验研究［D］.北京：北京中医药大学，2005.

［50］许妙朱.张锡纯的寒温统一学术思想研究［D］.北京：北京中医药大学，2006.

［51］陈茂蒙.张锡纯以六经辨证统一寒温学术思想的探讨［D］.济南：山东中医药大学，2009.

［52］田同良.张锡纯治疗中风病方剂研究［D］.南京：南京中医药大学，2009.

［53］张盛君.张锡纯中西汇通思想应用特点研究［D］.石家庄：河北医科大学，2009.

［54］郑言.张锡纯中西医汇通思想研究［D］.济南：山东大学，2012.

［55］尹冬青.抑郁症中医证候分型诊断量表及证候特征研究［D］.北京：北京中医药大学，2013.

［56］卢永锋.张锡纯治疗喘证的学术思想研究［D］.兰州：甘肃中医学院，2014.

［57］顾润环.顾维超主任对张锡纯大气学说理论及临证应用经验研究［D］.南京：南京中医药大学，2015.

［58］许春蕾.张锡纯大气理论研究［D］.北京：中国中医科学院，2016.

［59］马伯英.中西医汇通史概［J］.中西医结合杂志，1983，（6）：376-378.

[60] 苏衍卿，范平.辨析入微，别有会心——论张锡纯对《神农本草经》药理之发挥 [J].甘肃中医，1991，4（4）：23-24.

[61] 黄国健.张锡纯治疗泄泻之特色 [J].江苏中医，1992（3）：34-35.

[62] 张金宝.张锡纯学说文献研究概况 [J].天津中医学院学报，1992（4）：43-47.

[63] 马坤范.张锡纯用水蛭的经验 [J].中医杂志，1993（1）：5-7.

[64] 蒋小燕.试论张锡纯治疗妇科病的经验特点 [J].贵阳中医学院学报，1993（2）：12-13.

[65] 王恩厚.名老中医杨浩观学术思想简介——治学及养生方法浅谈 [J].天津中医，1993，(6)：2-12.

[66] 李颖，吴伯英.张锡纯运用牛膝的经验 [J].陕西中医函授，1994（3）：11-12.

[67] 何顺华.张锡纯治泄泻经验浅识 [J].江西中医药，1994（4）：53-55.

[68] 郑红.中西医汇通派研究概述 [J].中医文献杂志，1996（4）：38-41.

[69] 袁泉.张锡纯辨治痢疾特色析 [J].中医研究，2001（2）：16-18.

[70] 罗光浦.张锡纯治疗淋证学术思想探要 [J].中医药学刊，2001（2）：111-132.

[71] 吕文海，邱福军，王作明.炮制与超微粉碎对水蛭药效影响的初步实验研究 [J].中国中药杂志，2001，26（4）：241-244.

[72] 佘靖，刘红旭.北京四大名医与中西医结合 [J].中国中西医结合杂志，2001，21(11)：803-804.

[73] 潘登善.张锡纯应用黄芪经验探要 [J].辽宁中医杂志，2002（2）：

77–78.

［74］杜华.浅述张锡纯临床运用山药之特色［J］.湖北中医杂志,2002（6）:
38–39.

［75］仲润生.浅析张锡纯治疗咳嗽、喘证的特色［J］.河北中医,2002（11）:
859–860.

［76］朱玲,罗颂平.张锡纯妇科用药思想初探［J］.中国医药学报,2002
（12）:739–740.

［77］杨付明.张锡纯用药剂量探讨［J］.新中医,2005（1）:12–13.

［78］徐冬英.张锡纯三七用药探析［J］.中药材,2005（2）:149–152.

［79］陈慧娟,张挺,朱凌凌.张锡纯对"大气"的认识及其对养生与治疗
的启示［J］.浙江中医杂志,2006（2）:94–95.

［80］赵娜.张锡纯用药学术思想探究［J］.光明中医,2006（5）:5–6.

［81］梁广生,傅文录.试论张锡纯《医学衷中参西录》的临床辨证论治特
色［J］.四川中医,2006（6）:20–22.

［82］秦亮,温旺启.张锡纯对癫狂及癫痫辨治经验探析［J］.辽宁中医杂
志,2006（6）:653–655.

［83］奚嘉.张锡纯妇科病治疗特色浅析［J］.中国中医药现代远程教育,
2006,4（9）:28–29.

［84］任献青,张霞,丁樱.张锡纯运用石膏的学术思想探讨［J］.四川中
医,2007（3）:30–31.

［85］苗相波.张锡纯中西汇通思想的产生和发展［J］.光明中医,2007,
22（10）:3–4.

［86］王建.张锡纯用山药探析［J］.四川中医,2007（12）:39–40.

［87］贾彦波.张锡纯运用生硫黄学术经验浅识［J］.中医药通报,2008（1）:

47–51.

［88］李卫先，李飞燕，李达．鸡内金不同炮制方法水提液对小鼠胃肠运动比较的研究［J］．湖南中医杂志，2008，24（2）：100–101.

［89］林上助．张锡纯治疗消渴的学术特色探析［J］．江苏中医药，2008（2）：12–13.

［90］马瑞，金桂兰．谈张锡纯脾胃思想的学术特色［J］．新中医，2008（8）：103–104.

［91］彭志青，牛兵占．张锡纯妇科医学思想研究近况［J］．河北中医，2008，30（11）：1221–1224.

［92］徐明．浅析张锡纯治疗癃闭的特色［J］．中医研究，2008（11）：63–64.

［93］罗小华．浅谈张锡纯论治妇科疾病的特点［J］．中医药导报，2009，15（11）：6–7.

［94］王君霞，刘立．浅述张锡纯应用龙骨牡蛎经验［J］．江西中医药，2009，40（2）：11–12.

［95］吴曦．张锡纯女科证治特色探析［J］．贵阳中医学院学报，2009，31（6）：34–37.

［96］钱虹．略述张锡纯治疗妇科病用药特色［J］．中国中医急症，2010，19（1）：113.

［97］衣华强．张锡纯冲脉思想研究［J］．上海针灸杂志，2010，29（2）：125–126.

［98］徐玉芬．浅析张锡纯治疗泄泻用药特色［J］．中医杂志，2010，51（3）：281.

［99］杨慧清．张锡纯辨治肝病学术思想浅论［J］．新中医，2010，42（3）：

12–13.

［100］李知行.浅谈张锡纯治吐血衄血特色［J］.中国民族民间药，2010，
　　　19（12）：69–70.

［101］李公文.张锡纯先生运用鸡内金的学术经验［J］.中医临床研究，
　　　2011，3（2）：71.

［102］寇子祥，陈宝贵，王建斌，等.张锡纯治疗脾胃病学术思想研究
　　　［J］.天津中医药大学学报，2011，30（3）：131–133.

［103］李知行.浅述张锡纯应用三棱、莪术经验［J］.广州中医药大学学报，
　　　2011，28（5）：546–547.

［104］武继涛.张锡纯中风学术思想探讨［J］.中国医药导报，2011，30（8）：
　　　120–121.

［105］梁菲梅，许丽绵，卢蔚起.论张锡纯治疗妇女瘀血症的学术思想及
　　　用药经验［J］.中国医药科学，2011，1（8）：117–110.

［106］田风胜，李文东.张锡纯治疗消渴病经验及理论探析［J］.中华中医
　　　药杂志，2011，26（11）：2726–2727.

［107］王开成，安国辉.浅析张锡纯运用赭石的特色［J］.四川中医，
　　　2011，29（12）：28–30.

［108］罗寅亮，何泽云.张锡纯临证运用山萸肉经验初探［J］.湖南中医杂
　　　志，2012，28（2）：99–100.

［109］秦亮.张锡纯应用芍药特色初论［J］.中国中医基础医学杂志，
　　　2012，18（2）：217–219.

［110］严序之.张锡纯学术思想源流初探［J］.山西中医，2012，28（4）：1–3.

［111］杨代竹.论张锡纯中风病学术思想渊源［J］.中医临床研究，2012，
　　　23（4）：63–64.

［112］肖盼盼，杨金萍.张锡纯胸中大气理论探析［J］.山东中医药大学学报，2012，36（5）：401-402.

［113］肖建欣，安国辉.浅析张锡纯诊治黄疸病的临证经验［J］.四川中医，2012，30（7）：27-29.

［114］王德伟，王喜周，陈力，等.张锡纯论肝气虚［J］.浙江中医药大学学报，2012，36（8）：869-870.

［115］左庆选，李寒冰，刁青蕊.张锡纯应用生石膏经验初探［J］.中医学报，2012，27（9）：1229-1230.

［116］张瑞珍，刘淑彦，贾云芳，等.张锡纯动物类药应用特色初探［J］.环球中医药，2013，6（1）：40-41.

［117］陈光盛.张锡纯妇科学术思想述略［J］.浙江中西医结合杂志，2013，23（1）：18-19.

［118］谷绍飞，杨叔禹.浅析张锡纯治疗消渴的理论特色［J］.中医药通报，2013，12（5）：17-18.

［119］吴皓萌，徐志伟.张锡纯运用桂枝经验的探讨［J］.中国中医基础医学杂志，2013，19（8）：910-911.

［120］陈吉全，于庆卫.张锡纯大气理论探讨［J］.光明中医，2013，28（8）：1545-1546.

［121］钟慧群，李萍，王迪.浅析张锡纯"中西汇通"的用药特点［J］.辽宁中医杂志，2013，40（11）：2243-2244.

［122］吴坚.张锡纯痰饮病诊治探讨［J］.浙江中医杂志，2014，49（1）：9-10.

［123］田立军.张锡纯治疗中风病经验探讨［J］.中医药临床杂志，2014，26（4）：333-334.

［124］赵世新，焦静，杨美霞，等.张锡纯治疗癃闭的学术思想探讨［J］.

中国中医急症，2014，23（7）：1299-1300.

［125］方雅靖.浅谈张锡纯治疗喘证特色［J］.中国中医药现代远程教育，2014，21（12）：135-136.

［126］康玉华.浅析张锡纯对石膏的应用［J］.山西中医，2015，31（1）：46+49.

［127］安璐，申剑.张锡纯妇科用药特色浅析［J］.甘肃中医学院学报，2015，32（3）：26-28.

［128］郭蓉娟，于淼，王嘉麟，等.抑郁症中医证候要素辨证量表研究［J］.北京中医药大学学报，2015，38（8）：561-565.

［129］张玉辉，于峥，杜松.张锡纯"冲脉理论"探析［J］.中国中医基础医学杂志，2015，21（11）：1361-1362.

［130］王乐，杜松，赵凯维.张锡纯"调冲"论治不孕症思想探微［J］.中国中医基础医学杂志，2016，22（1）：25.

［131］徐春霞，李荣军，徐伟.张锡纯治胃气不降方药特点浅析［J］.河南中医，2016，36（1）：39-40.

［132］谷向向，班光国，孙晓换，等.张锡纯妇产科用药特点初探［J］.中国中医基础医学杂志，2016，22（5）：609-611.

［133］谢敬.尉稼谦和天津国医专修学院［J］.中医文献杂志，2016，34（6）：41-43.

［134］欧阳翔，张国霞.张锡纯治吐血浅析［J］.北京中医药，2016，35（8）：757-759.

［135］朱丽芳.张锡纯论治淋证特色［J］.中国中医基础医学杂志，2017，23（4）：460-461.

［136］任海峰，方向明.浅析张锡纯治喘之法和用药特色［J］.中医药临床

杂志，2017，29（6）：786-788.

［137］钱虹．张锡纯论治妇科杂病学术思想探析［J］．云南中医中药杂志，2017，38（11）：102-103.

［138］陈玲名，闫颖，闫平．张锡纯固冲汤治疗血崩证的学验探讨［J］．中国中医药现代远程教育，2018，16（2）：63-65.

［139］穆超超，崔俊波．基于数据的支持度和置信度挖掘《医学衷中参西录》中生药的使用规律［J］．世界中西医结合杂志，2019，14（1）：18-21.

［140］王泽，王秋虹，林兰．《医学衷中参西录》消渴治疗思想探微［J］．河北中医，2019，41（3）：456-458.

［141］席燕，钱会南．从《医学衷中参西录》剖析张锡纯对三因制宜理论的拓展运用［J］．环球中医药，2019，12（6）：953-955.

汉晋唐医家（6名）

张仲景　王叔和　皇甫谧　杨上善　孙思邈　王　冰

宋金元医家（19名）

钱　乙　刘　昉　陈无择　许叔微　陈自明　严用和
刘完素　张元素　张从正　成无己　李东垣　杨士瀛
王好古　罗天益　王　珪　危亦林　朱丹溪　滑　寿
王　履

明代医家（24名）

楼　英　戴思恭　刘　纯　虞　抟　王　纶　汪　机
薛　己　万密斋　周慎斋　李时珍　徐春甫　马　莳
龚廷贤　缪希雍　武之望　李　梴　杨继洲　孙一奎
吴　崑　陈实功　王肯堂　张景岳　吴有性　李中梓

清代医家（46名）

喻　昌　傅　山　柯　琴　张志聪　李用粹　汪　昂
张　璐　陈士铎　高士宗　冯兆张　吴　澄　叶天士
程国彭　薛　雪　尤在泾　何梦瑶　徐灵胎　黄庭镜
黄元御　沈金鳌　赵学敏　黄宫绣　郑梅涧　顾世澄
王洪绪　俞根初　陈修园　高秉钧　吴鞠通　王清任
林珮琴　邹　澍　王旭高　章虚谷　费伯雄　吴师机
王孟英　陆懋修　马培之　郑钦安　雷　丰　张聿青
柳宝诒　石寿棠　唐容川　周学海

民国医家（7名）

张锡纯　何廉臣　陈伯坛　丁甘仁　曹颖甫　张山雷
恽铁樵